Wohl + Fühlen
Jahr für Jahr

Michael Schlögl

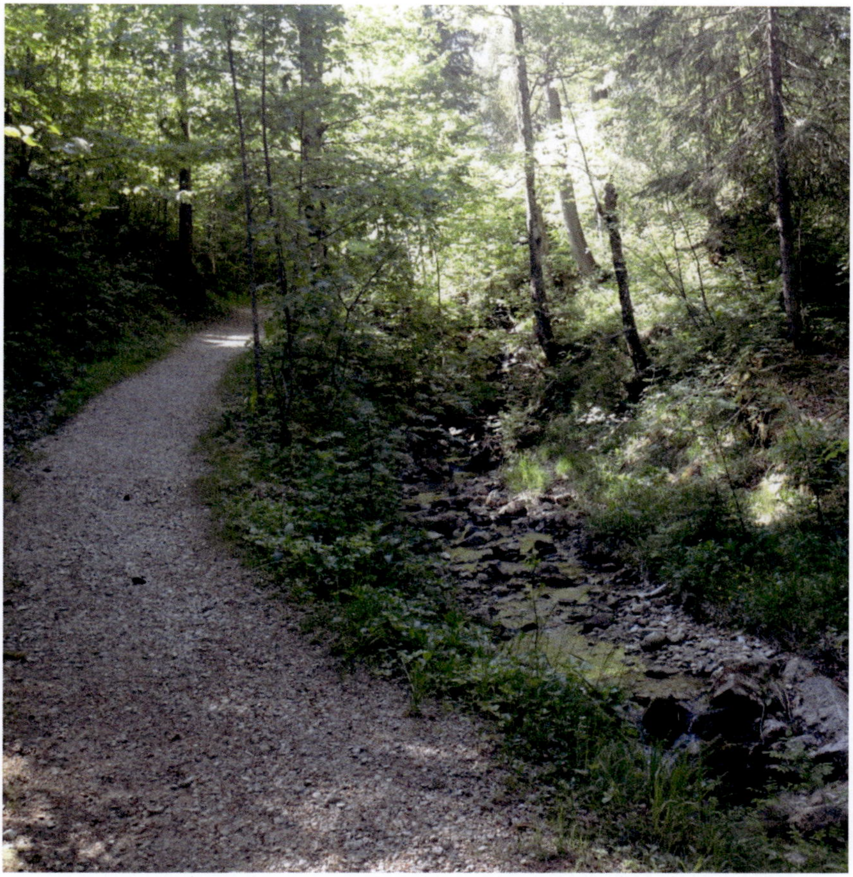

Hallo, ich bin's, Dein Buch, das Du gerade in der Hand spürst.

Wir werden eine wunderbare Zeit miteinander erleben. Ich freue mich darauf, Dich auf Deinem Weg zu mehr „Wohl + Fühlen" zu begleiten.
Bist Du bereit? Also, ich bin leicht nervös, weil ich Dir gefallen möchte.

Normalerweise vertraue ich meinem Autor voll und ganz. Allerdings hat der erste Eindruck keine zweite Chance. Damit der glückt, drängle ich mich vor. Später gebe ich meinen „Senf" wohldosiert dazu.

Um Dich sofort zu beeindrucken, lade ich Dich zu unserer ersten Übung ein. Sie ist einfach und famos. Ich nenne sie ***„Gute-Laune-Übung"****:*

Setze Dich bequem hin, lehne Dich zurück und schließe die Augen.
(Natürlich erst, wenn Du die nächsten Zeilen gelesen hast.)

◊ *Atme tief ein und lächle beim Ausatmen.*
Sage beim Ausatmen still zu Dir:
Der gegenwärtige Moment ist ein wunderbarer Moment.

Beim Einatmen schenkst Du Deinem Körper Ruhe. Beim Ausatmen verweilst Du im gegenwärtigen Moment. So, bitte schließe die Augen und atme tief ein …

Ein Lächeln entspannt Dich. Ein Lächeln auf Deinem Gesicht zeigt:
Du bist im Hier und Jetzt. Du bist ganz bei Dir. Wenn Du die angenehme Stimmung nicht sofort wahrnimmst, wiederhole die Übung bis sich gute Laune einstellt. Du wirst spüren, das geht sehr schnell.

Ich wünsche Dir Freude und Vergnügen mit mir!

Überblick

Wegweiser ... 11
Januar ... 15
Februar ... 49
März ... 75
April ... 101
Mai ... 127
Juni ... 153
Juli ... 171
August ... 181
September ... 199
Oktober ... 233
November ... 251
Dezember ... 279
Ausblick ... 317
Literaturhinweise ... 319
Danke ... 321

Wegweiser

Vorweg, das Buch ist kein gewöhnliches, es ist ein besonderes.

(Gut, das wird jeder Autor behaupten.)

Sie halten einen wahren Schatz für Ihr ganzes Leben in den Händen.

(Lehnt sich der weit aus dem Fenster – doch, stimmt. Ich bin einer.)

Das Buch fügt sich in Ihr Leben ein und verschmilzt mit Ihrem Alltag. Die Kapitel folgen einem Kalenderjahr. Von Januar bis Dezember begegnen Sie unterwegs allerlei Themen, die Sie Jahr für Jahr sanft begleiten.

Bringen Sie mehr „Wohl + Fühlen" in Ihr Leben. Nehmen Sie Ihre eigenen und fremden Gefühle deutlicher wahr. Stärken Sie Ihr Selbstbewusstsein und leben Sie selbstbestimmter. Schenken Sie den monatlichen Besonderheiten ein neues Licht. Fachlicher Input, spielerische Übungen und Praxisphasen werden Ihren Blick schärfen.

Krönen Sie Ihre Veränderungen, indem Sie diese auf Dauer festigen. Das ist mir ein großes Anliegen. Ich stehe Ihnen so weit wie möglich zur Seite. Der Löwenanteil bleibt allerdings Ihnen. Ich bin mir sicher, Sie werden Ihren Weg Schritt für Schritt meistern.

Die Anrede trägt zum Wohlbefinden bei. Deshalb werde ich variieren. Liebe Leserinnen, liebe Leser fühlen Sie sich bitte ALLE bestens wertgeschätzt, auch wenn Ihr Gender nicht überwiegt.

Beachten Sie bitte folgende Wegweiser, damit sich Ihr neuer „Schatz" richtig entfaltet und Ihnen Freude bereitet: Der Umfang und die Übungen im jeweiligen Monat sind angenehm portioniert und fein abgestimmt.

Nehmen Sie sich Zeit dafür! Bleiben Sie gelassen, falls Sie nicht dazu kommen, weil die „Hütte brennt". Setzen Sie einfach das Kapitel aus. Ihnen läuft nichts davon, denn das Buch leistet Ihnen jedes Jahr Gesellschaft.

Übrigens, ich werde mich wiederholen. Nein, ich bin nicht vergesslich. Manche Gedanken und Ideen vertragen, mehrmals gelesen zu werden. Und falls ich es noch nicht erwähnt haben sollte: Ich bin ein Mensch, ich fühle, denke, handle und mache mir selbst ein Bild von den Dingen. Die Meinung anderer ist wichtig, muss aber nicht die eigene werden!

Jetzt kommt ein maßgeblicher Hinweis zu Ihrem Juwel:
Legen Sie bitte das Buch zur Seite, wenn Sie mit dem Wegweiser fertig sind *(oh ja, das fällt schwer)*. Starten Sie am nächsten Monatsanfang mit dem Monat (= Kapitel), in dem Sie sich dann befinden. Sie werden schnell erkennen, warum dieser außergewöhnliche Einstieg Sinn macht.

Wie angekündigt, Sie vergnügen sich mit einem besonderen Buch ...

Im Laufe der Jahre kommen Sie immer wieder in alle Kapitel. Dieses Buch ist ein Dauerbrenner. Es lebt mit Ihnen und bleibt dadurch stets aktuell. Entdecken Sie Monat für Monat Ihr Leben.

Sie steuern selbst, was Sie beibehalten, verstärken, verändern oder verbessern wollen – auch, wo Sie loslassen. Ich hoffe, wir bringen Sie immer wieder zum Lachen. Humor ist ein grandioses Lebenselixier.

In den Übungen und Praxisphasen wünsche ich Ihnen wertvolle Erkenntnisse und viel Vergnügen. Springen Sie auch mal über Ihren Schatten und bleiben Sie neugierig. „Wohl + Fühlen" verändert Ihr Leben. Das werden Sie sehr bald feststellen. Am nächsten Ersten legen wir los!

(Bitte kopieren Sie die Vorlagen bei den Übungen auf DIN A 4 Format. Sie können den Inhalt auch auf ein anderes Blatt übertragen oder ein Foto erstellen und vergrößern. Verwenden Sie im Buch bitte einen Bleistift.)

Stopp, stopp, stopp.

Eins muss ich noch gestehen. Die „Gute-Laune-Übung" habe ich nicht selbst erfunden. Sie steht im Buch „Ich pflanze ein Lächeln" von Thich Nhat Hanh. Ich finde sie super.

Hast Du Lust, dann machen wir sie gleich nochmal:
Also, zurücklehnen und …

Jetzt hat mein Autor vergessen, ein paar Worte über sich zu schreiben. Na gut, dann springe ich ein:

Mein Autor ist freiberuflich als Trainer für Kommunikation und emotionale Bildung tätig. Er unterstützt seine Klienten dabei, mehr Lebensfreude in ihren Alltag zu bringen und Verhaltensmuster zu ändern. Seine Maßnahmen fördern das Vertrauen in die eigenen Stärken und führen zu einem höheren Selbstwertgefühl. In Firmen sorgt er für neue Impulse bei der Weiterbildung der Belegschaft. Diese Kenntnisse vermittelt er auch als Dozent in Volkshochschulen. Überall möchte er zu mehr Frohsinn und Gelassenheit beitragen. Er legt großen Wert auf Nachhaltigkeit:

Wer sinnvolle Veränderungen anpackt, sollte sie auf lange Sicht umsetzen. Dazu muss man ab und zu seine Komfortzone verlassen. Das bringt Zufriedenheit – ein Schlüssel zu einem erfüllten Leben.

Klingt gut, oder? Im Laufe der Zeit, wirst Du ihn näher kennenlernen und erleben, wie er tickt. Also ich verstehe ihn … meistens.

Apropos Lesetempo und Nachhaltigkeit: Ich bin kein Roman, den Du durchrast und aufsaugst. Lass die Zeilen auf Dich wirken. Mache die Übungen spielerisch und locker. Wenn ich Dir Lesepausen empfehle, darfst Du mir vertrauen und mich zur Seite legen … aber griffbereit. Jedes Kapitel fasse ich für Dich am Ende übersichtlich zusammen.

So, jetzt warte bis zum nächsten Monatsanfang und beginne im entsprechenden Kapitel. Bis bald!

Januar

Wie ein Schneefeld ohne Spuren liegt ein neues Jahr vor Ihnen.

Zwölf Monate – hoffnungsfroh, gute zu werden. 365 Tage pures Leben! Das ist wunderbar, oder? Doch werden Sie dem vergangenen Jahr gerecht, wenn Sie nur nach vorne schauen? Sicher nicht. Vor 52 Wochen war es genauso frisch. Was ist aus ihm geworden?

Blicken Sie auf das alte Jahr zurück. Vielleicht machen Sie es so wie ich: Seit über 20 Jahren blättere ich um die Jahreswende in meinem Kalender des Vorjahres. Seite für Seite läuft das Jahr mit allen positiven und negativen Facetten nochmal an mir vorüber. Die besonderen Ereignisse, Feierlichkeiten, Besuche, Urlaubsreisen und Aktivitäten meiner Familie und mir schreibe ich für jeden Monat auf eine Liste. Diese Übersicht lege ich in einem Ringbuch ab, um immer wieder auf die vergangenen Jahre zurückzuschauen. Inzwischen ist eine wunderbare Sammlung meines Lebens und das meiner Familie entstanden. So würdige ich die vielen Schneespuren, die sich in einer anfangs makellosen Schneedecke abzeichnen – von mühevollen Anstiegen und Rutschpartien bis hin zu grandiosen Gipfelerlebnissen mit herrlichem Weitblick. Finden Sie mit der ersten **Übung** eine Form das Vorjahr abzuschließen:

◊ Wenn Ihnen die Idee gefällt, setzen Sie sich einen Termin in den nächsten Tagen, um Ihren Jahresrückblick zu erstellen. Wollen Sie noch einen „draufsetzen“, holen Sie danach vertraute Personen aus Ihrem Umfeld zusammen und lassen Sie das Jahr gemeinsam Revue passieren. Neben Ihrem Kalender (in welcher Form auch immer) helfen Ihnen folgende Fragen:

  * Was waren die hellen Momente?
  * Was hat mich und mein Umfeld belastet?
  * Wie habe ich mich in diesem Jahr gefühlt?

Vor vielen Jahren stellte ich meiner Frau und unseren drei Kindern, damals im Alter von acht bis fünfzehn Jahren meine Übersicht vor. Wir saßen am Esstisch und unterhielten uns über alles, was sich ereignet hatte. Danach malte jeder ein Bild von dem Moment oder der Aktivität, die ihr oder ihm besonders gut gefallen hatte. Es war eine gemütliche Familienrunde mit kreativen Bildern und herrlichen Erinnerungen. Die Gemälde kamen natürlich in meine Sammlung. Der Abend war ein echter „Wohl + Fühlen" Moment. Wunderschön.

Sie haben sicher eigene Ideen, Ihren Jahresrückblick zu gestalten. Machen Sie ihn. Es lohnt sich. **Gutes Gelingen!**

Aus meiner Sicht empfehle ich Dir jetzt eine Lesepause. Sicher bist Du auf die nächsten Seiten neugierig. Trotzdem bitte ich Dich Deine Rückschau, in Deiner Variante, bald durchzuführen. Mein Autor drückt sich manchmal zu sanft aus. Deshalb klare Worte von mir:

Wir sind auf Deinem Weg zu mehr „Wohl + Fühlen" und erhalten mit Deinem Rückblick auf das „alte" Jahr eine Art Standortbestimmung. Sie zeigt Dir die Fülle Deines Lebens in alle emotionalen Richtungen. Also bitte, leg mich zur Seite und schau in den Rückspiegel. Danke.

Ich freue mich auf Dich in drei Tagen.

Das neue Jahr

Und, haben Sie zurückgeschaut?

An mir liegt's nicht. Ich habe (sanft) darauf gedrängt.

Bei Ihrem Rückblick kommen Sie sicher an Stellen, die nicht rundgelaufen sind. Was hat mich belastet? Was muss ich ändern? Ich werde jetzt nicht in den Chor der guten Vorsätze einstimmen. Vielmehr möchte ich Sie ermuntern, sich zunächst diese Punkte bewusst zu machen. Notieren Sie Ihre Gedanken und heben Sie die Notizen griffbereit auf. Sie können gerne den Kasten verwenden. Hier sind noch keine Lösungen gefragt, auch wenn Sie sofort loslegen wollen. Mit uns werden Sie im Laufe der Jahre nahezu alle aktuellen und zukünftigen Punkte auflösen.

Bleib locker, wenn Du einen ganzen Notizblock brauchst – auch dafür hast Du mich.

Sie stehen nicht nur am Beginn eines neuen Jahres, sondern auch am Anfang eines neuen Monats. Auf Ihrem Weg zu mehr „Wohl + Fühlen“ macht es Sinn, aktiv und zielorientiert in die Wochen zu gehen. Damit Ihnen das leichter fällt, machen Sie bitte diese **Übung**:

◊ Überlegen Sie ausführlich, was in diesem Monat ansteht:

- Auf was freue ich mich?
- Was gibt es Wichtiges zu erledigen?
- Wo bleibe ich mit meinen Interessen?
- Welchen Belastungen will ich offensiv begegnen?
- Was will ich bewusst weglassen?

Genießen Sie die Vorfreude auf die schönen Dinge und lassen Sie den Dramen des Monats wenig Raum. Sie wissen, vieles kühlt sich vor dem Essen ab. Falls Sie dennoch in einen Abwärtsstrudel geraten, hilft Ihnen die „Gute-Laune-Übung“ auf Seite 7.

Nachdem Du diese Fragen beantwortet hast, gönne Dir eine Lesepause von zwei Tagen. Vertrau mir, für heute raucht der Kopf.

Thema des Monats: Zeit

Sie haben in Ihrem bisherigen Leben sicher viele Erfahrungen mit Zeit gemacht – positive und negative. Wie gehen Sie mit diesem kostbaren Gut um? Zeitgemäß? Selbstbestimmt? Gedankenlos? Hier finden Sie einen weiteren Blick auf Ihr „Zeit-Leben“:

Uhrzeit – Naturzeit

Wie oft schauen Sie am Tag auf die Uhr?
Wie oft schauen Sie am Tag auf die Natur?

Zugegeben, eine sehr überraschende Fragenkombination. Die Uhr ist Ihnen im Alltag oft näher als die Natur, außer Sie sind Förster. Viele Menschen verbringen berufsbedingt ihre Zeit in Büros, Schulen oder Fabriken. Die Natur scheint weit weg – doch die meisten sehnen sich nach ihr. Das sieht man eindrucksvoll jedes Wochenende an den vollen Straßen Richtung Berge und Naherholungsgebiete. Klar im Vorteil, wer einen eigenen Garten hat.

Die überwiegende Mehrheit wird deutlich öfter auf die Uhr schauen als auf die Natur. Hinzukommt, auf die Uhr schaue ich bewusst. Auf die Natur schaue ich eher unbewusst. Da huscht ein Blick mal schnell an einem Baum oder Vogel vorbei. Damit das anders wird, lade ich Sie zu unserer nächsten **Übung** ein:

◊ Schauen Sie in den nächsten Tagen ganz bewusst auf die Natur um Sie herum, und wenn es „nur“ ein Baum oder ein Vogel ist. Sie dürfen diese Übung gerne täglich machen. Beobachten Sie bitte auch, was im Januar insgesamt „Draußen“ passiert. Womit bereitet uns die Natur eine Freude? Entdecken Sie mehr als nur nass-glatte Straßen und Wege. Staunen Sie, die Januar-Sonne bringt den Schnee zum Glitzern. Wunderschön!

Wenn Sie bisher den Blick für die Natur verinnerlicht hatten, gratuliere ich Ihnen sehr herzlich. Sie wissen bereits, wie gut das tut. Falls Sie Luft nach oben empfinden, schauen Sie mehr auf die Natur. Noch besser, gehen Sie hinaus. Saugen Sie den Januar-Duft auf und spüren Sie die Kälte im Gesicht. Ihr Körper ist vorbereitet und wartet darauf, den Kalt-Warm-Wechsel so oft wie möglich erleben zu dürfen. Das alles befindet sich vor Ihrer Haustür – nichts wie raus!

So einfach geht's: Schaust Du auf die Uhr, werfe gleich danach einen Blick auf die Natur. Fang noch heute damit an.
Wie spät hast Du? ... ja genau, genieße Dein „Schaufenster".

Zeitgefühl

Früher bestimmte ausschließlich die Naturzeit das Leben. Seit den mechanischen Uhren hat sich das stark verändert. Die Naturzeit wird kaum beachtet. Die Zeit „19.00 Uhr" ist auf dem Ziffernblatt Sommer wie Winter identisch. Die Naturzeit sieht völlig anders aus. Karlheinz A. Geissler und sein Sohn Jonas beschreiben in Ihrem Buch „Time is honey" sehr treffend den Unterschied:

„Naturzeit sorgt und bürgt dafür, dass alles seine Zeit hat, das heißt seine jeweils eigene Zeit. Die qualitätslose, entstofflichte und beliebig in kleine und kleinste Teile aufteilbare Uhrzeit hingegen ist überall und für alle gleich. Ihr liegt die Vorstellung einer Zeit zugrunde, die unabhängig von äußeren Einflüssen und körperlichen Abläufen verstreicht. Täglich meldet der Chronometer, dass es sechs Uhr ist, unabhängig davon, ob es dunkel, hell oder dämmrig ist. Naturzeit ist lebendige, variable, ungenaue Zeit. Uhrzeit ist tote, standardisierte, genaue Zeit."

Als ich diese Zeilen zum ersten Mal las, ist mir aufgefallen, wie wenig ich mich bisher mit der Naturzeit beschäftigt hatte. Wie schaut Ihre Wertschätzung der Naturzeit aus?

Ich zeig Dir zwei Bilder und Du wirst sofort den Unterschied und vor allem die Wirkung auf Dich wahrnehmen:

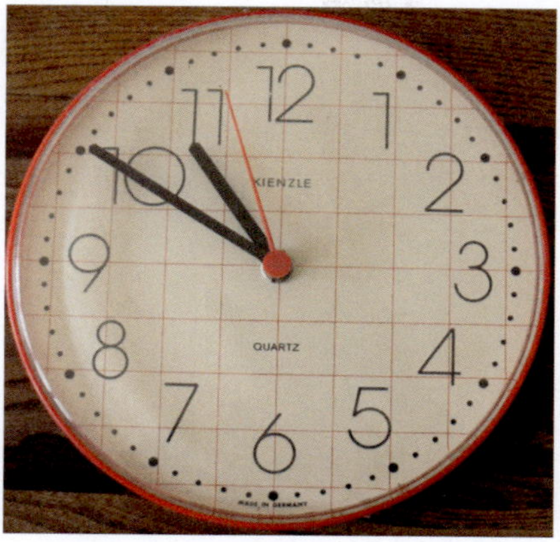

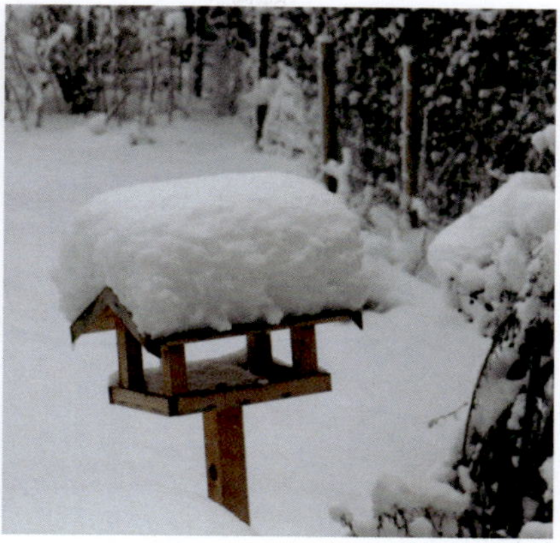

Zeit lassen

Bei allem Schwärmen über die Naturzeit, eines steht fest: Unser Leben in Gesellschaft, Beruf und Familie wird von der Uhrzeit bestimmt. Sie ist der Taktgeber – regelmäßig, gleich und starr. Zum Takt gehört ein Rhythmus. Er bringt das Leben zum Schwingen. Lassen Sie mehr Rhythmus durch das bunte Schauspiel der Natur in Ihr Dasein einfließen.

Lieber Autor das klingt wunderbar, meine Leserin braucht was Konkretes an die Hand. Ich mache ein Beispiel:

Dein Wecker holt Dich an jedem Arbeitstag um 6.00 Uhr morgens aus dem Schlaf – im Sommer hell, im Winter stockfinster. Die Uhrzeit, der Takt, ist immer der gleiche, 6.00 Uhr. Die Naturzeit, der Rhythmus, ist je nach Jahreszeit variabel, hell oder dunkel. Folgst Du dem Takt oder dem Rhythmus, das liegt an Dir. Du kannst Dir überlegen im Winter erst dann aufzustehen, wenn es draußen hell wird - das fällt den meisten leichter. Das bedeutet, gewohnte Abläufe zu ändern. Ich weiß, oft stehen die äußeren Zwänge dagegen. Probiere aus, ob die Maßnahme zu Deinem Wohlbefinden beiträgt. Wenn das der Fall ist, lohnt es sich womöglich an der Veränderung zu schrauben.

Gut, den Ball nehme ich auf und werde einen weiteren Gedanken mit einer Weisheit abschließen: Oft lesen und hören Sie vom modernen Zeitmanagement. Was bedeutet Ihre Zeit zu managen? Einen Termin an den anderen Reihen, damit Sie möglichst viel aus jeder Minute herauspressen können? Zeit sparen, Zeit gewinnen?

Ich empfehle Ihnen: Managen Sie Ihre Zeit nicht, sondern leben Sie Ihre Zeit. Lassen Sie sich Zeit und genießen Sie Ihre Zeit, egal, was Sie tun. Seien Sie präsent in dem Moment, in dem Sie sich gerade befinden. Eine alte Weisheit des Zen-Buddhismus verdeutlicht meinen Rat:

Ein Schüler fragte einmal seinen Meister, warum dieser immer so ruhig und gelassen sein könne. Der Meister antwortete:
„Wenn ich sitze, dann sitze ich. Wenn ich stehe, dann stehe ich. Wenn ich gehe dann gehe ich. Wenn ich esse, dann esse ich …“

Der Schüler fiel dem Meister ins Wort und sagte:
„Aber das tue ich auch! Was machst Du darüber hinaus?“

Der Meister blieb ganz ruhig und wiederholte wie zuvor:
„Wenn ich sitze, dann sitze ich. Wenn ich stehe, dann stehe ich. Wenn ich gehe, dann gehe ich …“

Wieder sagte der Schüler:
„Aber das tue ich doch auch!“

„Nein“, sagte der Meister, **„Wenn Du sitzt, dann stehst Du schon. Wenn Du stehst, dann gehst Du schon. Wenn Du gehst, dann bist Du schon am Ziel.“**

Schließen Sie die Augen. Lassen Sie die Gedanken wirken. Sind Sie Meister oder Schüler? Legen Sie Ihr Buch bis morgen zur Seite.

Du siehst, auch mein Autor ist bemüht, Dir Zeit und Muße zu geben, die Anregungen und Gedanken nach und nach zu verarbeiten. Ist Dir das Tempo zu langsam, bist Du zu schnell. Bremse Dich ein, es wird Dein Leben bereichern. Bis morgen.

Lese bitte die Weisheit nochmal. Danke.

Zeiträuber

Sind Sie auch Tag für Tag im „Hamsterrad" dauerbeschäftigt? Rinnt Ihnen die Zeit durch die Finger? Kennen Sie Ihre kleinen und großen Zeiträuber, die Ihnen das Leben schwer machen und Ihnen Kraft und Freude entziehen? Sie zu entlarven und die Situation zu verbessern, ist das Ziel der nächsten Wochen.

Am Anfang dürfen Sie Ihren Alltag beobachten, das schärft Ihre Sinne. Danach legen Sie den Räubern Ihrer Lebensqualität das Handwerk. Sie finden einen gesunden Rhythmus für mehr Gelassenheit und Zufriedenheit. Das Ziel der nächsten **Übung** lautet: Zeiträubern auf der Spur!

- ◊ Schreiben Sie alle Ihre Zeiträuber aus Freizeit und Beruf auf die Vorlagen der nächsten Seiten. Dann beobachten Sie in den nächsten sieben Tagen Ihren Alltag. Vielleicht ertappen Sie weitere, an die Sie spontan nicht gedacht haben.

Zeiträuber im Freizeitbereich können sein:
Telefongespräche, Newsletter, Termine mit und für die Kinder, Messenger-Gruppen, Online-Shopping, Kaffeekränzchen mit Plaudertaschen, Ärger über die offene Zahnpastatube, sämtliche Artgenossen der Social Media, die Angst etwas zu versäumen, die Jagd nach dem günstigsten Angebot, und, und, und …

Zeiträuber im Beruf können sein:
Ärger über Vorgesetzte, inhaltsleere Wochenbesprechungen, Neid und Missgunst, Flurfunk, firmeneigenes Intranet, intrigante Kolleginnen und Kollegen, plan- und ziellose Veränderungsprozesse, E-Mails, geschwätzige Kunden, Dienstanweisungen und vieles mehr.

Meine Zeiträuber:

F = Auf freiem Fuß
FA = Fahndung läuft
E = Eingesperrt

Beruflich	F - FA - E

Privat	F - FA - E

Stopp, bevor Du loslegst, erläutere ich Dir zwei Fahndungsmittel:
Trage in den Wochenplan auf der nächsten Seite ein, was Du Tag für Tag beruflich und privat machst. Das ist ein grober Überblick, bei dem bereits Zeiträuber erkennbar werden. Manche Zeiträuber rutschen allerdings durch dieses grobe Fahndungsraster. Deshalb kommt die Tagesliste auf der Folgeseite zum Einsatz. Schreibe genau auf, was Dich in Deiner Zeit beschäftigt. Achte auf Deine Gefühle und den Zeitdruck. Beobachte auch hier Deine Freizeit. So spürst Du Deine Zeiträuber akribisch auf und siehst gleichzeitig, welche Deiner vielfältigen Aktivitäten angenehme Gefühle auslösen.

Übrigens, alles mit mir ist freiwillig. Lass Dich nicht von Dir oder mir unter Druck setzen. Du bestimmst Dein Tempo, bestimmst selbst, was Du machst. Das ist im Hinblick auf Deine Zeiträuber wesentlich:

Du hast die Hand darauf und bist die Chefin!

Du stehst mitten im Leben und hast einen reichen Erfahrungsschatz gesammelt, egal wie alt Du bist. Es geht hier nicht darum nur Defizite aufzuzeigen. Verrenne Dich bitte nicht im Dramentunnel. Ich will Dir auch die Dinge bewusst machen, die gut laufen. Freu Dich darüber. Das trägt zu mehr „Wohl + Fühlen“ bei. Oh, ich muss mich kürzer fassen …

Viel Erfolg bei Deiner Recherche. Wir sehen uns in rund acht Tagen.

Wochenplan

	Montag	Dienstag	Mittwoch	Donnerstag	Freitag	Samstag	Sonntag
07:00							
08:00							
09:00							
10:00							
11:00							
12:00							
13:00							
14:00							
15:00							
16:00							
17:00							
18:00							
19:00							
20:00							
21:00							
22:00							

Beobachtungsbogen: Mein Tag ______________________ (Name) ______________ (Datum)

Uhrzeit	Tätigkeit	Dauer	Gefühl	Zeitdruck?	Notizen

Fahndungsergebnis

Schon erstaunlich, was Sie jeden Tag erleben, erledigen und bewältigen dürfen/müssen. Wie viel Zeit war für Lebensfreude übrig?

… oder hast Du keine Zeit für die Recherche gefunden? Dann hätten Dich Deine Zeiträuber voll im Griff. Falls Deine Beobachtungsbögen viele Lücken aufweisen, wiederhole die Übung. Bitte!

Mit welcher Strategie wollen Sie vorgehen? Schauen Sie zunächst auf die Zeiträuber. Kleinkriminelle und Schwerverbrecher grinsen Ihnen ins Gesicht und machen rücklings das Leben schwer. Auf Ihrer Fahndungsliste stehen sicher zahlreiche Personen, Tätigkeiten, Technik, und vieles mehr. Sind Ihnen im Freizeitbereich Telefongespräche XXL aufgefallen? Newsletter, die Sie täglich von wichtigen Dingen abhalten? Schmutzige Wäsche, die Ihnen unsortiert den Vormittag kürzt? Oder gar private Pflichteinladungen, die nach Absage rufen? Waren Schwerkriminelle dabei, die fette Zeitbeute machen, wie soziale Netzwerke?

In wie vielen dienstlichen Besprechungen haben Sie Zeiträuber endlich entlarvt? Sehen Sie manche Ihrer Kolleginnen und Kollegen plötzlich in einem düsteren Licht? Haben Sie unsinnige E-Mails erkannt?

Prima, Ihre Wahrnehmung ist geschärft.

Bleiben Sie weiterhin wach. Eins ist allen Zeiträubern gemein, sie senken die Lebensqualität, blockieren Ihre Energie und halten Sie von den Dingen ab, die Ihnen wirklich wichtig sind.

Für Ihren Erfolg ist jetzt von zentralem Belang, Prioritäten zu setzen und sich nur zwei bis drei Ihrer Zeiträuber vorzuknöpfen. Mehr ist nicht sinnvoll, denn Sie brauchen die volle Konzentration auf den jeweiligen Übeltäter. Das Einsperren eines Zeiträubers ist meistens mit dem Verändern der eigenen Verhaltensweise verbunden. Sie wollen den Schwerverbrecher lebenslang wegsperren. Dabei müssen Sie extrem aufmerksam sein.

Zu viele gleichzeitig gefährdet dieses Ziel. Ein Ausbruch nach erfolgreicher Festnahme wäre ärgerlich. Mit dieser **Übung** gehen Sie den nächsten Schritt an:

◊ Legen Sie bitte maximal drei Zeiträuber fest. Ordnen Sie auf der Liste „Meine Zeiträuber" allen Gaunern die dort aufgeführten Kategorien F und FA zu. Aus FA wird hoffentlich bald ein E.

Diese Zeiträuber will ich verhaften und einsperren:

1. ______________________________

2. ______________________________

3. ______________________________

Um Deine ausgewählten Zeiträuber noch konkreter werden zu lassen, stelle Sie dir bildlich vor. Sei kreativ und male sie. Du kannst auch Fotos, Symbole oder Gegenstände pro Räuber auswählen, die Dich ständig an die beabsichtigte Festnahme erinnern. Das wird Dich in Deinem Vorhaben antreiben.

Das sind meine Zeiträuber. Wie schauen Deine aus?

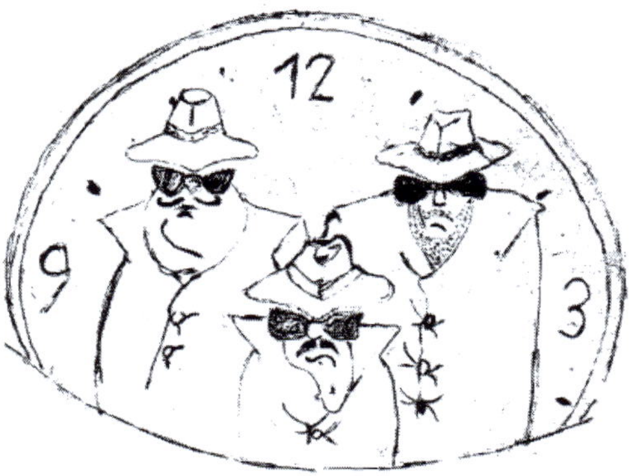

Festnahmen

Handeln Sie umsichtig. Ich stelle Ihnen drei Strategien vor, die Sie bei der Festnahme unterstützen. Setzen Sie sich Etappenziele. Die Macht der kleinen Schritte und somit die Freude an den winzigen und stetigen Erfolgen helfen Ihnen. Rückschritte sind in solchen Prozessen normal und kein Grund zu verzweifeln. Ergründen Sie die Hindernisse, die den Weg versperren – manche Zeiträuber arbeiten mit Komplizen. So verführen zum Beispiel im Internet ständig neue Pop-ups zum Zeitverschwenden. Ich bin überzeugt, Sie werden Ihr Verhalten entsprechend nachsteuern und so die Festnahme erreichen.

I. Mut zur Lücke

Sie werden sowohl privat wie beruflich von Informationen überflutet. Auf allen Kanälen, zu jeder Tages- und Nachtzeit sind Neuigkeiten und Nachrichten verfügbar. Schauen Sie sich anhand des Zeiträubers „Informationsflut" Ihre mögliche Strategie an. Sollte dieser Zeiträuber auf Ihrer Liste stehen, vergegenwärtigen Sie sich folgende Tatsache:

Sie werden es nie schaffen, über alles vor Ort und auf der Welt informiert zu sein. Das ist bei der Komplexität unserer Gegenwart nicht möglich. Konzentrieren Sie sich auf die Punkte, die Sie wirklich interessieren und die Sie brauchen. Haben Sie den Mut zur Lücke, filtern Sie alles weg, was überflüssig ist und Ihre Zeit stiehlt. Zugegeben, das ist nicht einfach.

… da brauchen wir ein praktisches Beispiel, damit es anschaulicher wird.

Lieber Michael, ich erzähle kurz aus Deiner Zeit als Angestellter, okay? Dort in der Firma „explodierten" nach seinem Urlaub die Informationen im Intranet. Er hätte Tage damit verbracht, alles nachzulesen. Jahrelang ist er diesem Zeiträuber voll auf den Leim gegangen. Mit riesigem Aufwand schloss er seine Wissenslücken. Der Erholungswert des Urlaubs war spätestens nach zwei Tagen weg. Ihm schwirrte der Kopf vor lauter Informationen. Das nervte ihn tierisch, verständlich, oder? Eines Tages kam er auf die geniale Idee, alle Informationen, die sich auf dieser Plattform während seines Urlaubs angesammelt hatten, zu ignorieren. Es war fantastisch. Zumindest in diesem Teilbereich konnte er den Erholungsgehalt länger sichern. Warum? Weil er den Mut zur Lücke hatte. In den Folgewochen kamen so viele neue Informationen dazu, dass sein vermeintlicher Wissensmangel nicht auffiel. Schau, was bei DIR möglich ist und zu Deiner Entlastung beiträgt.

II. Weniger ist mehr

Klingt abgedroschen, aber es stimmt. Sie haben diese Strategie gerade selbst angewendet, als Sie nur zwei oder drei Zeiträuber festlegten. Weniger ist mehr, weil Sie sich sonst verzetteln.

In dem Beispiel aus meinem Büro hätte ich seitenweise Protokolle der Besprechungen lesen können, die ich während meines Urlaubes versäumte. Angespornt von „Weniger ist mehr", vereinbarte ich mit meinem Vorgesetzten ein kurzes Gespräch. So brachte er mich schnell und zielführend auf den neuesten Stand – mit *weniger* Zeitaufwand *mehr* erreicht. Meine Urlaubsfrische hielt deutlich länger an.

Sie kommen sicher selbst auf kreative Ideen und Lösungen. Vielleicht sprechen Sie auch mit Vertrauten darüber und gewinnen Verbündete, die ähnliche Zeiträuber angehen wollen.

III. Signale erkennen und handeln

Vor Ihrer wohlverdienten Lesepause dürfen Sie eine leichtere Beute betrachten. Nachlässige Zeiträuber hinterlassen bereits im Vorfeld ihre Spuren. Sie führen in Ihrem Alltag Gespräche, die zum Zeiträuber werden. Machen Sie sich klar, jedes überflüssige oder zu lange Gespräch kostet Sie wertvolle Lebenszeit, die an anderer Stelle fehlt, zum Beispiel für Ihre eigene Erholung. Beobachten Sie bitte in den nächsten Wochen Ihre Gespräche. Sobald der Satz „wie schon gesagt“ fällt, egal ob vom Gesprächspartner oder von Ihnen, sollten die Alarmglocken schrillen.

Diese drei Worte höre ich häufig, wenn ich bei Gesprächen hospitiere. Das ist keine Floskel, sondern ein eindeutiges Signal. Da ist ein mieser Zeiträuber am Werk – höchste Zeit das Gespräch zu beenden, allerdings wertschätzend. Sie können zum Beispiel den Inhalt kurz zusammenfassen und sich für den angenehmen Austausch bedanken. Der Satz „Zum Ende unseres Gespräches halten wir fest …“ funktioniert immer. Sie werden mit der Zeit ein Gespür entwickeln und die Gesprächszeit auf ein sinnvolles und zielführendes Maß begrenzen.

Bitte schreib Dir gleich eine Erinnerung „Gespräche beobachten, wie schon gesagt“ und stolpere täglich über diese Notiz.

Die Strategie „Signale erkennen und handeln“ wirkt auch sehr gut bei dem Zeiträuber „oberflächlicher Ärger“. Wenn Ihre Gedanken ständig um negative Vorfälle kreisen, wie zum Beispiel eine abfällige Bemerkung eines Kollegen oder erneutes Zuspätkommen einer Freundin, ist das ein Signal dem Ärgernis auf den Grund zu gehen. Steigern Sie sich nicht weiter hinein. Suchen Sie schnell eine Lösung. Meist hilft ein kurzes klärendes Gespräch oder ein freundlicher Hinweis auf das Fehlverhalten. Ihre Zeit ist viel zu wertvoll, um sich lange mit solchen Dingen zu beschäftigen.

Bevor ich Ihre Zeit raube, Schnitt: Freuen Sie sich auf drei Tage Lesepause. Danach erwartet Sie Ihr Buch zu einem Interview.

Ich wünsche Ihnen mit diesen beiden Gedanken eine gute Zeit!

* Nimm dir Zeit zu lachen – das ist die Musik der Seele.

* Wir sind nicht dazu geboren, alle Erwartungen zu erfüllen.

Hast Du Dir eine Lesepause gegönnt? Falls nein, hole sie bitte nach. So viel Input will sich erst mal setzen. In Deinem Unterbewusstsein geht's gerade richtig rund, auch wenn Du das anders empfindest. Für das folgende Interview bist Du mir ausgeruht am liebsten. Mach es Dir bequem und lass Dir bei den Antworten Zeit. Legen wir los:

* *Wie lange dauern Deine Gespräche? Privat – Beruflich*

___

___

* *Wie vielen Messenger-Gruppen gehörst Du an?*

___

___

* *Wie zufrieden bist Du mit der Anzahl Deiner privaten Termine?*

___

___

* *Wo kannst Du kürzen?*

___

___

* *Welche Besprechungen nerven Dich?*

___

___

* *Hetzt Du von Event zu Event und kannst die Erlebnisse, die Dir Freude bereiten, nicht ausführlich genießen und verarbeiten? Falls ja, hast Du eine Idee, das zu ändern?*

___

___

* *Wie oft schaust Du am Tag auf Dein Mobiltelefon?*

___

___

* *Wie viele Stunden verbringst Du am Tag mit Nachrichten und Informationen?*

___

___

* *Wie viel Zeit hast Du pro Woche zum Erholen und Kraft tanken? (Wirklich? Nicht schönrechnen!)*

___

___

* *Hast Du genügend Zeit für Dich und Deine Interessen? Was ist Dir wichtig? Wer oder was könnte Dir helfen?*

___

___

Vielen Dank für Deine offenen Worte.

Effizienz

Ein wesentlicher Faktor für die Überlegungen bei der Zeit ist die Frage: Ist das, was ich mache, effizient?

Bitte verstehen Sie mich richtig, ich will nicht alles den Gesetzen der Effizienz unterwerfen. Selbstverständlich, und gerade das ist ja mein Ansinnen, laufen manche Momente einfach und geschehen ohne Sinn und Ziel. Oft sind diese Momente besonders lebenswert. Trotzdem ist die Frage nach der Effizienz Ihres Handelns im Hinblick auf Ihre Zeiträuber absolut berechtigt und zielführend. So schaffen Sie mehr Raum für die absichtslose Zeit, die neue Kraft gibt.

Im allgemeinen Sprachgebrauch wird häufig Effektivität und Effizienz verwechselt. Die Effektivität ist im Allgemeinen …

… bevor Du selber, mein lieber Autor, zum Zeiträuber wirst und mit überlangen Ausführungen meine Leserschar verwirrst, mache ich den Unterschied an einem Beispiel klar:

Stell Dir vor, Du hast einen Garten mit Rasen. Der Rasen wächst und wächst. Er muss geschnitten werden. Das richtige Tun wäre Rasen schneiden. Ich kann den Rasen mit einer Nagelschere kürzen, das kommt auf jeden Fall meinem Ziel näher. Rasen mit der Nagelschere kürzen wäre effektiv. Wenn ich dazu den Rasenmäher nehme, erreiche ich in kürzerer Zeit und mit weniger Aufwand das angestrebte Ziel. Rasen mit Rasenmäher kürzen ist effizient. Ganz einfach, oder?

Nochmal:
Effektiv handeln wir, wenn wir die richtigen Dinge tun.
Effizient handeln wir, wenn wir die richtigen Dinge richtig tun.

Gute Erklärung – Danke.

Eine große Räuberbande

Eine fast übermächtige Bande von Zeiträubern vereint sich unter einem gemeinsamen Namen: Gespräche/Besprechungen.

Kleine und große, private und berufliche lauern an allen Ecken und Enden Ihres Alltags und stehlen Ihnen gnadenlos die Zeit. Seien Sie auf der Hut und verhaften Sie die einzelnen Bandenmitglieder umgehend und konsequent. IHRE Zeit ist in Gefahr.

Apropos Gespräche, wie häufig hörst Du „wie schon gesagt"?

Und so geht's: Gespräche führen ist grundsätzlich effektiv, weil persönliche Kommunikation zu einem Ziel führt. Die bedeutsame Frage lautet, findet die Kommunikation effizient statt? Hand aufs Herz, wer hat noch nie die Augen gerollt, ist nervös auf dem Stuhl hin und her gerutscht und hat innerlich um das rasche Ende einer Besprechung oder einer Unterhaltung gefleht? Unter dem Motto: **Es ist schon alles gesagt, aber noch nicht von jedem** schwingen sich immer wieder nervige Wichtigtuer auf, die Effizienz zu rauben und das Ende einer Besprechung langatmig hinauszuschieben. Von Oscar Wilde wird folgender Satz zitiert: „Gesegnet seien jene, die nichts zu sagen haben und den Mund halten."

Das wäre schön …

Mittlerweile nehme ich die Warnzeichen („Signale erkennen") meines Körpers wahr, wenn ein Gespräch zum Zeiträuber mutiert. Mir wird mulmig, mein Kreislauf verliert an Stabilität und ich kann mich nicht mehr konzentrieren. Alles Anzeichen für, ich will hier weg. Manchmal reagiert mein Körper schon negativ, obwohl ich noch gar nicht dort bin.
Dazu eine kleine **Übung**:

◊ Beobachten Sie bei Gelegenheit, welche Signale Ihr Körper sendet, wenn die Zeit gekommen ist zu gehen.

Bei beruflichen Gesprächen oder Besprechungen einfach aufstehen und gehen, wäre konsequent, könnte jedoch einen Karriere-Knick bewirken. Wobei sich die Frage stellt, ob Sie auf Ihrem Weg zu mehr „Wohl + Fühlen" Ihre beruflichen Ziele anpassen wollen, um freier zu werden. Das ist allerdings von zahlreichen anderen Faktoren abhängig. Aus meinen vielen Besprechungen und Gesprächen mit sämtlichen Facetten zeitraubender Selbstdarsteller stammen diese Impulse für Sie:

* **Fordern Sie Ziel und Zeitbegrenzung im Vorfeld ein.**

Sie wollen Ihre Arbeitszeit sinnvoll und zufriedenstellend nutzen. Achten Sie, wann immer möglich, und möglich ist viel, bei all Ihren Gesprächen und Besprechungen auf das Ziel und die Dauer. Falls keine Zeitangaben festgelegt sind, fordern Sie diese ein. Hinterfragen Sie die Ziele. Manche Veranstaltungen werden dadurch überflüssig.

* **Machen Sie darauf aufmerksam, wenn sich die Gesprächsrunde im Kreis dreht.**

Oft werden die Dinge zerredet und die Beteiligten irren ziellos im Geschwafel hin und her. Falls Sie Führungskraft sind, danken Sie Ihrem Team für seine gute Arbeit mit effizienten Besprechungen und Gesprächen. Das ist höchste Wertschätzung.

* **Beweisen Sie Mut zur Lücke. Sagen Sie auch mal „Nein".**

Klären Sie im Vorfeld, ob Sie an der Veranstaltung wirklich teilnehmen müssen. Gehen Sie, wenn Ihr Seelenheil gefährdet ist, vorzeitig aus der Besprechung – vorausgesetzt die Karriere erlaubt diesen Schritt.

Falls Du von weither angereist bist, willst doch sicher die günstige Zugverbindung erreichen. Ein Grund frühzeitig zu flüchten …

Beobachten Sie auch bei privaten Gesprächen, was Ihnen guttut und was Ihnen die Zeit stiehlt. Damit meine ich nicht Gespräche mit der Familie beim Essen oder einen kurzen Plausch an Nachbars Zaun. Das sind meistens erfrischende Unterbrechungen des Alltags, die unser Leben bereichern. Oft entwickeln sich jedoch Telefongespräche zu ellenlangen Dauerschleifen. Was spricht dagegen den Kaffeeklatsch im Vorfeld zeitlich zu begrenzen. In 60 bis 90 Minuten ist das Meiste ausgetauscht und die Freude auf ein baldiges Wiedersehen bleibt bestehen. Schauen Sie darauf, welche Gespräche Ihre Laune fördern und Ihr Wohlbefinden steigern. Dazu ein Beispiel eines Zeiträubers, der weit verbreitet ist und dennoch selten bemerkt wird:

Stellen Sie sich vor, Sie feiern mit zehn Personen Ihr Sommerfest bei Ihnen zu Hause. Eine fröhliche Runde mit guter Unterhaltung, bei der viel gelacht wird und alle bestens gelaunt sind. Die Party, die um 19.30 Uhr begann, geht auf Mitternacht zu. Manche Gäste machen einen matten Eindruck – der Höhepunkt des Abends mit prächtiger Stimmung ist längst überschritten. Die feinfühligsten Gäste bemerken das und verabschieden sich. Die Feier geht weiter und um 2.00 Uhr machen sich fast alle noch anwesenden Gäste auf den Heimweg.

Und jetzt sitzt er da, der Zeiträuber, der nicht heim will, weil er Angst hat, etwas zu versäumen oder einfach kein Ende findet. Sie sind müde von dem langen Tag. Sie hatten bis zu diesem Zeitpunkt volle Freude über Ihre gelungene Feier. Sie werden unruhig. Ihre Stimmung droht zu kippen. Aber was sollen Sie machen, Hans und Ute vor die Tür setzen? Das geht nicht. Meinen Sie? Ich sage Ihnen knallhart: Das muss gehen!

Lassen Sie sich Ihre fröhliche Stimmung von diesem Abend nicht verderben. Machen Sie Ihren „sitzengebliebenen" Gästen freundlich, aber bestimmt klar, jetzt ist Zapfenstreich. Gute Freunde werden es verstehen und sich endlich vom Acker machen. Die sehr guten Freunde liegen bereits im Bett und träumen von den fantastischen Gastgebern.

Dieses kleine Beispiel können Sie aus verschiedenen Blickwinkeln betrachten und entsprechende Konsequenzen für das eigene Verhalten ziehen. Wenn Sie die Strategie „Mut zur Lücke“ bei dieser Feier anwenden, kommen Sie schnell auf den Punkt:

Viele Menschen klagen über Zeitmangel. Die Sommerfeier steht für alle Partys, landauf, landab. Die meisten Feiern haben eine ähnliche Stimmungskurve (Ausnahmen sind vorhanden, manche kommen nie in Schwung, bei anderen steppt der Bär bis zum Sonnenaufgang). Im Normalfall könnte jeder Einzelne eine Menge Lebensqualität gewinnen.

Was spricht dagegen die Feier nach Mitternacht zu verlassen. Die beste Stimmung ist noch präsent, Sie bekommen mehr Schlaf und zwei oder drei Stunden mehr Liegen als Sitzen ist extrem förderlich für Ihren Rücken – ein positiver Nebeneffekt für die Gesundheit. Und das böse, böse letzte Glas Bier oder Wein … Sie wissen ja.

Sie beweisen „Mut zur Lücke“, weil Sie nicht mehr alles von der Party mitbekommen. Die „Lücke“ lassen Sie sich bei Gelegenheit von den Gastgebern erzählen. Meistens heißt es dann, „hast nichts versäumt“.

Bitte verstehen Sie mich richtig: Ich will Ihnen die Feste nicht madig machen, sondern zum Nachdenken anregen. Jammern Sie über fehlende Zeit, Stress und Hektik? Bleiben Sie in Zukunft nicht bis die Lichter ausgehen. Zeigen Sie „Mut zur Lücke“ und verabschieden Sie sich frühzeitig. Gründe gibt es genug.

Kennen Sie das, wenn Sie beim Hingehen bereits vom Heimgehen träumen? Kehren Sie um und leben Sie „Weniger ist mehr“. Was könnten Sie alles mit einem zusätzlichen freien Abend anfangen? Herrlich!

Sie werden das richtige Gespür finden. Ich habe es auch geschafft, die Kurve bei meinen Einladungen rechtzeitig zu kratzen (allerdings noch nicht mit 30). So trage ich zum Wohlbefinden meiner Gastgeber und zu meinem eigenen bei.

… ach wie edel. Ein echter Menschenfreund. Aber er hat Recht.

24 Stunden für Sie – täglich neu

Kommt Ihnen der Satz, „Ich würde so gerne, aber mir fehlt die Zeit" bekannt vor? Ganz provokativ entgegnet, wie ist das möglich? Jeden Tag erhalten Sie frische 24 Stunden, die Sie gestalten können. Sieben bis acht Stunden ziehen wir für den Schlaf ab. Bleiben rund 16 Stunden. Das klingt sehr viel und trotzdem herrscht bei vielen Zeitgenossen ein Missmut über ihren Tagesverlauf. Wie sieht das bei Ihnen aus? Machen Sie zu diesem Aspekt eine kleine **Übung**:

◊ Lehnen Sie sich zurück und gehen Sie Ihre Tage und Wochen gedanklich durch. Hadern Sie oft über Ihre äußeren Zeitzwänge oder kommen Sie gut zu den Dingen, die Sie gerne tun? Welche Antworten geben Ihre Zeitübersichten zu der Frage?

Apropos Schlaf, er wird bisweilen nur als notwendiges Übel behandelt. Das Gegenteil ist der Fall. Schlafen ist die grundlegende Basis für Ihren Weg zu mehr „Wohl + Fühlen". Ihre Zeit, Kräfte zu sammeln und zur Ruhe zu kommen. Alle Organe brauchen diese wohltuende Phase um sich zu regenerieren. Sorgen Sie dringend für eine angenehme und ausreichende Nachtruhe. Sie werden das Ergebnis spüren. So oder so.

Wir plaudern hier gemütlich und Deine Zeiträuber laufen noch frei herum. Mach Dich daran Deine festgelegten Zeiträuber zu verhaften und lebenslang wegzusperren. Damit Dir das gelingt, gibt es viel zu beobachten, analysieren, überlegen und reflektieren. Natürlich geht das nicht von heute auf morgen – Schritt für Schritt mit viel Geduld. Bau ab und zu die „Gute-Laune-Übung" ein.

Auf der nächsten Seite findest Du einen Blick auf die Naturzeit meines Autors im Januar – das entspannt. Wie sehen Deine Natureindrücke aus? Stell Dir ein schönes Foto in Deine Nähe.

Ein paar Tage Lesepause tun Dir gut. Bis bald!

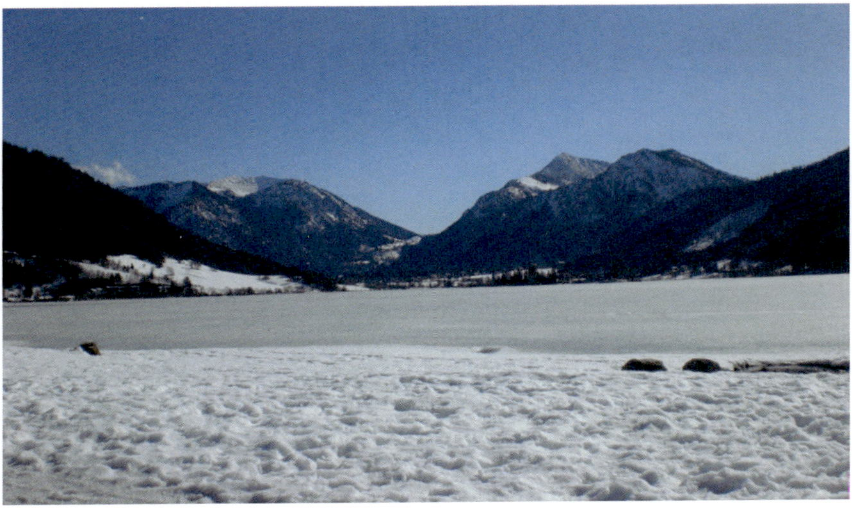

Sonne und Eis am Schliersee in Oberbayern

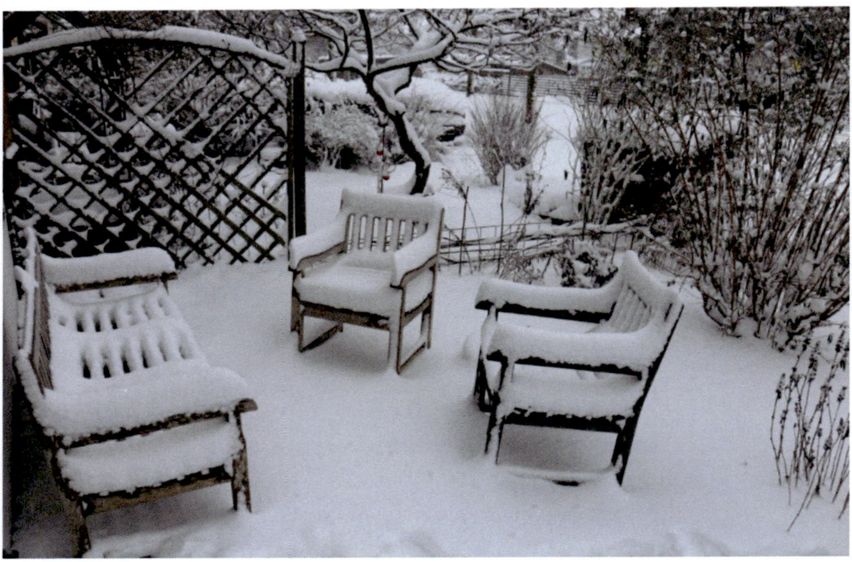

Platz nehmen und abkühlen

Meine Zeit

Vielen Menschen im Hamsterrad ist nicht bewusst, wie sie am Kern ihres Daseins vorbeileben. Wie ist das bei Ihnen? Wenn Sie nach und nach Ihre Zeiträuber verbannen, wird Ihnen mehr vom Tag bleiben. Das soll Sie nicht blank erwischen. Machen Sie eine kleine **Übung**:

- ◊ Stellen Sie sich vor, sie haben alle Zeit der Welt. Was machen Sie besonders gerne? Schließen Sie Ihre Augen und lassen Sie die Bilder vor Ihrem geistigen Auge wirken. Danach halten Sie Ihre Antworten schriftlich fest, damit sie präsent bleiben.

Wagen Sie einen Blick in die Zukunft: Sie führen Ihre Gespräche effizienter, erledigen Dinge in kürzerer Zeit oder lassen Aufgaben weg, weil Sie „Mut zur Lücke" leben. Kurzum, Sie haben mehr Zeit. Was machen Sie damit? Was ist der Kern Ihres Daseins? Wo soll Ihre Lebensreise hingehen? Wo stehen Sie momentan? Welche Ziele haben Sie aus den Augen verloren? Fragen über Fragen, die nur Sie beantworten können.

…hier einfach weiterlesen, das geht nicht. Lass Dich auf diese Fragen ein. Ja, das sind Hammerfragen – doch die Antworten zeigen die Richtung für Deinen Weg zu mehr „Wohl + Fühlen". Weitere Lebensziele festzulegen, macht Sinn, denn Du willst sicher nicht im Kreis laufen. Deine Lebensreise braucht Stationen, an denen Du ankommst und verweilst, bevor Du wieder weitergehst.

Puh … ich bin anstrengend, oder? Lehn Dich einfach zurück und lasse die Gedanken schweifen. Lese weiter, wenn Du soweit bist.

Lass Dir Zeit!

Vorsicht – Neue Zeiträuber lauern

„Ich würde so gerne, aber mir fehlt die Zeit." Dieser Satz hört sich bei Ihnen in Zukunft so an: „Ich würde gerne, also mach ich das."

Endlich Zeit, um mehr zu malen, radeln, lesen, musizieren, schlafen, backen, kochen, spielen, joggen, singen, faulenzen, wandern, garteln, basteln, fotografieren und vieles mehr. Freuen Sie sich über die erfolgreiche Veränderung Ihres Alltags und die Möglichkeiten, die Ihnen winken. Falls es noch ruckelt, verzweifeln Sie nicht. Bleiben Sie am Ball. Geben Sie sich mit kleinen Schritten zufrieden. Das wird!

Trotz aller Fortschritte ist immer Vorsicht geboten, weil Zeiträuber untereinander bestens organisiert sind. Ist einer verhaftet, lauert bereits ein Komplize auf die nächste Attacke. Gehen Sie aufmerksam vor. Das ist für Zeiträuber ein Horror. Schaffen Sie eine wohltuende Balance zwischen „aktiv und passiv". Wenn sich Zeit für neue Termine bietet, pflastern Sie nicht gleich wieder Ihren Kalender voll. Das schadet Ihrem Wohlbefinden. Tragen Sie lieber Termine mit sich selbst ein und führen Sie diese auch durch.

Ja, Du hast richtig gelesen – mit Dir selbst!

Sei ehrlich, wie oft sagst Du zu Dir „ach, ich könnte mal wieder …"? Dann kommt eine Anfrage von anderswo und Deine innere Stimme meint: „Na gut, an sich wollte ich heute mal wieder in Ruhe lesen, aber das hat Zeit. Ich helfe Ute gerne in ihrem Garten (auch wenn sie beim Sommerfest bis zum Morgengrauen meinen Schlaf geraubt hat)."

Ist es nicht so?

Ein fest eingetragener Termin mit Dir selbst, schützt Deine Belange. Das hat nichts mit Egoismus zu tun. Geht's Dir gut, profitiert Dein Umfeld davon. Hilfsbereit zu sein, finde ich absolut wichtig und gehört zu einem guten Miteinander. Unterstütze Ute an einem anderen Tag und Sie wird sich darüber genauso freuen.

Nichts tun

Was halten Sie davon, den Zeiträubern die kalte Schulter zu zeigen und mal nichts zu tun? Wirklich nur dazusitzen, dazuliegen und sonst nichts zu tun. Okay, atmen wäre günstig, sonst ist der Ruhefaktor zu hoch …

Klingt einfach, ist aber schwer. Die Reizüberflutung lässt grüßen.

Staunen Sie über die Lösung in der nächsten **Übung**:

◊ Setzen Sie sich an einen gemütlichen Ort und starren Sie Löcher in die Luft. Fangen Sie mit drei Minuten an. Geben Sie nicht gleich auf, wenn Sie zappelig werden. Nichts tun braucht Geduld. Machen Sie die Übung so oft wie möglich. Täglich wäre genial. Steigern Sie die Zeit, wie es Ihnen beliebt.

Der chinesische Philosoph Lao Tse sagte:
„Beim Nichtstun bleibt nichts ungetan." Sehr beruhigend, oder?

*Also ich schaffe das mit dem Nichts tun sehr gut. Ich liege oft auf dem Sofa oder im Regal herum. Es gibt viele Möglichkeiten mehr Ruhe und Erholung in Dein Leben zu bringen. Finde eine für Dich sinnvolle Art und Weise. Das bringt Dich auf Deinem Weg zu mehr „Wohl + Fühlen" deutlich voran. Eine indianische Weisheit sagt: **„Wir müssen von Zeit zu Zeit eine Rast einlegen und warten, bis unsere Seelen uns wieder eingeholt haben."** Lass die Worte einen Moment auf Dich wirken.*

Kennst Du das Gefühl nach einer Urlaubsreise, wenn Du einige Zeit brauchst, um daheim „anzukommen"? Die Seele hängt noch am Urlaubsort. Zeit lassen, damit die Seele Dich einholen kann.

Das ist die hohe Kunst der wohltuenden Langeweile – Zeit ohne Absicht verstreichen zu lassen. Sorgen Sie in Ihrem hektischen und meist überfrachteten Alltag für ausreichende Verschnaufpausen. Schaufeln Sie Zeit frei, um neue Frische zu schöpfen. Machen Sie sich die Gegenpole bewusst. Mal schnell, mal langsam. Trödeln Sie, wenn Ihnen danach ist. In dem bereits zitierten

Buch „Time is honey“ verweisen die Autoren sehr eindringlich auf die Zeitqualität. Sehen Sie auf das, was Sie erlebt haben, egal wie lange es gedauert hat. War die Zeit angenehm? Sind Sie zufrieden? Diese Fragen beantwortet Ihnen keine Uhr. Das Empfinden ist maßgeblich. Schauen Sie auf sich.

Mit dieser **Übung** schließen wir das Kapitel:

◊ Blicken Sie so oft wie möglich auf die Natur.

◊ Nehmen Sie sich Ende Januar Zeit für die fünf Fragen:

  * Auf was konnte ich mich freuen?
  * Was gab es Wichtiges zu erledigen?
  * Wo blieb ich mit meinen Interessen?
  * Welchen Belastungen bin ich offensiv begegnet?
  * Was habe ich bewusst weggelassen?

◊ Stellen Sie sich diese Monatsfragen zukünftig an jedem Monatsende. (Ein Vermerk im Kalender hilft dabei.)

Zum Schluss meine Empfehlung: **„Gelassen kann nur sein, wer auch etwas sein lassen kann.“** In diesem Sinne wünsche ich Ihnen gutes Gelingen, mehr Qualität in Ihre Zeit zu bringen. Bis Februar!

Von mir gibt's die Zusammenfassung. Das alles hast Du im Januar gelesen und geschafft:

* *Du hast das vergangene Jahr gewürdigt und mit den fünf Monatsfragen Vorschau und Rückblick gehalten.*
* *Wenn Du auf die Uhr schaust, blicke auch auf die Natur.*
* *Wenn ich sitze, dann sitze ich, wenn ich esse, dann esse ich …*
* *Mut zur Lücke, Weniger ist mehr und Signale erkennen sind Deine Strategien gegen Zeiträuber.*
* *Du handelst effizient.*
* *Neue Zeiträuber haben bei Dir keine Chance.*
* *Du setzt zeitliche Grenzen bei Deinen Gesprächen.*
* *Termine mit Dir selbst bringen Ruhe und Entspannung.*
* *Deine Seele bekommt Zeit, Dich einzuholen.*
* *Die Lebenskunst „Nichtstun" lernst Du mehr und mehr.*

Lass uns eine Lesepause bis Anfang Februar machen und lege mich zum „Nichtstun" auf Dein Sofa. Wenn Du willst, lege Dich für eine Weile dazu. Eine Pause hast Du Dir mehr als verdient. Bis bald!

Februar

Schreiben Sie das Datum bereits immer mit der neuen Jahreszahl? Dann sind Sie im neuen Jahr angekommen. Nach dem Kalender befinden wir uns mitten im „Winterschlaf" – Zeit die Systeme zu warten und neue Kraft zu schöpfen. Allerdings können Eis und Schnee die beschaulichen Tage empfindlich stören und gefährlich glatt machen. Doch gibt es dabei einen positiven Effekt: Schnee ist ein wunderbarer Baustoff für Burgen und Schneemänner. Skifahren und Schlittenfahren, Langlaufen und Schlittschuhlaufen sollten Hochsaison haben. In vielen Regionen fällt bedauerlicherweise immer weniger davon. Da wird die Vielfalt unserer Jahreszeiten um einen markanten Bestandteil gebracht.

Erinnern Sie sich an Kindheitstage, an denen Sie mit kalter Nase und steifgefrorenen Fingern überglücklich Ihren Eltern einen großartigen Schneemann präsentiert haben. Vielleicht ist er sogar als Familienwerk entstanden – ein alter Kochtopf auf den Kopf, eine Karotte ins Gesicht, Steine für die Knöpfe und einen Besen im Arm – perfekt gestylt. Zurück im wohligen Heim hat jeder warme Tee köstlich geschmeckt und beim Auftauen seinen Zauber entfaltet. Dazu noch ein paar Kekse und das Glück war perfekt. Freuen Sie sich auf eine kleine **Übung**:

◊ Machen Sie sich einen Spaß. Bauen Sie einen Schneemann, wenn Sie Schnee finden. So wecken Sie schöne Erinnerungen.

Fasching, Fastnacht, Karneval

Glück und Frohsinn verbreitet eine Besonderheit, die häufig im Februar auf ihren Höhepunkt zusteuert – die närrische Zeit. Jede Region hat für die „fünfte" Jahreszeit einen eigenen Namen. Dahinter verbirgt sich bei allen der gleiche Grundgedanke: Fröhlich und ausgelassen feiern, bevor die 40-tägige Fastenzeit beginnt. Eine große Rolle spielen dabei bunte Kostüme und jede Menge Schminke. Mit Musik und Tanz wird richtig auf die Pauke gehauen und das Leben in vollen Zügen genossen. Auf den ersten Blick betrachtet, genau das Richtige auf Ihrem Weg zu mehr „Wohl + Fühlen". Oft trüben allerdings die Folgen der Genussmittel die Lebenslust – Katerstimmung macht sich am nächsten Tag breit. Muss das sein? Der beste Durstlöscher nach einer heißen Sohle auf dem Parkett ist, meiner Meinung nach, Wasser. Probieren Sie's aus.

Ach mein Autor, wieder mal als Suchtbeauftragter unterwegs. Lass die Leute machen. Eine gesellige Runde ohne alkoholische Getränke? Da kannst Du Dich an alles erinnern, was gesprochen wurde – das will doch keiner. Außerdem löst immer das letzte Glas den Kater aus. Darauf verzichten wir in Zukunft und der nächste Tag ist gerettet. Zum Wohl!

Zugegeben, ich trinke gerne ein süffiges Bier und einen edlen Tropfen Wein – als bewussten Genuss. Verstehen Sie mich bitte richtig, Sie sollen Ihr Wohlbefinden steigern. Wir werden alle Brocken beseitigen, die Ihr Ziel behindern. Möglicherweise ist der „Kater" kein Thema für Sie. Umso besser. Alle, die sich doch angesprochen fühlen, lade ich zu einer **Übung** ein:

◊ Gestalten Sie Ihren nächsten feuchtfröhlichen Abend mit Blick auf den Morgen danach – geben Sie dem Kater keine Chance.

Masken wie's beliebt

Viele Zeitgenossen haben mit dem närrischen Treiben wenig am Hut, die sogenannten Faschingsmuffel. Bei den meisten liegt es am Maskieren und Verkleiden. Oft sind das sehr gesellige Menschen, die zu anderen Zeiten richtig in Schwung kommen. Wenn sie sich dann dem Partner zuliebe in ein Kostüm zwängen und durch den Abend quälen, endet das immer wieder in einem Streit. Das muss nicht sein.

Der Psychologe Karl-Heinz Renner von der Universität der Bundeswehr in Neubiberg beleuchtete das Kostümieren in einem Interview in der

Süddeutschen Zeitung: „Menschen verkleiden sich, jetzt auch im Fasching wieder, weil es zu gewissen Zeiten so Brauch und Tradition ist, weil alle anderen es machen und auch ein gewisser Gruppenzwang entsteht. Ein weiterer psychologischer Grund wäre, weil man damit die Möglichkeit hat, Kreativität umzusetzen. [...] Ein weiterer Grund kann darin liegen, dass Verkleidungen Schutzräume bieten und explizite Rollen darstellen. Mit expliziten Rollen meine ich, dass alle sehen: Ich bin jetzt verkleidet, ich spiele jetzt eine Rolle. Dann kann ich in diesem Schutzraum Verhaltensweisen ausprobieren, die ich im Alltag noch nicht umsetzen kann."

Zwang ist für Ihr großes Vorhaben absolut kontraproduktiv. Vermeiden Sie Zwänge. Falls Sie Verkleiden ablehnen, lassen Sie Ihrem Umfeld den Spaß und gehen Sie diesen Situationen aus dem Weg. Das ist für alle Seiten besser. Im Laufe eines Jahres bieten sich gewiss noch viele Gelegenheiten gemeinsam ohne Maske zu Feiern. Wenn Sie jedoch große Freude an verschiedenen Rollen haben, nutzen Sie die Gelegenheit und leben Sie Ihre Kreativität aus. Helau!

Ich gehe im Fasching immer als Krimi.

Geschmalzene Versuchung

Nach den Weihnachtsplätzchen haben die Krapfen Hochkonjunktur. Mit köstlichem Schmalzgebäck sind sogar die „Faschingsmuffel" zu begeistern. Die Feinbäcker fluten den Markt mit wahren Kunstwerken und erfreuen so nicht nur unseren Geschmackssinn. Mir sind allerdings die selbstgebackenen Krapfen mit Aprikosenmarmelade am liebsten. Da fröne ich der Tradition meiner Kindheit. Am Faschingssamstag backe ich, wie früher meine Mutter, Krapfen und „Auszogne". Am besten schmecken sie ganz frisch in einer gemütlichen Familienrunde.

Übrigens, „Auszogne" hat nichts mit Entkleiden zu tun. Eine kleine Hefekugel wird nach allen Seiten gezogen. In der Mitte wird sie ganz dünn und außen entsteht ein gleichmäßig dicker Wulst. Im heißen Butterschmalz ausgebacken und mit Puderzucker bestreut – eine Wonne! Mehr sage ich nicht, ich bin doch kein Kochbuch. Komm zu uns nach Oberbayern und probiere eine beim Bäcker.

Für mich ist die Krapfenzeit ein Highlight im Februar. Ich freue mich jedes Jahr darauf, denn einem köstlichen Bienenstichkrapfen vom Konditor kann auch ich nicht widerstehen. Genug geschwärmt, handeln Sie. Ich lade Sie zu einer genussvollen **Übung** ein:

◊ Gehen Sie diese Woche mit offenen Augen an den Bäckereien vorbei und genießen Sie, zunächst nur optisch, die kreativen Krapfen in den Auslagen. Wählen Sie dann bewusst einen aus, den Sie zu Hause genüsslich Bissen für Bissen verspeisen. Mmmmhhh …

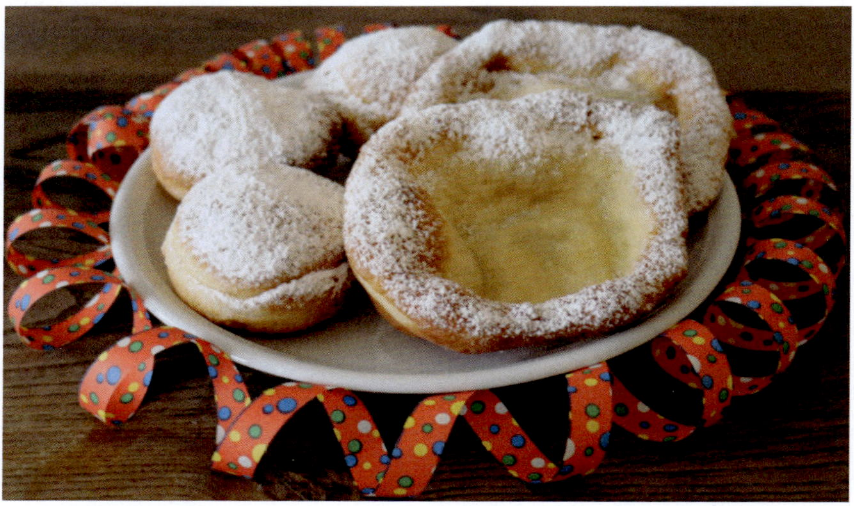

… als kleine Einstimmung auf die Übung. Apropos narrische Zeit, bei manchen findet die nicht nur im Fasching statt. Viel Vergnügen beim Thema des Monats. Das wird lustig! Aber zuerst drei Tage Lesepause …

Thema des Monats: Der lachende Montag

Beim Fasching wird viel gelacht. Humor steht hoch im Kurs. Genau die richtige Zeit sich damit intensiver zu beschäftigen. Der lachende Montag steht für ein Ziel, das ich Ihnen mit einem Workshop ans Herz lege.

Machen Sie mit und lassen Sie sich überraschen. Am Ende wissen Sie, was hinter dem lachenden Montag steckt. Sie werden Ihre Welt mit anderen Augen sehen, aktiv auf Ihr Umfeld einwirken und zu mehr Frohsinn beitragen. Frei nach dem Motto: Erst der Spaß, dann das Vergnügen.

Das ist ein Buchtitel von Dr. Roman F. Szeliga. Ein humorvolles Werk, das ich Ihnen wärmstens empfehle. Den Autor erlebte ich live bei einem Wissensforum in Rosenheim – ein toller Auftritt. Der Vortrag und sein Buch haben mich inspiriert mehr Humor in die Arbeitswelt und in den Alltag zu bringen. Auf geht's …

Lachen ist Musik für die Seele

Stellen Sie sich vor, Ihnen wird das Lachen verboten. Sie dürfen nie mehr lachen. Wäre das nicht schrecklich? Lachen ist Musik für die Seele. Lachen sollte zum täglichen Leben gehören und selbstverständlich sein. Doch vor allem im beruflichen Umfeld wird viel zu wenig gelacht. Ich behaupte, wir haben in allen Lebensbereichen noch jede Menge Luft nach oben. Wie schaut es bei Ihnen aus? Machen Sie dazu eine **Übung**:

◊ Beantworten Sie bitte diese Frage:
  Bei welchen Gelegenheiten habe ich in den vergangenen Tagen in meinem beruflichen Umfeld gelacht?

Wenn Sie nicht berufstätig sind, denken Sie bitte bei allen Übungen an Ihren gewohnten Alltag.

Ich hoffe, Sie konnten sich an viele Gelegenheiten erinnern. Was glauben Sie, wie oft lachen Sie am Tag? Stimmt, ich habe auch noch keinen Menschen kennengelernt, der mitzählt. Schätzen Sie einfach …

Im Durchschnitt lachen Erwachsene 20-mal am Tag. Wenn Sie live bei einem Kabarettisten im Programm sitzen, wäre 20-mal bedauernswert. Kinder sind uns beim Lachen weit voraus. Sie lachen im Durchschnitt 400-mal am Tag. Damit sich das bei Ihnen deutlich nach oben bewegt: Viel Spaß!

„Komm wir kaufen ein Fernglas!"
„Und dann?"
„Dann sehen wir weiter."

Wenn Faulheit eine olympische Disziplin wäre, wäre ich Vierter, damit ich nicht aufs Podest steigen muss.

Einfach mal die Sau rauslassen?
Landwirte haben es ja so viel einfacher im Leben.

Falls Dir die Sprüche zu lächerlich sind, schau einen Comedian im Internet an, bei dem Du herzhaft lachen kannst.

Vertiefen Sie die Materie mit dieser **Übung**:

◊ Beantworten Sie bitte die Fragen zu den Gelegenheiten, bei denen Sie in den vergangenen Tagen in Ihrem beruflichen Umfeld gelacht haben. Halten Sie Ihre Antworten schriftlich fest. Sie brauchen sie später noch.

* Wo habe ich gelacht?

* Mit wem habe ich gelacht?

* Wer oder was hat mich zum Lachen gebracht?

* Welche Stimmungen hat das in mir bewirkt?

* Welche Stimmungen hat das in meinem beruflichen Umfeld bewirkt?

Die Putzfrau der Bank kündigt: „Chef, Sie haben einfach kein Vertrauen zu mir!“ „Was wollen Sie denn eigentlich?“ entgegnet der Direktor. „Ich lasse ja sogar die Tresorschlüssel offen herumliegen!“ „Schon“, meint die Putzfrau, „aber keiner passt!!“

Humor

Sie haben sicher bei Ihren Erinnerungen festgestellt, Sie werden von Menschen und Situationen zum Lachen gebracht. Wenn Sie mit anderen gemeinsam lachen und fröhlich sind, werden Sie lockerer und gelöster. All das beeinflusst der Humor. Dazu zwei Fragen:

1. Was ist Humor?

* Humor ist die Fähigkeit und Bereitschaft, auf bestimmte Dinge heiter und gelassen zu reagieren.

* Humor ist die Begabung eines Menschen, der Unzulänglichkeit der Welt und der Menschen, den alltäglichen Schwierigkeiten und Missgeschicken mit heiterer Gelassenheit zu begegnen.

* Als humorvoll werden auch jene Personen bezeichnet, die andere Menschen zum Lachen bringen oder selbst auffällig häufig lustige Aspekte einer Situation zum Ausdruck bringen.

Oh ist das trocken. Schau frei nach der dritten Definition einen Videoclip Deines Lieblings-Comedian an oder stöbere nach einer Witzeseite in Deinem Zeitungshaufen. Wenn das nicht geht, lächle Deine Mitbewohner an oder riskiere einen Blick in den Spiegel und lache dabei.

Lachen ist ansteckend!

2. Was bewirkt Humor?

Staunen Sie über die enormen Effekte:

* Humor motiviert, macht sympathisch und produktiv.

Mit einem Lächeln geht vieles leichter von der Hand und steigert die Leistung. Gute Laune setzt Energie frei. Humorvolle Menschen sind liebenswürdig und beeinflussen ihr Umfeld positiv.

* Humor schafft Aufmerksamkeit und Überzeugung.

Stellen Sie sich vor, Sie sind auf einer größeren Geburtstagsfeier eingeladen. Die Party befindet sich in der Anfangsphase. Sie haben den Gastgeber begrüßt und überlegen zu welchem Grüppchen Sie sich dazu gesellen. In einer wird viel gelacht, in einer anderen werden die Weltkrisen bejammert. Zu welcher Gruppe gesellen Sie sich?

Anderes Beispiel: Wenn Sie von einer humorvollen Beraterin bedient werden, lassen Sie sich mit hoher Wahrscheinlichkeit leichter zu Kauf oder Abschluss ermuntern. Beobachten Sie bei Gelegenheit Ihr Einkaufsverhalten in diese Richtung.

* Humor ist das kommunikative Doping für die Seele.

Ihre Seele lechzt nach einer beschwingten Leichtigkeit. Eine heitere Gelassenheit entspannt und lockert auf.

* Humor hebt das Arbeitsklima, entschärft angespannte Situationen und peppt langweilige Konferenzen auf.

„Das kann ich nur mit Humor ertragen." Kommt Ihnen dieser Seufzer auch immer wieder über die Lippen. Die Lösung ist einfach. Wer in seinen Konferenzen und Besprechungen etwas Lustiges einfließen lässt, wird die Teilnehmer besser erreichen und das Besprechungsergebnis steigern. Zusammen lachen entspannt Gespräche und Konflikte. Nichts eskaliert und das weitere Miteinander wird gestärkt.

Das liest sich alles angenehm und aufmunternd. Was spricht dagegen, für mehr Humor in Ihrem Umfeld zu sorgen? Allerdings funktioniert nichts auf Knopfdruck. Der Acker für mehr Humor muss bestellt sein, sonst geht der Spaß ins Leere. Ein großer Schritt besteht bereits darin, offen und positiv auf seine Mitmenschen zuzugehen und ihnen mit Wohlwollen zu begegnen.

Nach der Theorie kommt für Sie der Praxisteil des Workshops mit folgender **Übung**:

◊ Nehmen Sie bitte in den kommenden fünf Arbeitstagen Ihr berufliches Umfeld unter die Lupe. Der Beobachtungs-Bogen auf der nächsten Seite unterstützt Sie dabei.

Jetzt wird's konkret. Der Beo-Bogen ist quasi eine Bestandsaufnahme aus Deinem Dunstkreis. Du prüfst, wie hoch oder niedrig das Humorlevel um Dich herum ist.

Noch ein kleiner Ausblick für Dich: Im weiteren Verlauf des Workshops bekommst Du genügend „know how" an die Hand, um den Humorlevel in Deiner Umgebung zu steigern. Ich wünsche Dir viel Spaß bei Deiner Bestandsaufnahme. Wir sehen uns nach dieser Praxisphase. Bis dann.

Beobachtungsbogen
„Der lachende Montag – Humor im beruflichen Umfeld“

<u>Aufgabe</u>: Humor und Lachen im beruflichen Umfeld wahrnehmen

Wo wird gelacht?

Wo kommt Humor vor?

Welche Hindernisse gibt es für mehr Humor und Lachen?

Welche Stimmungen habe ich nach dem Lachen in meinem beruflichen Umfeld wahrgenommen?

☐ Gute Laune	☐ Überraschung	☐
☐ Ärger	☐ Motivation	☐
☐ Stress	☐ Freude	☐
☐ Gelassenheit	☐ Frische	
☐ Frohsinn	☐ Neid	

Was hat das bei mir bewirkt?

Wo gibt es Ansatzpunkte für mehr Humor?

Wenn Sie nicht berufstätig sind, beobachten Sie bitte Ihren gewohnten Alltag!

Die Kernbotschaft

Willkommen zurück. Wie hoch schätzen Sie das Humorlevel in Ihrem Umfeld nach dieser Praxisphase des Workshops ein? Ich hoffe, Sie hatten viele lustige Momente und Gelegenheiten, Musik für Ihre Seele zu erleben. Mit einem Beobachtungsbogen durch die Woche zu gehen, dabei Augen und Ohren weit offen zu halten, ist gewöhnungsbedürftig. Mit der Zeit werden Sie jede Menge neuer Dinge entdecken, die Sie auf Ihrem Weg zu mehr „Wohl + Fühlen" voranbringen. Lachen und Humor sind die beste Wegzehrung, die Sie sich vorstellen können.

Falls Du wenig zu lachen hattest, brauchst Du nicht traurig sein. Du bekommst von uns viele Ideen, wie Du mehr Lachen in Dein Umfeld bringst. Du kennst mittlerweile die grandiosen Vorteile des Humors. Jetzt geht's „nur" noch darum, Deine Umgebung mit Humorwellen sanft zu umspülen. Als erste Sofortmaßnahme für Dich selbst empfehle ich Dir, ohne Zögern, die „Gute-Laune-Übung" (Seite 7) zu machen und gleich danach schenkst Du Dir ein Lächeln im Spiegel.

Oh ja, das tut gut. Wie auch immer Ihre Erfahrungen ausgefallen sind, mein Ziel steht fest. Ich will Sie als Botschafterin oder Botschafter für den lachenden Montag, für mehr Humor im beruflichen Alltag gewinnen. So, jetzt ist die Katze aus dem Sack.

Ja, ich brauche Sie für mein großes Vorhaben mehr Humor in die Welt zu bringen. Wenn alle mitmachen sind wir sehr viele. Im beruflichen Bereich liegt ein gigantisches Potential brach. Deshalb gehe ich im Weiteren vorwiegend auf die Arbeitswelt ein. Nahezu alles ist auf den privaten Bereich übertragbar. Meine Kernbotschaft an Sie lautet:

Das Leben ist viel zu wichtig, um es ernst zu nehmen.

Glücksgefühle

Ein wichtiger emotionaler Bestandteil des Humors sind die damit verbundenen „Glücksgefühle". Humor und gute Laune hängen direkt zusammen. Als Botschafterin für den lachenden Montag sind Sie hier besonders gefordert. Sie brauchen möglichst oft gute Laune, weil sie hochgradig ansteckend sein kann.

Wie erreichen Sie für sich gute Stimmung und Glücksgefühle? Wichtig ist das Glückshormon Serotonin – wird das produziert, steigt Ihre Laune. Drei Beispiele, die Sie ohne viel Aufwand unterstützen:

1. Schokolade
Nach wissenschaftlichen Erkenntnissen fördert Schokolade die Produktion des „Glückshormons". Allerdings reichen die üblichen Mengen nachweislich nicht aus. Mir helfen bereits ein paar Stückchen, um meine Laune zu steigern. Da ist es mir egal, welche Prozesse in meinem Körper ablaufen, ob viel oder wenig Serotonin gebildet wird. Das Ergebnis zählt. Finden Sie sich hier ebenfalls?

2. Freundlichkeit
Eine kalorien- und kostenneutrale Alternative ist die Freundlichkeit. Sie funktioniert in beide Richtungen. Ihr Körper produziert Serotonin, wenn Sie zu einer anderen Person freundlich sind. Ist ein anderer zu Ihnen freundlich, gleicher Effekt. Genial! Probieren Sie's aus, gelingt fast immer. Falls Sie dennoch an Grenzen stoßen, greifen Sie zu einem noch wirksameren Mittel …

3. Lob
Oh, da zucken Sie gleich zusammen oder fangen an zu Schmunzeln. In unserer lobfeindlichen Arbeitswelt soll das gelingen? Mit Lob wird gespart, weil die Angst herrscht, der Gelobte könnte sich auf seinen Lorbeeren ausruhen. Das ist jedoch selten der Fall. Warum?

Stellen Sie sich die strahlenden Kinderaugen vor, wenn das Gekritzel eines Dreijährigen mit viel Lob „hast Du toll gemacht" belohnt wird und das Gemälde zusätzlich lange Zeit am Kühlschrank hängt. Diese Gefühle sind in Erwachsenen nach wie vor vorhanden. Hand aufs Herz, Sie freuen sich doch über ehrlich gemeintes Lob. Lob motiviert für die Zukunft und gibt jede Menge Selbstvertrauen.

In Bayern ist das Motto „ned gschimpft, ist globt gnua" weit verbreitet, was frei übersetzt bedeutet, nicht geschimpft, ist des Lobes genug. Ich zeige Ihnen, wie Sie unabhängig von Kollegen und Vorgesetzten, von Freunden und Verwandten durch Lob zu mehr Serotonin kommen und damit Ihre Stimmung steigern. Machen Sie diese einfache **Übung**:

◊ Stehen Sie bitte auf. Lockern Sie Ihre Schultern. Heben Sie den linken oder rechten Arm über die Schulter und klopfen Sie je nach „Lobgrad" auf Ihre Schulter. Und sagen Sie zu sich: „Hast Du klasse gemacht!" „Hast Du ausgezeichnet gelöst." Ihnen wird sicher ein passender Satz einfallen – darf Dialekt sein.

Das wird lustig, wenn Du Dir bei Deiner nächsten Tagung nach einer gelungenen Präsentation vor versammelter Mannschaft kräftig auf die Schulter klopfst. Spaß beiseite, das ist natürlich auch in Gedanken möglich. Kurz innehalten, Klaps spüren und schon steigt die Stimmung. Das geht überall. Eine Form von Eigenlob, die keinem stinkt und für alle Beteiligten Vorteile bringt. Denk an diese Variante.

Übrigens, die „Gute-Laune-Übung" bringt auch Glücksgefühle!

Apropos gute Laune und Lachen. Humor ist sehr individuell. Also Vorsicht beim Witze reißen. Das kann auch nach hinten losgehen. Humor muss auch nicht immer Lachkrämpfe auslösen. Gerne ist er feinsinnig und tiefgründig. Du wirst das richtige Gespür finden. So, jetzt will ich Dich mal wieder zum Lachen bringen:

Die Geschichte vom Schäfer

Einst hütete ein Schäfer in einer einsamen Gegend seine Schafe, als ein junger Mann in einem Luxusjeep auftauchte und ihn fragte:

„Wenn ich Ihnen exakt sagen kann, wie viele Schafe Sie haben, bekomme ich dann eines?“ Der Schäfer stimmte zu.

Der junge Mann ging mit seinem IT-Equipment ins Internet, scannte die Gegend mit Hilfe seines Satelliten-Navigationssystems, öffnete die Datenbank und einige Dateien. Er arbeitete, wie wild, während der Schäfer gemütlich ein Pfeifchen rauchte.

Schließlich druckte der junge Mann auf dem in seinem Laptop integrierten Hightech-Minidrucker einen Bericht aus und verkündete dem Schäfer: „Sie haben exakt 1586 Schafe.“

Dieser nickte. „Richtig, suchen Sie sich ein Schaf aus.“ Der junge Mann nahm ein Tier, lud es in seinen Jeep, als der Schäfer fragte: „Angenommen, ich errate Ihren Beruf, bekomme ich dann mein Tier zurück?“ Der junge Mann war einverstanden.

Der Schäfer: „Sind Sie Unternehmensberater?“ Der junge Mann musste zugeben, dass es stimmte. Er holte das Tier aus dem Wagen und ließ es wieder laufen. „Aber, wie wussten Sie das?“

Der Schäfer: „Sehr einfach. Erstens kommen Sie hier mit Ihrem Hightech-Quatsch an und denken, ich verstünde von alle dem so gut wie nichts. Zweitens suchen Sie eine Plattform, um Ihre großartigen Kenntnisse zu präsentieren. Drittens möchten Sie dafür auch noch ein Honorar haben. Viertens erzählen Sie mir nur, was ich sowieso schon weiß, und fünftens haben Sie null Ahnung von meiner Arbeit.“

Der junge Mann war es nicht gewöhnt, dass andere ihn einschätzen. Er kannte nur das Gegenteil. Er protestierte schwach: „Wie kommen Sie denn darauf, dass ich von Ihrer Arbeit nichts verstehen soll?“ Der Schäfer: „Das Schaf, das Sie sich ausgesucht haben, ist mein Hund.“

Zeit für einige Tage Lesepause. Bis bald!

Ist Lachen gesund?

Die Gelotologie beschäftigt sich mit den körperlichen und psychischen Aspekten des Lachens. Weltweit forschen über 200 Gelotologen an dieser Frage und sind zu folgenden Ergebnissen gekommen:

* Lachen hebt die Stimmung, weil Glückshormone ausgeschüttet werden.

Wenn Sie ein ersehntes Lob nicht erhalten, haben Sie eine Alternative zu Schokolade und Schulterklopfen – lachen Sie darüber.

* Lachen stärkt die Abwehrkräfte, senkt den Blutdruck und lindert Schmerzen.

Klingt wunderbar. Einfach mehr Humor ins Leben bringen und das Immunsystem stärken. Natürlich gibt es auch Grenzen. Nach einer Weisheitszahn-OP wird viel Lachen die Schmerzen nicht lindern.

* Wer viel lacht, arbeitet konzentrierter und ist kreativer.

Hier sollten alle Verantwortlichen in Firmen, Behörden und Schulen aufhorchen. Alles mit Humor aufpeppen. Packen Sie beim Arbeiten Ihre heitere Seite aus.

* Lachen stärkt Beziehungen, weil es Sympathie und Verständnis signalisiert.

Erinnern Sie sich an das Beispiel mit der Geburtstagsfeier, bei der Sie vom sympathischeren Grüppchen angezogen wurden.

Überzeugt? Lachen ist gesund!

Muskeln im Einsatz

Noch ein Argument: Beim Lachen arbeiten über 300 Muskeln vom Kopf bis zum Bauch. Richtiges Lachen stellt ähnliche Anforderungen an den Körper wie Leistungssport. Nach einem lustigen und geselligen Abend können Sie durchaus einen Muskelkater im Bauch spüren. Wenn Sie lachen nimmt Ihre Lunge viel Luft auf. Ihr Herz schlägt schneller und pumpt sauerstoffreiches Blut durch die Adern. Das regt den Stoffwechsel an. Alles sehr gesund.

Genug der Wissenschaft, machen wir lieber ein Experiment. Bist Du dabei? Es besteht aus drei Teilen.

Der erste wird Dir bekannt vorkommen, eine Abwandlung unserer „Gute-Laune-Übung". Schließe die Augen und lächle 15 bis 20 Sekunden – keine Angst, Du wirst nicht zum Dauergrinser. Nach wenigen Augenblicken erscheinen nur noch positive Gedanken vor Deinem geistigen Auge und ein wohliges Gefühl lebt auf. Fantastisch, oder?

Von einem Moment auf den anderen verändert das einfache Anheben der Mundwinkel Deine Gefühlswelt. Diese kleine Bewegung sendet an Dein Gehirn, nur noch positive Gedanken zu bilden.

Geht's Dir gut? Dann zum zweiten Teil. Lächle weiter und versuche gleichzeitig Dich über irgendetwas zu ärgern. Du wirst erkennen, das gelingt nicht, weil Dein Körper und Dein Gehirn bestrebt sind, Dich solange die Mundwinkel nach oben gezogen sind, mit positiven Emotionen zu versorgen. Sensationell!

Nun Teil drei. Kneife Deine Augen zusammen, setze einen düsteren Blick auf, balle die Fäuste, beiße die Zähne zusammen und hole mehrmals tief Luft. In wenigen Augenblicken wirst Du ein ungutes Gefühl verspüren, Ärger empfinden und nicht wissen warum das so ist.

Test beendet, Du kannst aufhören, lächle wieder beim Weiterlesen.

Was nimmst Du für Deinen Weg zu mehr „Wohl + Fühlen" mit? Du bestimmst mit Deiner Mimik und Gestik Deinen Gefühlszustand, nicht nur Du, sondern alle Menschen. Bring mehr Lachen in Dein Umfeld, so gehen die

Mundwinkel aller Beteiligten öfter nach oben und lösen angenehme Gefühle aus. Also ran ans Werk!

Ich muss noch gestehen, das Experiment habe ich von Dr. Roman F. Szeliga abgeschaut und mein Autor hat es für mich angepasst.

Was bringt andere zum Lachen?

Humor und Lachen wirken positiv auf nahezu alle Bereiche des Lebens. Ihren Gemütszustand können Sie selbst beeinflussen. Das haben Sie gerade erlebt. Wenn Sie Ihre Umgebung aufheitern, strahlt sie fröhlich zu Ihnen zurück. Das wäre für Sie und Ihre vielen Mitmenschen eine echte win-win-Situation. Dazu eine kleine **Übung**:

◊ Was bringt andere zum Lachen? Schreiben Sie alles auf ein Blatt Papier und halten Sie es griffbereit. Falls Ihnen wenig einfällt, denken Sie daran, was Sie zum Lachen bringt.
(Kleiner Tipp: Schau auf Deine Aufzeichnungen aus der Übung auf Seite 55.)

Ich hoffe Ihre Liste ist voll und Sie überlegen bereits, wie Sie das eine oder andere in Ihrem Alltag umsetzen werden. Bitte gehen Sie behutsam vor. Humor empfindet jede anders. So kann zum Beispiel ein gut gemeinter Joke zum falschen Zeitpunkt das gewünschte Ziel deutlich verfehlen. Humor darf niemals verletzen und bloßstellen. Sie werden, da bin ich mir sicher, die richtigen Mittel und Worte finden und Ihren Schalk an den passenden Stellen einbringen. Lachen ist ansteckend. Die Infektion ist absolut harmlos und darf sich weltweit verbreiten. Lassen Sie sich von diesem Virus infizieren und geben Sie es weiter!

Durchsage eines Co-Piloten nach dem 20-minütigen Anrollen auf die vom Terminal am weitesten entfernte Startbahn: „Meine Damen und Herren, ich verspreche Ihnen, den Rest der Strecke fliegen wir."

„Ich habe meine Ernährung umgestellt:
Die Chips liegen jetzt links vom Laptop."

Kuchen erreicht Stellen, da kommt Motivation gar nicht hin!

Falls Deine Liste Lücken hat, gibt's von mir weitere Beispiele:
Lustige Bilder, Texte, Geschichten, Witze, Zitate, lustige Situationen, überraschende Reaktionen, kleine Videoclips … und nicht vergessen, Mimik und Gestik, Lächeln oder Lachen.

Du hast Dir jetzt drei Tage Lesepause verdient. Nutze die Zeit, um Lustiges in verschiedenen Formen zu sammeln. Halte dabei Augen und Ohren offen. Es gibt viel Humor in Büchern, Zeitschriften, Internet und vor allem in den täglichen Kontakten. Denk an Deine Mundwinkel! Bis bald.

Humor im beruflichen Umfeld

Wie ist der Trend? Kann ich auf Sie als Botschafterin für den lachenden Montag zählen? Nehmen wir uns den Bereich vor, der dringend mehr Humor braucht – die Arbeitswelt. Zunächst folgende **Übung**:

◊ Bei welchen Gelegenheiten kann ich Humor in meinem beruflichen Umfeld einsetzen? Notieren Sie Ihre Antworten auf dem Blatt der vorherigen Übung.

Du, Du, Du, erst weiterlesen, wenn die Übung erledigt ist!

Was spricht dagegen bei einer Besprechung in einer Präsentation zu Beginn oder zwischendurch, lustige Elemente als Stimmungsaufheller einzubauen? Richtig, nichts. Ich behaupte, Humor ist auch im Dienst fast immer möglich. Probieren Sie's einfach aus.

Auf der nächsten Seite sehen Sie zahlreiche Gelegenheiten, Humor in Ihren betrieblichen Alltag einzubringen.

Sehen wir es positiv.
Es ist der letzte Montag
in dieser Woche!

Humor im beruflichen Umfeld:

* Arbeitsplatz/ Schreibtisch
* Kundenkontakte
* Printmedien
* Schriftverkehr
* Pausen/Pausenräume
* Firmeninterne Informationssysteme
* Werbung (Anzeigen, Flyer, Internet etc.)
* Betriebsfeiern
* Mitarbeiterzeitung
* Raumgestaltung
* Gespräche im Kollegenkreis
* Besprechungen
* … u. v. m. (Sie werden es entdecken)

Bewegen Sie sich mit wachen Augen und offenen Ohren durch Ihre Arbeitswelt. Finden Sie Gleichgesinnte, die mit Ihnen Ihren „Laden“ in Sachen Humor auf Vordermann bringen. Ja sicher gibt's die. Das Risiko ist minimal – der Gewinn gigantisch.

Das Virus greift um sich

Sind Sie von Ihrem Auftrag restlos überzeugt? Ja? Sehr gut.

Ich will offen sein, nicht jeder hartgesottene Büromuffel wird mitziehen, darauf sollten Sie sich einstellen. Trotzdem werden Sie erfolgreich den Frohsinn im Alltag fördern. Vertrauen Sie auf das Virus – Lachen ist ansteckend. Sobald Sie andere infiziert haben, breitet sich die gute Stimmung aus. Gehen Sie wohldosiert vor. Geben Sie sich auch mit kleinen Erfolgen zufrieden.

Können Sie über sich selbst lachen? Diese Fähigkeit ist für Ihren Auftrag bedeutsam. Sie brauchen nicht zum Pausenclown mutieren. Doch Sie wirken auf andere sympathisch und anziehend, wenn Sie über sich selbst lachen können. Achten Sie darauf, wie Sie bei einem eigenen Fehler reagieren. Ärgern Sie sich oder lächeln Sie über Ihr Missgeschick? Humor ist immer der bessere Weg und öffnet Ihr Herz.

Warum Montag?

Für Veränderungen brauchen Sie eine sinnvolle Struktur, damit etwas zur Routine wird. Beginnen Sie sanft mit kleinen Schritten – zum Beispiel mit einem Tag in der Woche. Der Montag bietet sich an. Er ist für die meisten Menschen der erste Arbeitstag der Woche. Der abrupte Übergang vom Freizeitstress in den Arbeitsstress löst oft gemischte Gefühle und eine mäßige Laune aus.

Genau da setzt der lachende Montag an. Wer in der Arbeit humorvoll empfangen wird, zieht seine Mundwinkel nach oben. Die muffige und leicht gereizte Montagmorgen-Stimmung geht im Idealfall in gute Laune über. Die Belegschaft geht motivierter in die Arbeitswoche. Ziel des lachenden Montags ist, den Humor natürlich auch an anderen Tagen aufleben zu lassen. Lachen, Freude und Frohsinn sind immer erwünscht.

Ihr Einsatz naht

Wie versprochen unterstütze ich Sie nicht nur mit warmen Worten, sondern mit konkreten Beispielen für Ihren Auftrag. Holen Sie vor allem die Geschäftsleitung mit ins Boot.

1. Humorvolle Begrüßung am Montagmorgen
Die Belegschaft wird jeden Montagmorgen per E-Mail mit einer lustigen Geschichte oder einem Witz, einem komischen Bild oder einem humorvollen Videoclip begrüßt.

2. Gemeinsam lachen
Am Montag achten alle Kolleginnen und Kollegen ganz besonders auf Freundlichkeit und Humor untereinander und nach außen zu Kunden oder Vertragspartnern. Gemeinsam lachen schafft mehr Verbindung als ein Bündel Argumente.

3. Besprechungen auflockern
Interne Besprechungen (gerne auch externe) werden von den Verantwortlichen immer am Anfang und am Ende mit Humor aufgepeppt. Falls Sie verantwortlich sind, bauen Sie ein lustiges Bild oder einen humorvollen Spruch in Ihre Begrüßung ein. Machen Sie eine Humorpause mit einem kurzen Videoclip. Schildern Sie eine lustige Anekdote aus dem Betrieb. Erzählen Sie einen Witz, passend zum Thema der Besprechung.

Vorsicht Fettnäpfchen. Schön behutsam bleiben und niemanden verletzen. Die humorvolle Einlage muss für alle lustig sein.

Wenn Sie Ihre Ideen umsetzen, treten Widerstände auf. Hier kommt eine Menge Überzeugungsarbeit auf Sie zu. Bleiben Sie hartnäckig, egal auf welcher Karrierestufe Sie stehen. Freuen Sie sich über jeden noch so kleinen Fortschritt bis alle infiziert sind. Es lohnt sich!

… und wenn der Boss zum Lachen in den Keller geht, holt ihn rauf.

Lachen Sie überall

Bringen Sie Humor in Ihrem privaten und gesellschaftlichen Umfeld ein. Lachen ist überall gesund. Das kann in einem Ehrenamt, zum Beispiel in einer Vereinssitzung sein – auch der Kommunalpolitik schadet mehr Frohsinn nicht. Der Familien- und Freundeskreis ist ein herrliches Feld für Ihre Aufgabe. Dort wird bereits viel gelacht. Trotzdem ist Heiterkeit immer steigerungsfähig. Finden Sie viele Gelegenheiten zum Lachen.

Jetzt wird's ernst und konkret. Legen Sie in der finalen **Übung** die ersten Schritte fest und notieren Sie Ihr Ergebnis:

◊ Folgende Fragen unterstützen Sie dabei:

- Wo beginne ich im privaten Umfeld?
- Wann fange ich mit dem lachenden Montag im betrieblichen Bereich an?
- Wie will ich Humor einsetzen? Welche Medien?
- Wen hole ich mit ins Boot?

Wir sind am Ende unseres Workshops angekommen. Sie wissen jetzt: Das Leben ist viel zu wichtig, um es ernst zu nehmen. In diesem Sinne wünsche ich Ihnen heitere Gelassenheit, nachhaltigen Erfolg, viel Vergnügen und jede Menge Frohsinn mit Ihrem neuen Auftrag.

Toi, toi, toi. Bis bald!

Wow, da hast Du einiges vor. Freu Dich darauf. Das wird richtig lustig. Allein bei der Suche nach humorvollen Texten und lustigen Videoclips wirst Du viel lachen. Bevor Du losiegst, schau auf die nächste Seite. Dort findest Du mein „Extra“ für Dich.

Die Impulse und Empfehlungen im Februar:

* *Schnee ist ein wunderbarer Baustoff.*
* *Verkleiden meiden, wenn es keinen Spaß macht.*
* *Krapfen „sinn-voll" genießen.*
* *Gib dem Kater keine Chance.*
* *Lachen ist Musik für die Seele.*
* *Lob und Freundlichkeit lösen Glücksgefühle aus.*
* *Das Leben ist viel zu wichtig, um es ernst zu nehmen.*
* *Vorsicht – Humor ist individuell.*
* *Lachen ist gesund und ansteckend.*
* *Dein Auftrag: der lachende Montag.*
* *Humor ist in allen Bereichen willkommen.*

Wir sehen uns Anfang März. Bis dahin viel Vergnügen!

Ohne Orientierungssinn sieht man
viel mehr von der Welt.

März

„Im Märzen der Bauer die Rösslein einspannt. Er setzt seine Felder und Wiesen in Stand“ … so beginnt ein altes Volkslied. Es beschreibt den Aufbruch in das Frühjahr. Der „Winterschlaf“ ist vorbei. Auch alle Lebewesen kommen nach und nach aus ihren Löchern. Für mich ist der März die Schwelle aus der dunklen Zeit zum Licht. Was bedeutet der März für Sie?

Schau nicht zu kritisch auf die kalte Jahreszeit zurück, mein lieber Autor. Der Winter bietet uns wunderbare Momente. Denk nur an den heißen Tee und die köstlichen Plätzchen nach einem ausgiebigen Spaziergang bei Kälte und Schnee.

Ja, das stimmt. Die grandiose Vielfalt unserer Jahreszeiten sollte uns mehr zum Staunen als zum Stöhnen ermuntern. Da ist nichts monoton und langweilig, sondern lebhaft und erfrischend. Machen Sie sich das immer wieder für Ihren Weg zu mehr „Wohl + Fühlen“ bewusst. Erst die dunklen und kalten Wochen als Kontrast lösen die große Freude über die kraftvollen Sonnenstrahlen im März aus.

Die Märzsonne lockt ins Freie

Herrlich, wenn wir von der Sonne angestrahlt die dicke Winterjacke öffnen, oder? Vielleicht reicht bald die „dünnere“. Ich empfinde die Märzsonne als etwas Besonderes. Sie umschmeichelt mich mit ihrer angenehmen Wärme und lockt ins Freie. Ich empfehle Ihnen, nutzen Sie jetzt die Sonnentage und lassen Sie sich von nichts abhalten. Ganz nebenbei füllen Sie Ihren wichtigen Vitamin D-Speicher auf. In unseren Breiten sind ab Mitte Oktober selbst zur Mittagszeit die Einfallswinkel der Sonnenstrahlen zu flach, um eine nennenswerte Vitamin D-Synthese zu stimulieren. Das ändert sich erst wieder ab Mitte März.

Mit dieser **Übung** setzen Sie meinen Rat in die Praxis um:

◊ Machen Sie im März mindestens zwei Mittagspausen pro Woche im Freien. Eine Notiz im Kalender erinnert Sie.

Ja, ich höre Dich schon, „und was mache ich, wenn die ganze Woche verregnet ist?". Geh trotzdem raus aus dem „Bau" dann wird's zur Routine. Glaub mir, Regen ist nicht schlimm.

Die Natur erwacht

Mit den wärmeren Temperaturen erkennt jedes Lebewesen, wie die Natur nach der Winterruhe aufsteht und Kräfte entwickelt. In den Beeten blühen bereits die ersten Blumen. An den Sträuchern und Bäumen sehen Sie die ersten Knospen. Die Insekten tummeln sich auf den Wiesen – Leben kommt offen ersichtlich in Fauna und Flora. Das beflügelt Sie und setzt die Energie frei, die Sie in den ruhigen Monaten hoffentlich aufgetankt haben. Ich lade Sie zu einer **Übung** ein:

◊ Stehen Sie bitte auf. Strecken Sie Ihre Arme so weit wie möglich nach oben, um an der Zimmerdecke Äpfel zu pflücken. Legen Sie zehn in Ihren Korb am Boden. Nehmen Sie wieder Platz. Lehnen sich gemütlich zurück und beantworten Sie die Fragen:

  * Was empfinden Sie Anfang März?
  * Sind Sie voller Tatendrang?
  * Wo erleben Sie, wie die Natur erwacht?
    Falls Ihnen nichts einfällt, wiederholen Sie die Frage nach Ihren mittäglichen Entdeckungsreisen.
    (Schon vergessen? Du wolltest mittags raus.)

Frühjahrsmüdigkeit

Wie sieht Ihr Ergebnis aus? Verzweifeln Sie nicht, wenn Ihnen jede Spur von gesteigertem Elan fehlt. Nach wissenschaftlichen Studien ist eine gewisse Mattigkeit im Frühjahr keine Einbildung. Mit steigenden Temperaturen, fühlt sich angeblich jeder Zweite in Deutschland im beginnenden Frühjahr gereizt und abgeschlagen, müde und antriebslos. Die Ursachen sind noch nicht vollständig geklärt. Eines steht allerdings fest, der Hormonhaushalt spielt eine große Rolle.

Das Schlafhormon Melatonin und das Glückshormon Serotonin sind von den neuen Licht- und Temperaturverhältnissen beeinträchtigt. Der Körper braucht für die Anpassung ungefähr vier Wochen. Die Beschwerden fallen sehr unterschiedlich aus, da jeder Mensch anders reagiert. Die gute Nachricht, falls Sie davon betroffen sind: Sie können mit wirkungsvollen Mitteln dieser Lähmung begegnen. Bewegen Sie sich einfach bei Tageslicht viel an der frischen Luft. Passt ausgezeichnet – ins Freie wollten Sie sowieso, oder?

Der Frühjahrsputz

Jagt Ihnen dieser Begriff auch Schrecken in die Glieder? Wer putzt schon gerne? Gehören Sie dazu? Falls ja, werden Sie über die nächsten Zeilen schmunzeln. Falls nein, willkommen im Club. Für mich ist Putzen eine Qual. Das Schlimme ist die ständige Wiederkehr (im wahrsten Sinn des Wortes). Ist die Putzrunde beendet, grinsen schon wieder die ersten Staubfusel frech vom Boden herauf.

Fakt ist allerdings, jeder Mensch verursacht Schmutz. Der Schmutz muss weg, damit sich keine Keime und Schädlinge ausbreiten. Zudem ist wohnen schöner, wenn der Teppich sein wahres Muster zeigt.

Wie gewinnen wir mehr Freude am Putzen?

Da habe ich eine Idee: Projektarbeit. Einmal im Jahr steht bei vielen das große Reinemachen an – der Frühjahrsputz. Das ist die Königsklasse in diesem Bereich. Reizt es Euch nicht, dem Schmutz in jeder Ecke und Ritze auf den Pelz zu rücken? Das ist was Großes, kommt da nicht Freude auf? Projekte sind „in".

Und wenn ich Euch noch verrate, Ihr wandelt auf den Spuren der alten Römer, wird Eure Begeisterung durch die Decke gehen. Ja, bereits die Römer hatten eine jährliche Grundreinigung. Das Wort Februar kommt von „februare", was im Lateinischen reinigen heißt. Auch im alten Persien wurde zum Neujahrsfest „Nouruz" das Haus geputzt. Diese Feier fand an der Tag-und-Nacht-Gleiche statt, also am Beginn des astronomischen Frühlings zwischen dem 19. und 21. März. Demnach hat der Frühjahrsputz eine lange Tradition. Denkt in Zukunft beim Staubwedel schwingen und beim Regale schieben an die historische Dimension. Ihr lebt eine Tradition weiter.

Ob uns das, liebe Gleichgesinnte, wirklich überzeugt, wage ich zu bezweifeln. Ich sehe eher die Chance in der Teamarbeit. Was halten Sie davon in Zukunft mit anderen ans Werk zu gehen. Nicht nur bei der Großaktion, sondern auch im alltäglichen Kleinputz. Zu zweit oder zu mehreren geht dieses notwendige Übel leichter von der Hand. Eines ist klar, die Hygiene, in sämtlichen Facetten, ist ein wichtiger Bestandteil auf Ihrem Weg zu mehr „Wohl + Fühlen".

Einen Joker habe ich noch für Sie gefunden. Ein wunderbarer Ausblick mehr Freude an diesem lästigen Bereich zu gewinnen. Kennen Sie den Begriff „Hygge"? Nein, kein Putzlappen von IKEA – kommt auch aus Skandinavien.

„Hygge" ist ein Kernbestandteil der dänischen Tradition und Lebensweise. Im Wesentlichen bedeutet es eine gemütliche, herzliche Atmosphäre, in der man das Gute des Lebens zusammen mit lieben Leuten genießt. Das warme Licht der Kerzen ist Hygge. Freunde und Familie gehören auch zu Hygge. Und nicht zu vergessen, Essen und Trinken: das heißt, am liebsten mehrere Stunden am Tisch sitzen und sich gemeinsam mit den größeren und kleineren Dingen des Lebens auseinandersetzen.

Was hat das mit dem Putzen zu tun? Ganz einfach, setzen Sie am Ende einer größeren Sauberaktion eine gemütliche Tischrunde mit allen Beteiligten. Halten Sie allerdings Ihren Arbeitsaufwand dafür so gering wie möglich. Es reicht ein kleiner Imbiss bei Kerzenschein, zum Beispiel Brezeln und pikante Brotaufstriche, dazu ein paar Tomaten, Karottenschnitze und Gurkenscheiben – fertig!

Genießen Sie den Ausblick mit dieser kleinen **Übung**:

◊ Lesen Sie bitte nochmal die Beschreibung von „Hygge" langsam und aufmerksam durch. Achten Sie dabei auf die Bilder und Gefühle, die bei Ihnen ausgelöst werden. Danach empfehle ich Ihnen drei Tage Lesepause.

Bevor Du mich zur Seite legst, schreibe Dir einen Zettel mit „Hygge" und klebe ihn an eine Stelle, wo Du mehrmals täglich vorbeikommst.

Ja, ich weiß, Du würdest jetzt gerne weiterlesen. Doch wir wollen nicht durch die Kapitel jagen, sondern Deinen Eindrücken und Gefühlen Zeit geben, sich zu setzen. Der Monat März ist lang. Bis bald.

Fastenzeit – Starkbierzeit

Der März wird nahezu immer von der Fastenzeit umspannt. Ab dem Aschermittwoch bereiten sich die Christen 40 Tage auf das Hochfest Ostern vor. Die Bedeutung der Religionen schwindet und dennoch ist in dieser Zeit Verzichten im Trend – Heilfasten, Smart Phone, TV, Konsum und mehr. Diese Ziele im Trubel des Alltags umzusetzen, fordert extrem heraus. Manche Menschen spüren das Heilsame an einem maßvollen und aufmerksamen Leben. Die Fastenzeit dient als beliebte Teststrecke.

Mit mir in der Hand bist Du auf der Langstrecke mit 365 Tagen unterwegs. Keine Sorge, das bedeutet auf keinen Fall 365 Tage Fastenzeit. Du wirst die Fülle des Lebens auf eine neue Weise erfahren.

Apropos Fülle, eine spezielle Art dieser Fülle erlebten einige Mönche früherer Tage. Diese liebenswerte Anekdote muss ich Dir erzählen:

Zwischen Aschermittwoch und Karwoche liegt in Bayern die 14-tägige Starkbierzeit. Diese Besonderheit geht auf die Mönche des Paulaner-Ordens zurück, die sich im 16. Jahrhundert südöstlich von München ansiedelten. Die Fastenregeln waren zur damaligen Zeit sehr streng. So brauten die erfinderischen Mönche das Bier deutlich stärker, um davon satt zu werden. Die Klosterbrüder bekamen, so ist es überliefert, ein schlechtes Gewissen und schickten ein Fässchen nach Rom, um das gehaltvolle Getränk vom Papst genehmigen zu lassen. Die langen Transportwege und die warmen Temperaturen des Südens verdarben das Starkbier. Der Papst hielt das saure Gebräu für die Buße durchaus geeignet und genehmigte den Mönchen das Getränk.

Kennst Du Starkbier? Vorsicht, falls nicht – dieses „flüssige Brot" hat schon so manchen Zeitgenossen umgehauen!

Thema des Monats: Das richtige Maß finden

Wir bleiben bei den Mönchen, wechseln allerdings von den Paulanern zu den Benediktinern. Genauer gesagt zu dem bekannten spirituellen Autor Pater Anselm Grün. Er schreibt in seinem Buch „Die Kunst das rechte Maß zu finden“ folgende Zeilen, die Sie durch das Thema des Monats begleiten werden:

„Wer das rechte Maß in sich hat, der hat einen inneren Ratgeber, einen inneren Arzt in sich, der dafür sorgt, dass er ein angemessenes Leben führt, das ihn vor manchem Übel, ja sogar vor Krankheiten bewahrt. Er maßt sich nicht an, gegen seine Natur, gegen sein inneres Maß zu leben. Und schließlich hängt das Wort Maß auch mit Muße zusammen. Wer das rechte Maß lebt, der hat auch Muße, der kommt zur Ruhe. Er gönnt sich Ruhe, die er für sich braucht. Vom rechten Maß hängt das Gelingen unseres Lebens ab.“

Was empfinden Sie bei dieser Botschaft?

Am besten, Sie lesen den Auszug noch einmal – ich warte gerne …

Erkennen Sie die beeindruckende Lebensweisheit, die hier aufleuchtet? Wenn Ihnen die Zeilen gefallen, empfehle ich Ihnen das ganze Buch. Doch was ist Ihr rechtes Maß? Sie sind einzigartig und individuell. Eine allgemeine Richtschnur, an der Sie sich orientieren, ist nicht vorhanden.

Wo ist die Lösung?

Mir fällt da sofort wieder das Starkbier ein – wieviel „Maß“! Doch das wird wohl nicht gemeint sein.

Stimmt, so einfach ist es nicht. Viele Menschen sehen in der Fastenzeit die Gelegenheit Verhaltensweisen anzupassen oder neu zu gestalten, weil etwas aus dem Ruder gelaufen ist – zum Beispiel schleichender Kaufrausch, mangelnde Bewegung oder inhaltsleerer Medienkonsum. Die 40 Tage bilden den äußeren und überschaubaren Rahmen Verzicht zu üben oder

Alternativen zu suchen, anders ausgedrückt, das rechte Maß zu finden. Dabei muss immer klar sein, sich verändern bedeutet gewohnte Strukturen aufzubrechen und das ist mühsam. Doch was in sechs Wochen gut gelingt, hat das Zeug sich dauerhaft einzuschleifen.

Sie dürfen sich allerdings mit ein paar oberflächlichen Vorsätzen nicht zufriedengeben. Auf den nächsten Seiten beleuchten Sie neun Ihrer Lebensbereiche. So werden Sie mit der Zeit Ihre Mitte, Ihr rechtes Maß finden, immer vorausgesetzt, Sie wollen das erreichen.

Mit einem außergewöhnlichen Gedanken aus der Bibel will ich Sie auf die einzelnen Felder einstimmen. Die Bibel zeigt übrigens mit ihren Geboten und Wegweisern, wie Menschen liebevoll und im Guten miteinander leben können. Ein Blick hinein ist interessant und hilfreich. Apostel Paulus schreibt im ersten Brief an Timotheus (1Tim 6,7):

„Wir haben nichts in die Welt hineingebracht und können auch nichts mit hinausnehmen." Mit diesen deutlichen Worten im Gepäck machen Sie sich auf die Suche, Ihr rechtes Maß zu finden. Wir begleiten Sie.

1. Meine Ernährung

Grundlage menschlichen Lebens ist Essen und Trinken, ein Thema mit dem Sie täglich konfrontiert werden. Zu Frühlingsanfang sprießen die wirkungsvollsten Diäten aus allen Medien. Gerne wird in dieser Phase die erfolglose Neujahrsdiät in die Wüste geschickt und die vielfach gelobte Fastenkur auf den Tisch gebracht. Das Ende vom Lied – Sie ahnen es bereits.

Kennst Du den Witz: „Sagt A zu B, ich mache jetzt zwei Diäten gleichzeitig. Warum denn das? Von einer wirst du ja nicht satt!"

Ich halte nicht viel von diesen Programmen. Sie gehen meiner Meinung nach viel zu wenig auf die unterschiedlichen Voraussetzungen und körperlichen Gegebenheiten der einzelnen Personen ein. Bas Kast appelliert in seinem Buch „Der Ernährungskompass“ eindringlich: „Lassen Sie sich nicht zum Diätsklaven machen, der mehr auf eine äußere Autorität als auf den eigenen Körper hört. Denken Sie immer daran: Auch Ihr Körper ist eine Autorität.“

Das rechte Maß bei der Ernährung, ist die Grundlage für alle weiteren Bereiche. Gehen Sie hier bitte sehr vorsichtig mit sich um. Achten Sie auf den geeigneten Kraftstoff und auf die Menge. Wenn das rechte Maß überschritten ist, gehen Sie schrittweise an die „Rückabwicklung“ heran. Falls Sie alleine nicht weiterkommen, holen Sie sich Hilfe. Noch besser ist es, im Voraus auf sein Gewicht und seinen Umfang, sowie auf die Vielfalt der Ernährung zu schauen. Ihr Körper sendet Signale aus. Ernstnehmen oder verdrängen – das liegt an Ihnen.

Drück Dich nicht so schwulstig aus. Machen wir lieber ein Beispiel. Denk an ein Festtagsmahl oder einen Restaurantbesuch zurück:

„Puh, jetzt bin ich aber voll. Ich platze gleich.“

Kommt Dir der Stoßseufzer bekannt vor? Dann ist das rechte Maß eindeutig überschritten. Mag es noch so gut schmecken, Du mutest Deinem Körper Schwerstarbeit zu. Geschieht das oft, brauchst Du Dich über die Folgen nicht zu wundern. Deine Organe werden überlastet.

Übertrage das auf Deine Arbeitswelt, dann erkennst Du, wie sich Dein Körper fühlt: Dein Chef kommt eines Tages mit einer Zusatzarbeit zu Dir. Das bedeutet Überstunden. Einmal ist ok, also murrst Du nicht. Doch er fordert immer wieder mehr Leistung. Du hast ja brav mitgemacht. Du spürst, wie Deine Kräfte schwinden. Die Phasen der Erholung reichen nicht mehr aus, die Mehrbelastung aufzufangen. Wie sieht Deine Reaktion aus? Genau, Du wirst sauer und ärgerst Dich über Deinen Chef.

Danke für dieses anschauliche Beispiel. Mit der nächsten **Übung** gehen Sie einen Schritt weiter:

◊ Bas Kast stellt in dem zitierten Buch seine zwölf wichtigsten Ernährungstipps vor. Der erste lautet: „Essen Sie möglichst unverarbeitete Nahrungsmittel. Sprich, alles was direkt aus der Natur kommt. Alles, was ohne Zutatenliste auskommt, meist sogar – von Hülsenfrüchten, Nüssen, Samen und Kräutern einmal abgesehen – ohne Verpackung."
Kurz gesagt: Kochen Sie selber mit frischen Lebensmitteln.

* Wie sieht das bei Ihnen aus?

Fühlen Sie Ihrem Speiseplan auf den „Frische-Zahn" und ändern Sie ihn, falls erforderlich ab. Sorgen Sie in Zukunft für einen hohen Anteil unverarbeiteter Nahrungsmittel. Überprüfen Sie Ihren Einkaufszettel in diese Richtung. Kleben Sie einen Hinweis an Ihre Kühlschranktür bis sich Routine eingestellt hat.

Das rechte Maß bei der Ernährung ist kein richtig oder falsch. Meiner Meinung nach hilft ein Mittelweg – von allem, was mir guttut, nicht zu viel. Das bleibt die wunderschöne Aufgabe ein Leben lang. Falls Sie Ihr rechtes Maß bisher schon gefunden hatten, danke ich Ihnen für Ihre Geduld. Machen Sie bitte so weiter.

Übrigens, mein Autor hat das Thema Ernährung nicht vertieft, weil ich sonst zu dick geworden wäre. Wenn Du Dich über eine gesunde Ernährung informierst, achte auf das rechte Maß an Ratgebern.

Jetzt empfehle ich Dir eine Woche Lesepause. Schau in dieser Zeit bewusst auf das, was Du täglich futterst. Bis bald!

2. Meine Arbeit

Gut erholt und genährt kommen Sie zum nächsten Lebensbereich. Ob angestellt, selbständig oder im Ruhestand, Sie sind nahezu täglich mit Arbeit gefordert – auch ein Haushalt mit Kochen, Waschen, Putzen macht sich nicht von alleine. Das rechte Maß auf diesem Gebiet hat massive Auswirkungen auf Ihren Energiespeicher, der sich im Laufe des Lebens verändert. Mit dreißig ist er belastbarer, als mit sechzig. Nachsteuern und Körpersignale ernstnehmen, ist stets angesagt.

Die ständige Erreichbarkeit, vor allem beruflich, laugt extrem aus. Der Schwerpunkt liegt hier zu oft auf Leistung, Leistung, Leistung. Manche Menschen definieren sich ausschließlich über ihre berufliche Tätigkeit. Natürlich fällt der Wohlstand nicht vom Himmel. Allerdings besteht die Gefahr, die Schraube zu überdrehen und das Gleichgewicht zu verlieren. Mit einem Wochenendkurs zur „Work-Life-Balance" ist eine Schubumkehr nicht zu erreichen. Es geht um die Grundeinstellung. Machen Sie dazu folgende **Übung**:

◊ Setzen Sie sich gemütlich hin und lassen Ihren Gefühlen und Gedanken zu den Fragen freien Lauf. Vorher dürfen Sie gerne in aller Ruhe drei Mal am offenen Fenster tief durchatmen.

- Wächst mir die Arbeit über den Kopf?
- Wie viele Überstunden häufen sich an?
- Welche Signale sendet mein Körper?
  Schlafstörungen, Kopfschmerzen, Unruhe, Mattigkeit
  Verspannungen, Schweißausbrüche u.v.m.
- Biete ich meinem Körper ausreichend Zeit, sich zu erholen?

Nehmen Sie sich bitte ausführlich Zeit. Wiederholen Sie diese Übung alle drei Monate – eine Notiz im Kalender hilft. Das rechte Maß kann still und leise wieder verloren gehen und will neu gefunden werden.

Und rattert Dein Oberstübchen. Ich setze noch einen drauf. Lass uns mit einem Stresstest ermitteln, wie Deine Balance aktuell aussieht. Unser Vorhaben ist rigoros und fordert Deine volle Willenskraft.

Bist Du bereit?

◊ *Arbeite an Deinem nächsten Arbeitstag, egal was geplant ist, mindestens eine Stunde weniger. Falls Du nicht berufstätig bist, streiche morgen mindestens für eine Stunde Arbeiten, die Du erledigen wolltest.*

So und jetzt ganz wichtig! Mache in dieser „freien" Stunde etwas für Dich. Was, Dir fällt dazu nichts ein? Das könnte schon ein erstes Anzeichen für eine Schieflage sein. Vielleicht helfen Dir meine Ideen auf die Sprünge:

* *Gehe eine Stunde spazieren.*
* *Lese Zeitung oder ein Buch.*
* *Genieße eine Tasse Kaffee auf dem Heimweg.*
* *Setze Dich auf eine Parkbank.*
* *Höre Musik.*

Du darfst den Stresstest gerne einmal pro Woche wiederholen. Solltest Du bei den Fragen festgestellt haben, das rechte Maß ist völlig aus dem Gleichgewicht, finde die Ursache und konzentriere Deine Kräfte auf die wichtigsten Dinge. Eine Liste mit drei Spalten (wichtig – weniger wichtig – überflüssig) hilft Dir dabei.
Beobachte Dein Arbeitstempo und schalte in den Pausen wirklich ab.
In anderen Kapiteln vertiefen wir weitere Lösungen.

3. Meine Freizeit

Die Rubrik passt ausgezeichnet zum Stresstest. Was bedeutet „Freizeit" für Sie? Sind das die vielen Termine und Veranstaltungen, die neben Ihrer Arbeit im Kalender stehen? (Auch hier gilt das rechte Maß.)

Oder steckt noch mehr hinter diesem magischen Wort, das Ihnen ein Lächeln ins Gesicht zaubert? Was halten Sie davon, wenn wir die beiden zusammengesetzten Wörter wieder trennen? So wird aus Freizeit, die freie Zeit. Und schon ist die Bedeutung eine ganz andere.

Freie Zeit – tun und lassen was Sie wollen. Das ist für Ihren Weg zu mehr „Wohl + Fühlen" ein starker Proviant. Allerdings ist hier das rechte Maß von den jeweiligen Lebensumständen abhängig. So wird sich ein Familienvater mit zwei kleinen Kindern weniger freie Zeit genehmigen können, wie ein alleinstehender Single. Viele Mütter sind glücklich, wenn sich ein paar Minuten freischaufeln lassen. Achten Sie am besten gemeinsam auf die jeweiligen Bedürfnisse. Keiner darf zu kurz kommen. Gerade in Familien sorgt das rechte Maß für Frieden und Harmonie. Runden Sie den Bereich mit dieser **Übung** ab:

◊ Wie sieht es mit Ihrer **freien Zeit** aus? Beantworten Sie diese Frage zunächst für sich selbst. Fragen Sie dann Ihre Liebe (falls vorhanden), was sie dazu empfindet. Kommt jeder zum rechten Maß? Falls nein, finden Sie gemeinsam Lösungen.

Kaum zu glauben, manche Menschen verfügen über zu viel freie Zeit. Dort ist das Gleichgewicht in eine andere Richtung aus dem Ruder gelaufen und führt zu einer belastenden Leere. Sie werden immer träger und antriebsloser, nichts macht Freude, nichts bringt Erfüllung – wirklich schlimm. Für diese Personen könnte der nächste Lebensbereich neue Impulse bringen. Für Dich natürlich auch.

4. Meine Hobbys

Jeder Mensch hat verschiedene Talente, die gefördert werden wollen, die Freude und Selbstvertrauen schenken. Ein Hobby ist ein Teil der freien Zeit und trägt zu Vergnügen und Entspannung bei. Hobbys drücken einen Teil der eigenen Identität aus. Diese kommt häufig erst zum Vorschein, wenn sich Personen vertrauter sind. Was meine ich damit?

Zum Beispiel lautet bei Personen, die sich auf einer Party das erste Mal sehen, oft eine der Anfangsfragen: „Und was machen Sie beruflich?". Ich finde das sehr schade, denn Hobbys sind häufig interessanter. Über sie lässt sich wunderbar plaudern. Das lockert die steife Startphase auf.

Machen Sie bitte mit und stellen Sie bei nächster Gelegenheit als erstes die Frage: „Und was machen Sie in Ihrer freien Zeit?" Probieren Sie's.

Lass Dich überraschen – nur Mut, auch bei Briefmarkensammlern geht die Post ab. Übrigens kleben vor allem Männer an der Frage nach dem Beruf. Also meine Herren, schwärmen Sie von Ihren Hobbys.

Wie schauen Ihre Hobbys aus? Dazu folgende **Übung**:

◊ Notieren Sie alle Ihre Hobbys. Gewichten Sie diese nach ihrem zeitlichen Ansatz. Welches wird stark ausgeübt und welches schwach? Achten Sie auf Ihre Gefühle. Sind Sie mit dem Zustand zufrieden? Stimmig? Welchem Hobby würden Sie zusätzlich gerne nachgehen?

◊ Falls Sie Veränderungen und Lösungen brauchen, sprechen Sie auch mit Menschen Ihres Vertrauens. Sie sprühen oft vor Ideen, die Sie auf neue Möglichkeiten bringen. Anschließend planen Sie Ihr weiteres Vorgehen und legen die ersten Schritte mit einem zeitlichen Rahmen fest. Testen Sie aus, was im Bereich Hobby zu Ihrem Wohlbefinden beiträgt.

5. Meine Lieben

Der wohl wichtigste Lebensbereich für Sie ist Ihr persönliches Umfeld, die engvertrauten Menschen um Sie herum. Wie sieht Ihr rechtes Maß aus? Ich meine keine Mengenangabe oder Zahlen, sondern das gemeinsame Miteinander im Verhältnis zu Ihren eigenen Bedürfnissen. Für eine gesunde Balance schauen Sie in dieser **Übung** auf sich selbst:

◊ Beantworten Sie die Fragen ehrlich, schönfärben bringt nichts:

- Spüren Sie sich in Ihren Beziehungen?
- Wie kommen Sie darin vor?
- Was sind Ihre eigenen Bedürfnisse?
- Leiten Sie sich vorwiegend von anderen ab oder sind Sie auch selbstbestimmt?

Wenn Sie das Gefühl haben, nur eine untergeordnete Rolle zu spielen, nagt dies, bewusst oder unbewusst, an Ihrem Seelenheil. Doch eines ist Ihnen hoffentlich klar: Wenn es Ihnen gut geht, können Sie für das Wohl der anderen besser sorgen. Ansonsten werden Sie in einem Mangeldilemma feststecken und sich als Opfer sehen. Im Gegensatz dazu sehen dominante und narzisstische Menschen nur sich selbst. Letzteren ist das Wohl der anderen oft völlig gleichgültig.

Hier das rechte Maß zu finden und beizubehalten ist eine schier endlose Lebensaufgabe. Gehen Sie mit Toleranz, Geduld, Gelassenheit, Humor und Demut vor. Gespräche mit Ihren Lieben sind wertvolle Begleiter. Ihr Schatz und viele andere werden es Ihnen nicht an der Nasenspitze ansehen, was Sie wollen. Äußern Sie Ihre Bedürfnisse. So vermeiden Sie Missverständnisse und vor allem Enttäuschungen.

Ich sehe Deine Stirnfurchen vom Grübeln. Zeit für drei Tage Lesepause. Viel Vergnügen mit Deiner freien Zeit und Deinen Hobbys. Bis bald.

6. Meine Gesundheit

Sind Sie gut erholt und freuen sich auf die nächste Rubrik?

Wir könnten Bücherregale mit Ratgebern und Hoffnungsboten zu diesem Thema füllen. Bei Ihnen verstaubt sicher auch der eine oder andere Experte. Wir sind uns einig, die Gesundheit ist unser höchstes Gut. Sie zu achten und zu schützen, begleitet uns das ganze Leben.

Bereits seit der Kindheit verfolgen uns mahnende Worte wie, „Setze eine Mütze auf, sonst wirst Du krank“. Genervt und mit rollenden Augen sind wir der Aufforderung gefolgt, obwohl wir lieber cool, ohne Kopfbedeckung mit unseren Freunden zum Schlittenfahren gegangen wären. Auch später hört das nicht auf. Von A wie Akupunktur bis Z wie Zeckenimpfung schwirren uns täglich medizinische Begriffe um die Ohren. Vorsorge hier und Check-up dort – alle Empfehlungen machen uns ständig ein schlechtes Gewissen, zu wenig für unsere Gesundheit zu tun. Auch Ratgeber tragen dazu bei. Bei mir kommt öfter innerer Widerstand hoch, so wie in Kindertagen mit der Mütze.

Warum so kritisch? Schließlich hat uns der medizinische Fortschritt mehr als eine Verdopplung der durchschnittlichen Lebenserwartung beschert. Bei Frauen betrug sie im 19. Jahrhundert statistisch gesehen 38 und bei Männern 36 Jahre. Die Ursachen dieser geringen Lebenserwartung lagen vor allem in der schlechten Ernährung, den katastrophalen hygienischen Bedingungen und den damit verbundenen Krankheiten, denen die Bevölkerung teilweise hilflos ausgesetzt war. Im Gegensatz dazu belief sich die durchschnittliche Lebenserwartung im Jahr 2020 für Frauen auf 83 und für Männer auf 79 Jahre. Das ist hervorragend. So wie es aussieht, geht in Zukunft noch mehr.

Trotzdem empfinde ich das rechte Maß im gesundheitlichen Bereich gesellschaftlich betrachtet überdreht. Individuell mag das anders sein.

Am Beispiel der Volkskrankheit „Rücken“ sehen wir die Schieflage.

Hier wird oft eine Rücken-OP mit ungewissem Ausgang empfohlen, obwohl noch nicht sämtliche milderen Behandlungsmethoden ausgeschöpft sind. Das weiß ich aus eigener Erfahrung. Auch der Medikamentenkonsum ist extrem überhöht. Blutdruck senken geht auch ohne Pillen. Die Natur wird oft völlig ausgeschlossen. Sie bietet so viel, wenn wir uns für diese Alternative öffnen.

Auf Ihrem Weg zu mehr „Wohl + Fühlen" will ich Ihre Sinne schärfen und Ihnen Mut machen, auf Ihren Körper zu vertrauen. Sie verfügen über ein hochwertiges Immunsystem, zumindest hat es bisher bei den meisten Menschen sehr gut mitgewirkt. Beleidigen Sie es nicht.

Ja, genau: Das Immunsystem stärken. Da habe ich sofort und ohne Rezept eine sinnvolle Maßnahme – Bewegung!

Sorge für reichlich Bewegung in Deinem Alltag. Du sollst jetzt keinen Marathon laufen. Finde eine Sportart die Deine Gelenke schont und Dir trotzdem bisschen Spaß macht. Zum Beispiel: Wandern, Schwimmen, Nordic-Walking, Langlauf, Skilanglauf. Übertreibe nicht – Bewegung in der frischen Luft steht im Vordergrund, nicht Leistung.

Nochmal zum Mitschreiben: Sie haben das rechte Maß selbst in der Hand. Achten Sie auf Signale, die Ihnen Ihr Körper und Ihre Seele senden. Der gesunde Dreiklang aus Körper, Seele und Geist ist Ihr Ziel. Nehmen Sie die Warnhinweise ernst. Ihr Körper hat fantastische Fähigkeiten und ein hochsensibles Alarmsystem. Vertrauen Sie auf Ihre Selbstheilungskräfte. Dazu braucht Ihr Körper Ruhe und Ihre Geduld.

Schenken Sie ihm die Auszeit, wenn er danach fleht. Ein grippaler Infekt ist ein Hilferuf – womöglich eine kolossale Umstellung für Sie, denn oft heißt es: „Das geht schon", obwohl die Schweißperlen auf der Stirn stehen und der Kreislauf ganz anderes vorhat. Handeln Sie hier äußerst aufmerksam und selbstbewusst, egal ob andere meckern. Es geht um IHRE Gesundheit. So kommen Sie auf Ihrem Weg ein großes Stück voran.

*Abschließend habe ich eine bewegte **Übung** für Dich:*

◊ *Öffne ein Fenster und atme mehrmals tief durch. Kreise mit Deinen Schultern jeweils fünfmal in beide Richtungen, das löst Verspannungen. Schau aus dem Fenster und beobachte, was Dir die Natur bietet (das geht auch mitten in der City).*

◊ *Nimm bitte gemütlich Platz und überlege Deine Einstellung zum Thema Gesundheit. Wie sieht Dein rechtes Maß aus? Die Fragen helfen Dir dabei:*

- *Welche gelenkschonende Sportart betreibe ich?*
- *Welche will ich in Zukunft ausüben?*

- *Wie achte ich auf das Alarmsystem meines Körpers?*
- *Schenke ich ihm Zeit oder beute ich ihn aus?*

- *Was kann ich für meine Vorsorge ergänzen?*
- *Verwirren mich zu viele Ratgeber?*
- *Vertraue ich meinen Experten?*

Die Bewegungsübung lässt sich übrigens nahezu überall durchführen – beim Fernsehen, am PC, in der Arbeit …

Lauschen wir einem kurzen Verkaufsgespräch im Fitnessstudio:

„Ich möchte mich zum Fitness anmelden."
„Ist das ein Vorsatz zum Jahreswechsel?"
„Ja"
„Wir haben da einen 1-Tageskurs mit Foto im Angebot."

7. Meine Erholung

Der Bereich passt ausgezeichnet im Anschluss an die Gesundheit. Ein Wort ist überall zu hören: Nachhaltigkeit. Oft wird dieser Begriff nur auf die Natur bezogen – ich meine, er gilt für uns Menschen ebenso. Doch lesen Sie selbst …

Der Heilige Benedikt hat bereits vor 1500 Jahren den Abt gemahnt, das Maß der Kräfte seiner Mitarbeiter zu berücksichtigen. Er soll seine Klostergemeinschaft nicht überanstrengen. Anselm Grün empfiehlt in seinem Buch bei der Nachhaltigkeit von der Natur abzuschauen:

„In der Natur heißt Nachhaltigkeit, dass das, was wir entnehmen wieder nachwächst. Das würde für unsere Arbeit bedeuten: Wir brauchen Zeiten der Regeneration, damit die Kraft, die wir in die Arbeit gegeben haben, wieder nachwachsen kann. Diese Zeiten der Regeneration sind die Zeiten der Erholung in der Familie, der Feierabend und der Schlaf. Und es sind Zeiten der Stille, der Meditation, des Gebetes."

Um den Kern der Erholung noch genauer aufzuzeigen führt er weiter aus: „Es sind die Pausen, zweckfreie Augenblicke, in denen wir uns bewusst gönnen, einmal nichts zu tun." Diesen Worten ist nichts mehr hinzuzufügen. Deshalb lade ich Sie gleich zu einer **Übung** ein:

◊ Lesen Sie die Textstellen nochmal durch. Danach beantworten Sie bitte offen und ehrlich zu sich selbst folgende Fragen:

  * Was fühle ich bei diesen Zeilen? Gehöre ich zu den Menschen, die die Maßlosigkeit Ihrer Arbeit auch in der Freizeit fortsetzen?

  * Wie halte ich Stille aus? Muss bei mir immer etwas los sein oder unternommen werden?

8. Meine Finanzen

Sokrates sagte: „Wie zahlreich sind doch die Dinge, derer ich nicht bedarf." Schon sind Sie mitten im Thema. Die Abhängigkeit von den äußeren Dingen belastet das Leben oft erheblich. Manche Menschen lassen sich von den Angeboten zu einem ausschweifenden Konsum verführen und übersehen dabei Maß und Ziel. Das dicke Ende kommt dann, wenn die Einnahmen die Ausgaben nicht mehr decken und der finanzielle Ruin droht. Gestalten Sie Ihre Ausgaben im Verhältnis zu den Einnahmen, dann sind stabile Finanzen kein Hexenwerk.

Im Bereich Wohneigentum kommt wohl kaum einer ohne Darlehen aus. Suchen Sie Ihr ersehntes „Schloss" entsprechend der finanziellen Möglichkeiten aus. Im Traumhaus wohnen und an der Tischkante nagen, macht wenig Sinn, überspitzt formuliert. Wenn Sie bei den Finanzen das rechte Maß verlieren, belasten Sie nahezu alle Lebensbereiche.

Ganz sorglos blicken die wenigsten in die Zukunft. Plötzlich treten Schicksalsschläge auf, die sämtliche Planungen über den Haufen werfen – Firmenpleiten, Verlust des Arbeitsplatzes oder Krankheiten, die hohe Kosten verursachen, um ein paar Beispiele zu nennen. Trotzdem sind Sie diesen Katastrophen nicht völlig hilflos ausgeliefert, wenn Ihre Grundeinstellung im finanziellen Bereich stimmt.

Vielen Menschen fällt es schwer, mit dem bisher Erreichten zufrieden zu sein. Der Zeitgeist will ständig höher, weiter, schneller und immer mehr. Hier gegen den Strom zu schwimmen und auf die ureigensten Bedürfnisse zu achten, ist äußerst schwer. Wer sich nicht von äußeren Dingen abhängig macht, wird schnell die befreiende Wirkung spüren.

Probieren Sie diese Freiheit aus. Entwickeln Sie zu Ihren Gegenständen eine echte Beziehung. Das macht Sie gelassen und glücklich.

Leider blockiert Sie die Wirtschaft auf dem Weg zu dieser Haltung. Früher wurden zum Beispiel Waschmaschinen auf Haltbarkeit gebaut. Heute werden sie auf Verschleiß produziert. Reparaturen sind meistens zu kostspielig, weil die Einzelteile kompliziert verbaut oder nicht separat austauschbar sind. Oder nehmen Sie Schuhe. Das war ein Handwerk und keine Industrieware. Unsere Vorfahren hatten eine Beziehung zu ihren Schuhen, weil sie lange gehalten haben und ja, auch lange halten mussten. Zugegeben, sie waren teurer als heute, dafür lohnte sich eine Reparatur. Das war nachhaltig.

Die Möbelstücke aus der heutigen Massenproduktion haben keine Seele. Meine Frau und ich haben vor vielen Jahren beschlossen, bei neuen Möbeln eher auf Einzelstücke zu schauen. So steht zum Beispiel in unserer Wohnküche ein Stubenkasten aus der Zeit um 1830. Ein wunderschönes antikes Stück. Wir freuen uns jeden Tag über die gemütliche Atmosphäre, die er ausstrahlt. Bei der Kosten-Nutzen-Rechnung kann er auf jeden Fall mithalten, obwohl die Anschaffung teuer war. Dafür hält er mehrere Leben lang.

Auf Ihrem Weg zu mehr „Wohl +Fühlen“ ist die wertschätzende Beziehung zu den Gegenständen in Ihrer Nähe ein bedeutsamer Punkt. So finden Sie das rechte Maß bei den Finanzen leichter. An einem weiteren Beispiel zeige ich Ihnen, wie der Zeitgeist das rechte Maß verliert: Haben Sie eines dieser Wundergeräte zuhause, die völlig überteuerten Kaffee zubereiten?

Stopp, Stopp, Stopp lieber Autor, bitte lass mich das Beispiel erzählen. Bei Dir klingt die Geschichte so vorwurfsvoll … nicht mein Stil …

… die Vollautomaten, die auf Knopfdruck Tasse für Tasse produzieren, in absoluter Rekordzeit und mit einer schwindelerregenden Auswahl an Sorten. Nebenbei bemerkt, kostet das Kaffeepulver auf ein Kilogramm gerechnet, sicher das zehnfache zur herkömmlichen Art und Weise.

Okay, dafür bekommst Du einen Müllberg aus Alukapseln oder Kunststoffpads – diese Edelverpackung gibt es schließlich nicht umsonst. Du brauchst Dich nicht verteidigen und mit dem Finger auf andere zeigen. Bevor Du mich in die Ecke schleuderst, lenke ich ein. Ich weiß, Du kannst nichts dafür, Dein Tausendsassa hat Dich mit einer ausgekochten Verkaufsstrategie verführt. Was ist passiert?

Eines Tages warst Du bei Ute zum Kaffee eingeladen. Voller Stolz hat Ute nach Deinem Kaffeewunsch gefragt: „Möchtest Du lieber einen Espresso mit Karamell- oder Vanillegeschmack? Oder doch lieber einen Cappuccino Haselnuss oder Chili? Ich kann Dir natürlich auch einen Latte Macchiato Schoko machen. Oder weißt Du was, ich lasse Dich selber aus den 30 Sorten wählen." Du warst sprachlos und neidisch. Diese elitäre Vielfalt hat Dein Interesse im Nu geweckt. Sofort war klar, so ein Ding will ich auch. Gesagt getan – Tage später strahlte Dein neues Prunkstück, raumgreifend platziert, auf der Küchenzeile. Und so starteten diese Vollautomaten ihren Siegeszug durch viele Küchen des Landes, angefeuert von ausgefeilten Werbeslogans. Das Geld und der Bedarf spielten eine untergeordnete Rolle. Hauptsache man hat so ein Gerät, kann mitreden und ist am Puls der Zeit. Ich will Dir Deine Freude an dem Hightech-Küchenhelfer nicht vermiesen. Der Denkanstoß soll Dich vor ausgefeilten Vertriebskonzepten bewahren.

Dazu passt ein weiteres Beispiel, das zum Selbstläufer geworden ist und sogar im Duden steht: „kärchern". Kaum zu glauben, wie ansteckend diese „Krankheit" für Männer ist. Achtung, jetzt muss ich kurz böse werden, ist gleich wieder vorbei:

Ohne Hirn und Verstand wird kostbares Wasser mit wertvollem Strom auf Pflastersteine gepresst, um sie zu reinigen. Geht's noch? In der gleichen Liga spielen Laubbläser … Herrschaftszeiten!

Pssst … reg Dich wieder ab, sonst werde ich nicht weiterempfooohlen …

Alles gut. Darf ich Ihnen eines meiner großen Anliegen anvertrauen? Bitte gehen Sie mit allen Ressourcen und Ihren finanziellen Mitteln schonend und vorsichtig um. Befreien Sie sich von gesellschaftlichen Zwängen und schaffen Sie sich „Wundergeräte" bewusst an. Ich will Ihnen die Freude nicht verderben, im Gegenteil, ich ermuntere Sie Ihren Konsum sinnvoll zu gestalten. Ja, gönnen Sie sich ab und zu einen Ausreißer, wenn Sie ihn liebend gerne, aus innerem Antrieb und überzeugt bei sich aufnehmen wollen. Mein Anliegen ist ein Meilenstein für Ihren Weg.

Achten Sie auf die Balance von Einnahmen und Ausgaben. Planen Sie vorausschauend und möglichst krisenfest nach Ihren Vorstellungen und Bedürfnissen. Genießen Sie Ihre finanziellen Möglichkeiten.

Schließen Sie den Bereich mit „Finanz-Yoga" in der **Übung** ab:

◊ Lesen Sie den Satz von Sokrates auf Seite 94 nochmal durch. Beantworten Sie die Fragen in aller Ruhe und Muße:

  * Wie fühlen Sie sich, wenn Sie an das rechte Maß in Ihrem finanziellen Bereich denken?

  * Was läuft gut? Was stört Sie?

  * Was wollen Sie anders lösen?

  * Wie stufen Sie sich in Ihrem finanziellen Bereich ein?

  * Die Skala geht von 1 – 10 / mies – super.
    (Wiederhole diese Einstufung Jahr für Jahr. Merke sie Dir zu einem festen Zeitpunkt im Kalender vor.)

9. Meine Medien

Film, Funk und Fernsehen, Printmedien aller Art und Social Media begleiten Sie auf Schritt und Tritt – kaum noch weiße Flecken im Leben, die nicht von den Medien beeinflusst werden. Das rechte Maß zu finden, ist eine Herkulesaufgabe ohne Königsweg. Informationen rauschen täglich wie ein Tsunami. Das Wesentliche wird oft unterspült.

Sie lösen sich aus dem Dilemma, indem Sie eine klare Linie ziehen. Legen Sie die Bereiche fest, in denen Sie sich einbringen und informieren möchten. Ständig „on" zu sein, ist sicher nicht gesund. Meiner Meinung nach finden Sie mit zwei Fragen Ihr rechtes Maß:

Was ist für mich und mein Leben wirklich interessant?
Um diese Frage zu beantworten, brauchen Sie allerdings einen groben Lebensplan. Sie müssen sich im Klaren sein, wo Ihr Weg hinführen soll. Wenn Sie diese Grundausrichtung haben, schauen Sie, welche Medien Sie weiterbringen. Auf jeder Medienhochzeit zu tanzen wird Sie hoffnungslos überfordern. Gegen Ausprobieren spricht nichts. Vertiefen Sie dann, wenn's gefällt.

Wie zielführend ist mein Medienkonsum?
Ohne diese zweite Frage verlaufen Sie sich im Mediendschungel. Stellen Sie sich immer wieder diese Frage. Achten Sie auf eine gesunde Balance. Sind Sie noch Frau der Lage? Viele Freunde im Netz können die analogen Freunde nicht ersetzen. Das wahre „like" spüre ich doch erst in einem persönlichen Kontakt, bei dem ich Mimik, Gestik und alle weiteren Facetten der Körpersprache sehen kann. Auch die Raumatmosphäre trägt zu einem Gemeinschaftserlebnis bei. Zusammen im Kerzenschein bei einer Tasse Tee über Gott und die Welt plaudern, das kann ein online-Kontakt niemals transportieren.

Konzentrieren Sie sich auf konstruktive und anspruchsvolle Medien. Das müssen nicht die Massenmedien sein. Lassen Sie sich von keinem in Angst und Panik versetzen. Bleiben Sie kritisch. Hinterfragen Sie Ihre

Informationsquellen. Beziehen Sie auch Ansichten der Minderheit mit ein. So erhalten Sie einen umfassenden Blick auf die Dinge und entwickeln Ihre eigene Meinung. Das unterstützt Sie mehr in Ihrem Leben, als oberflächliche Posts und destruktive Parolen. Respektieren Sie gegensätzliche Sichtweisen. Freuen Sie sich über Meinungsvielfalt.

Entdecken Sie, wie ein schlanker Medienkonsum entspannt und beruhigt. Das bringt Sie weiter. Auch Stille und Muße sind ideale Begleiter.

Resümee: Mit dem rechten Maß, in allen Bereichen, bringen Sie mehr Tiefe in Ihr Leben. Das löst Lebensfreude und Zufriedenheit aus und beschert Ihnen Freiheit und wohltuende Gelassenheit. Toi, toi, toi …

Ich wünsche Ihnen viel Märzsonne und angenehme Gefühle.

Puh - das war intensiv. Ich bin noch richtig platt. Da wird es Dir nicht anders gehen, oder? Erholen wir uns mit einem Blick für die Natur.

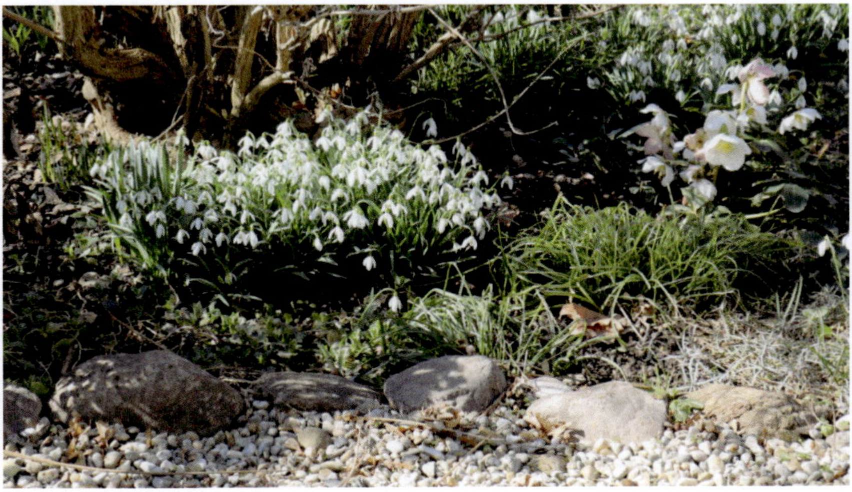

Nach diesen März-Impressionen fassen wir zusammen:

* *Die Märzsonne lockt Dich ins Freie.*
* *Putzen mit den alten Römern.*
* *Hygge bereichert Deinen Alltag.*
* *Finde das rechte Maß für Dein Leben.*
* *Balance bei der Arbeit – Stresstest für spontan „freie Zeit".*
* *Hobbys und die eigene Identität.*
* *Was machst Du in Deiner freien Zeit?*
* *Stärke Dein Immunsystem.*
* *„Wundergeräte" nur, wenn DU sie wirklich willst.*
* *Konsumiere Medien zielführend.*

Wir sehen uns Anfang April mit einer „tierischen" Überraschung.

April

„Das machen Sie richtig gut." Wie oft hören Sie diesen Satz? Sie dürfen gerne das Buch in den Schoß legen, die Augen schließen und in Ihren Erinnerungen, auch im hintersten Winkel stöbern.

Wie oft sagen Sie das Lob zu sich selbst? „Das mache ich richtig gut." Ein Lob, das ehrlich gemeint ist, hebt bei allen Beteiligten die Laune. Wer gelobt wird, produziert das Glückshormon Serotonin. Ein Lob schenken, bereitet ebenso Freude und fördert die Beziehung zur Gelobten. Finden Sie in den nächsten Tagen verstärkt Gelegenheiten im Alltag: ein leckeres Essen, erledigte Hausaufgaben, aufgeräumte Kinderzimmer, schicke Kleidung, ein blühender Balkonkasten, ein köstlicher Kuchen, ein gedeckter Tisch, eine interessante Besprechung …

Hinter allem stecken liebe Menschen, die oft mit Feingefühl für Ihr Wohl sorgen. Sie haben Ihre Aufmerksamkeit verdient. Dosieren Sie jedoch Ihre lobenden Worte, sonst nutzen sie sich schnell ab. Achten Sie auf die Reaktionen. Manche Person muss sich erst daran gewöhnen.

Sehr gut, lieber Michael, das hast Du schön ausgeführt. Du musst mir nur noch erklären, was dieses „Lebenselixier" mit April zu tun hat. Loben passt doch das ganze Jahr. Warte auch nicht bis andere Dich loben, wenn etwas gelungen ist, klopfe Dir selbst auf die Schulter. Das tut gut!

Meine liebe Leserin, von Dir gelesen zu werden, ist hervorragend. Dein Wille und Dein Mut das Leben mit mir zu durchleuchten und an der einen oder anderen Stelle zu verändern, beeindrucken mich sehr.
Du machst das richtig gut. Weiter so!

… da schließe ich mich sehr gerne an.

Rückspiegel

Wenn Sie Ihr Wohlergehen ausbauen wollen, halten Sie im Laufe eines Jahres inne. Hinterfragen Sie, wie Sie mit Ihrem Vorhaben unterwegs sind. Ein guter Zeitpunkt ist ein Quartalswechsel oder der Beginn einer neuen Jahreszeit. Dabei hilft Ihnen folgende **Übung**:

◊ Bitte beantworten Sie diese Fragen.

- Auf was habe ich mich im ersten Quartal gefreut?
- Was habe ich Wichtiges erledigt?
- Wo sind meine Interessen geblieben?
- Welchen Belastungen bin ich offensiv begegnet?
- Was habe ich bewusst weggelassen?
- Wie sieht meine Zufriedenheitsskala von 1 - 10 aus? (mies bis sehr gut)

(Gerne mit schriftlichen Notizen und genügend Zeit!)

Erinnern Sie sich an die einzelnen Wochen. Nehmen Sie Ihre Gefühle dabei wahr. Freuen Sie sich mit einer wohldosierten Portion Eigenlob über die Dinge, mit denen Sie zufrieden sind. Danken Sie allen, die zu Ihrem Wohlbefinden beitragen. Gehen Sie dem Sand im Getriebe auf den Grund. Was hat Sie in den letzten drei Monaten gestört? Zum Beispiel die vielen Überstunden oder der nervige Kleinkram im Alltag. Oft belastet das Gefühl, nur fremdbestimmt zu sein. Wenden Sie die bisherigen Empfehlungen aus dem Buch auf den übelsten Störfaktor an. Legen Sie ihm in den nächsten drei Monaten das Handwerk. Viel Erfolg!

Frontscheibe

Nach vorne zu blicken ist ebenso wichtig, wie zurückzuschauen. Sie bestimmen Ihr Leben und was Sie verändern wollen. Mit der nächsten **Übung** erhalten Sie den Durchblick:

◊ Beantworten Sie diese Fragen und halten Sie die Antworten schriftlich fest. Beim nächsten „Rückspiegel" in drei Monaten schauen Sie dann, was Sie von Ihren Plänen umsetzen konnten.
(Ein Vermerk in Deinem Kalender erinnert Dich.)

- Auf was freue ich mich in den nächsten drei Monaten?
- Was will ich Wichtiges erledigen?
- Welchen meiner Interessen will ich nachgehen?
- Welchen schweren „Brocken" will ich beseitigen?
- Was will ich bewusst weglassen?

Machen Sie den Ausblick mit Ruhe und Muße. Sind Sie gerade nicht in der richtigen Stimmung, verschieben Sie die Übung auf bessere Tage. Sie können auch sofort überlegen, was Sie weglassen wollen. Das schafft Freiräume für die zahlreichen Erledigungen, denen Sie nicht entkommen. Kennen Sie die Endlosschleife im Alltag? Ist der Zaun gestrichen, wartet das Kinderrad auf die Reparatur, ist das neue Regal aufgebaut, geht bestimmt der Staubsauger in die Knie. Beim PC sollten die Dateien ausgemistet werden, von den E-Mails ganz zu schweigen. So reiht sich eins ans andere, Wochen verrinnen, ohne spürbar gelebt zu haben. Funktionieren funktioniert – wo bleibt das Wohlbefinden? Mit der Frontscheibe setzen Sie zum Quartalsbeginn Akzente für Ihr eigenes Leben, damit Ihre Interessen im Blick bleiben. Probieren Sie es einfach mal aus.

Gönne Dir jetzt drei Tage Lesepause. Dein Kopf wird noch von Rückblick und Vorschau rauchen. Wenn sich die Schwaden verzogen haben, lese weiter. Bis bald und denk ans Loben.

Ich wollte Dich gerade für Deine Geduld loben. Hast Du wirklich eine Pause eingelegt? Du weißt doch, Pausen sind wertvoll.

Übrigens, Du kannst auch einfach das nächste Quartal auf Dich zukommen lassen und offen sein für alles, was geschieht. Muss immer alles durchgetaktet und durchgeplant sein? Allerdings darfst Du Dich dann nicht über die zahlreichen liegengebliebenen Erledigungen aufregen oder enttäuscht sein, wenn Deine Belange versanden.

Bevor mein Autor übernimmt, will ich natürlich wissen, wie es Dir mit dem „Loben" erging? Raus mit der Sprache. Wie waren die Reaktionen? Haben Dich große Kuhaugen angeglotzt? Dann hat das Loben bei Dir bisher ein Schattendasein geführt. Bleibe der neuen Linie treu, ehrliches Lob ist wie ein Dünger, der vieles zum Aufblühen bringt.

Genug des Lobes, schauen wir auf die Eigenheiten des Monats:

Profil-Check

Eine alte Weisheit rät, von O bis O spezielle Reifen zu fahren, also von Oktober bis Ostern Winterreifen zu vertrauen. Nach Ostern ist die weichere Gummimischung der Sommerreifen geboten. Im Sommer ist das harte Profil, das sich bei Schnee und Eis in die Fahrbahn krallt, nicht erforderlich. Übertragen Sie diese Veränderung auf Ihr Leben:

Das Profil eines Reifens ist wie der Charakter eines Menschen, der immer wieder überprüft werden sollte. Sind Sie zu weich oder zu hart? Ist Ihr „Profil" abgefahren? Können Sie Gefahren standhalten? Spürt Ihr Umfeld Ihren Grip? Sie sehen, hinter einem lapidaren Reifenwechsel verbirgt sich mehr, als nur an einigen Muttern herumzuschrauben. Der Reifenwechsel ist eine gute Gelegenheit sein eigenes „Profil" zu testen und anzupassen. Reicht eine Runderneuerung oder der Wechsel zu einem Ganzjahres-Profil? Machen Sie den Check!

Resturlaub

Der 30. April ist in vielen Urlaubsverordnungen ein markantes Datum. Oft darf der Resturlaub bis zu diesem Tag des Folgejahres übertragen werden. Das verleitet manche Zeitgenossen, die Wochen Urlaub anzusparen und die Erholung auf das Folgejahr zu verschieben. Gerne werden auch Urlaubstage für „Weltreisen“ angesammelt. Die Reisenden kommen geschlaucht vom Trip um den Erdball zurück und belasten ihren Körper mit Jetlag und sofortiger Arbeitsaufnahme, frei nach dem Motto:

Sidney – Arbeitsstelle Nonstop.

Mit Erholung hat das, meiner Meinung nach, wenig zu tun. Ich empfehle Ihnen für Ihren Weg zu mehr „Wohl + Fühlen“ anders vorzugehen. Sprechen Sie im Vorfeld einer langen und strapaziösen Weltreise mit Ihrem Arbeitgeber über alternative Lösungen (Sabbatmonate). Das Ansparen des Urlaubs kostet Sie zu viel Lebensqualität. Sie brauchen jedes Jahr Wochen der Erholung. So können Sie die fantastischen Eindrücke der Expedition in Ruhe zu Hause nachwirken lassen. Wenn das Urlaubskonto nicht belastet werden muss, können Sie sich anschließend im Park, am Baggersee oder in Ihrem Garten einige Tage erholen und hetzen nicht vom Flughafen direkt in die Arbeit. Außerdem bleiben ausreichend Urlaubstage für das „Restjahr“.

Und falls ich es noch nicht erwähnt haben sollte, ich bin ein Mensch, ich fühle, handle, denke und mache mir selbst ein Bild von den Dingen. Die Meinung anderer ist wichtig, muss aber nicht die eigene werden!

Aufbruchstimmung

Wer den März noch verschlafen hat, wird im April mit einer herrlichen Blütenpracht richtig wach – zum Leidwesen mancher Allergiker. Die Armen quälen sich mit dicken roten Augen und mehr durch das Frühjahr. Auf dem Arbeitsmarkt ist von der Frühjahrsbelebung die Rede. Viele Betriebe suchen nach neuen „Mägden und Knechten (w/m/d)". Werden Sie von dieser Aufbruchstimmung mitgerissen?

Denken Sie ab und zu an einen anderen Job. Sie schaffen dadurch eine gesunde Distanz zu Ihrer aktuellen Tätigkeit. Durchforsten Sie den Stellenmarkt und erweitern Sie Ihren Horizont für neue Möglichkeiten. Das könnte Ihr Selbstbewusstsein steigern, vor allem dann, wenn Sie sich aufraffen eine Bewerbung abzugeben. Falls Sie mit dem Gedanken spielen, ziehen Sie ihn durch. Diese Erfahrungen helfen Ihnen für zukünftige Auswahlverfahren, falls Ihr Betrieb Stellen abbauen muss oder Sie aus anderen Gründen den Job verlieren. So gehen Sie dabei vor:

Stopp, langweile bitte nicht mit seitenweisen Bewerbungstipps. Ich bin kein Ratgeber für Auswahlverfahren. Dazu gibt es im Internet und in der Literatur dicke Wälzer, die alle eines gemeinsam haben:

Bereite Dich gründlich vor und übe, übe, übe. Gut, drei wichtige Tipps will ich Dir mitgeben. Mache in Deinem Anschreiben und in den Auswahlgesprächen folgendes kurz und prägnant deutlich:

- *Wie wirst Du Dich in Deinem neuen Betrieb einbringen?*
- *Welchen Nutzen hat der neue Arbeitgeber von Dir?*
- *Beziehe bei Deinen Ausführungen wesentliche Anforderungen aus der Stellenbeschreibung mit ein.*

Ich wünsche Dir für jeden Deiner „Aufbrüche", in welchen Bereichen auch immer, gutes Gelingen. Trau Dir viel zu!

Auferstehung

Ein Aufbruch der besonderen Art wird an Ostern gefeiert. Aus überschaubaren Nestern in meiner Kindheit ist dieses Hochfest teilweise zu einem zweiten Weihnachten mutiert. Das macht mich traurig, weil ich überforderte Familien sehe und wieder Geschenke im Vordergrund stehen. Ich empfehle Ihnen, die schlichte Freude über die bunten Süßigkeiten, über das gemeinsame Eier färben und den Osterhasen beizubehalten. Nutzen Sie die Festtage für gemütliche Stunden mit der Familie oder Freunden. Überfrachten Sie die freien Tage nicht mit zu hohen Erwartungen. Die folgende **Übung** unterstützt Sie:

◊ Welche Gefühle spüren Sie, wenn Sie an Ostern denken? Sind es Tage der „Auferstehung“ oder hektische Zeiten? Lassen Sie Ihre Gedanken an einem offenen Fenster schweifen.

Ich lege Dir einen Osterbrauch ans Herz: Mache mit Deinen Lieben einen Osterspaziergang in der nahen Umgebung und entdecke die Frühlingsstimmung in der Natur. Nimm für jeden ein buntes Osterei mit. Alle freuen sich, wenn Du unterwegs den Osterhasen spielst.

Vorsätze und ihre Tücken

Die steigenden Temperaturen verführen zu übertriebenem Sportsgeist. Das üppige Ostermenü fördert den Entschluss von jetzt auf sofort, Hüftgold zu „veräußern“. Die Messlatte für Vorsätze hängt oft hoch. Doch endet das Vorhaben häufig mit Wehklagen und Frust. Die Gründe sind vielschichtig. Stefanie Stahl nennt in ihrem Buch „Das Kind in dir muss Heimat finden“ einen davon: „Die Trägheit ist eine unserer größten Widerstände, wenn es darum geht, unser Leben zu gestalten und Veränderungen einzuläuten.“ Deshalb widmen wir uns im Thema des Monats dem Bremsklotz, der Ihnen Veränderungen bisweilen schwer macht.

Davor empfehle ich Ihnen drei Tage Lesepause. Bis bald.

Thema des Monats: Der innere Schweinehund

Herzlich willkommen zurück. Ich freue mich, dieses „tierische" Thema mit Ihnen zu vertiefen. Was ist dieser innere Schweinehund? Ist er ein lausiger Geselle oder ein wahrer Freund? Das werden Sie herausfinden.

Stellen Sie sich vor, Ihnen wird von Ihrem Arbeitgeber ein neues und umfangreiches Computerprogramm für die tägliche Arbeit angekündigt. Es soll angeblich viele Erleichterungen bringen. Sofort steigen in Ihnen verschiedene Gedanken und Gefühle auf, oder? Und schon sind wir im Thema. Sollten Sie nicht berufstätig sein, denken Sie an Ihren PC, der durch Updates und Ähnlichem immer wieder für Unruhe sorgt.

Meistens rufen solche Veränderungen Missmut hervor. Ich möchte Sie anstacheln, in Ihrem beruflichen und im privaten Umfeld dem inneren Widerstand aktiv zu begegnen. So finden Sie auf lange Sicht eine tiefe persönliche Zufriedenheit. Beginnen Sie mit einer **Übung**:

- ◊ Notieren Sie bitte Ihre Gedanken und Gefühle aus dem Beispiel mit dem neuen Computerprogramm.

Ihr Notizblatt wird voll sein. Ich greife einige von Ihren Gedanken auf: „Nicht schon wieder ein neues Programm. Ich habe mich gerade an das alte einigermaßen gewöhnt." „Von wegen Erleichterung, das sind leere Phrasen." „Wie soll ich das schaffen, die Arbeit ist eh schon zu viel." Neugierige unter Ihnen werden vielleicht positive Gefühle spüren und erwartungsvoll an die Neuerungen herangehen. Schön, wenn es so ist. Doch das wird eher die Ausnahme sein.

Mit einem Spruch von Paul Coelho entfache ich Dein inneres Feuer:

Ein Schiff ist sicherer, wenn es im Hafen liegt.
Doch dafür werden Schiffe nicht gebaut.

1. Kennenlernen

Wenn Sie Ihre Komfortzone verlassen müssen, weil eine Veränderung ansteht, meldet sich ein Widerstand – der innere Schweinehund. Er ist eine Metapher für Selbstgespräche. Wer von Ihnen hat seinen inneren Schweinehund schon mal gehört? Zum Beispiel beim Aufstehen, beim Sport oder beim Abnehmen. Denken Sie an die „interne" Diskussion, nachdem der Wecker geklingelt hat. „Bleib doch noch liegen, es ist gerade so schön gemütlich im Bett", so oder ähnlich klingt er dann. Die gute Nachricht ist, Sie haben Ihren inneren Schweinhund schon oft überwunden. Sie lernten Lesen, Schreiben, Radfahren und vieles mehr. Mit dieser **Kennenlern-Übung** wird er Ihnen noch bewusster:

Mein innerer Schweinehund

In welchen Situationen meldet er sich?	Wie meldet er sich?

Sie haben Ihren „Gesellen" näher kennengelernt. Ihre Aufzählung wird sicher nicht vollständig sein, weil Sie sich spontan erinnerten. Später bekommen Sie die Gelegenheit, Ihren inneren Widerstand in der Praxis aktiv zu erleben.

2. Vorsatz

Welches Kopfkino spielt sich bei Ihnen zu diesem Begriff ab? Für Ihr internes „Abwehrtier“ ist er ein echtes Leckerli. Da wird es wach. Laut Duden ist Vorsatz etwas, was sich jemand bewusst entschlossen vorgenommen hat – feste Absicht, fester Entschluss. Juristisch gesehen ist Vorsatz Wissen und Wollen einer Handlung oder Unterlassung (oh, unterlassen klingt für unseren Schweinehund wie Musik in den Ohren). Betrachten Sie dazu Ihr ganz konkretes Beispiel. Wer von Ihnen hat zu Neujahr oder während des Jahres einen Vorsatz gefasst oder hat das noch vor? Bitte tragen Sie den Vorsatz in Stichpunkten im Kasten ein:

Wie verträgt sich Ihr Vorhaben mit Wissen und Wollen?

Wissen: Wusste ich wirklich, was da auf mich zukommt?
Was könnte ich im Vorfeld dafür tun?

* Informationen sammeln.
* Mit anderen Personen oder Experten sprechen, die Erfahrungen mit meinem Vorsatz haben.
* Äußere Hürden einplanen.

Wollen: Wollte ich das wirklich?

* Erfülle ich nur die Erwartungen anderer?
* Wird mir etwas aufgezwungen?
* Blick in die Zukunft – Wie geht es mir, wenn ich das Ziel erreicht habe?

Mit diesen Fragen können Sie in Zukunft Ihre Vorsätze im Vorfeld oder in der Rückschau betrachten. Ein erfolgreich umgesetztes Vorhaben steigert Ihre Zufriedenheit und macht Lust auf neue Herausforderungen.
Ich empfehle Ihnen immer Folgendes zu beachten:

Die Herausforderung soll Ihren Fähigkeiten entsprechen.

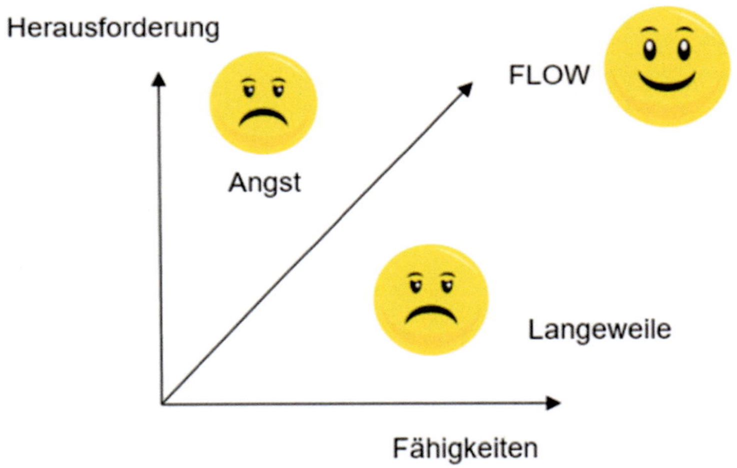

Auf dem Schaubild sehen Sie, was passiert, wenn die Fähigkeiten für die Herausforderung zu hoch sind, es wird langweilig. Umgekehrt ist die Lage schlimmer. Wenn die Herausforderung im Verhältnis zu den Fähigkeiten zu groß ist, kommt Angst auf. Das sollte auf keinen Fall eintreten. Tierisch ausgedrückt: Ein Pferd wird nie fliegen können.

3. Positive Seiten

Um ein wahrer Freund zu sein muss Ihr innerer Schweinhund auch Vorteile haben. Das finden Sie in der nächsten **Übung** heraus:

◊ Lehnen Sie sich gemütlich zurück und überlegen Sie, welche positiven Seiten Ihr innerer Schweinehund für Sie hat. Halten Sie die Ergebnisse schriftlich fest.

Auf welche Vorteile sind Sie gekommen? Bitte berücksichtigen Sie immer, Ihr innerer Schweinhund hat Ihr Wohlbefinden im Auge. Er schaut darauf, ob sich Ihr Aufwand für die angestrebten Veränderungen lohnt oder gegen gesunde Routinen verstößt.

Das ist mir zu theoretisch, machen wir lieber ein Beispiel. Vorher eine Frage: Darf ich „Meinen inneren Schweinhund" mit „MiSch" abkürzen? Das liest sich doch viel flüssiger.

Stimmt, gute Idee. Das werde ich auch machen.

Jetzt das Beispiel: Du hast es bisher einrichten können, am Morgen erst bei Tageslicht aufzustehen. Das ist sehr gesund und eine Wohltat für den Biorhythmus. Eines Tages empfiehlt Dir ein Ratgeber zukünftig eine Stunde früher aufzustehen, um den Tag besser zu nutzen. Dein MiSch wird sich mit all seiner Kraft dagegen wehren und Dich im Bett verweilen lassen, weil Du diese gesunde Routine beibehalten sollst.

Dann setze ich noch ein Beispiel aus dem Sport obendrauf:

Mal angenommen, Sie laufen regelmäßig eine bestimmte Runde. Das strengt Sie an, überfordert Sie aber nicht. Sie sind sehr zufrieden. Plötzlich packt Sie der Ehrgeiz, weil Freundin Ute mit ihrer Spitzenleistung prahlt. Wenn Ute das kann, dann gelingt mir das auch. Sie erhöhen Laufdistanz und Tempo. Sofort meldet sich Ihr MiSch und piesackt Sie:

„Bist Du des Wahnsinns, bisher lief es wunderbar. Warum verändern? Lass uns traben wie bisher. Das ist besser." Ihr MiSch will Sie vor zu hohen Erwartungen schützen. Ute ist glatte zehn Jahre jünger. Er hat daran gedacht. Gehen Sie spielerisch und nicht streng mit ihm um. Steigern Sie, wenn überhaupt, moderat. Das Leben soll Freude bereiten und nicht zur Qual werden. Nehmen Sie seine Warnhinweise ernst. Loben Sie ihn und danken Sie ihm bei passender Gelegenheit für seine Sturheit. In der nächsten **Übung** werden Sie Ihren MiSch noch besser kennenlernen:

◊ Bitte nehmen Sie in den nächsten zehn Tagen Ihren MiSch im Alltag wahr. Schauen Sie auf konkrete Situationen und bearbeiten Sie die drei Aufgaben.

  * Beobachten Sie Ihren MiSch täglich und halten Sie die Eindrücke auf Ihrer Liste fest.

Mein innerer Schweinehund

In welchen Situationen meldet er sich?	Wie meldet er sich?

  * Geben Sie Ihrem MiSch eine äußere Form. Ihrer Kreativität sind keine Grenzen gesetzt. Malen Sie ihn oder nehmen Sie ein Foto, eine Figur oder einen Gegenstand.

  * Halten Sie ein konkretes Vorhaben oder eine Veränderung, die Ihnen noch nicht gelungen ist, bereit.

Ich wünsche Dir interessante Erfahrungen. Höre genau hin, wenn sich Dein MiSch meldet. Du weißt, er meint es gut mit Dir. Bis in zehn Tagen.

4. Der MiSch wird sichtbar

Wie war die Zeit? Haben Sie Ihren MiSch näher kennengelernt und seine Vielfalt entdeckt? Welche äußere Form hat er von Ihnen erhalten? Hoffentlich sehen Sie Ihren inneren Widerstand in einem neuen Licht. Er meldet sich, wenn Sie gewohnte Bahnen verlassen wollen. Handelt es sich um freiwillige Veränderungen, fällt die Gegenwehr oft mild aus. Bei Umstellungen, die eine höherer Gewalt befiehlt, rebelliert der innere Widerstand meist hemmungslos. Dazu später mehr.

Darf ich vorstellen – mein MiSch:

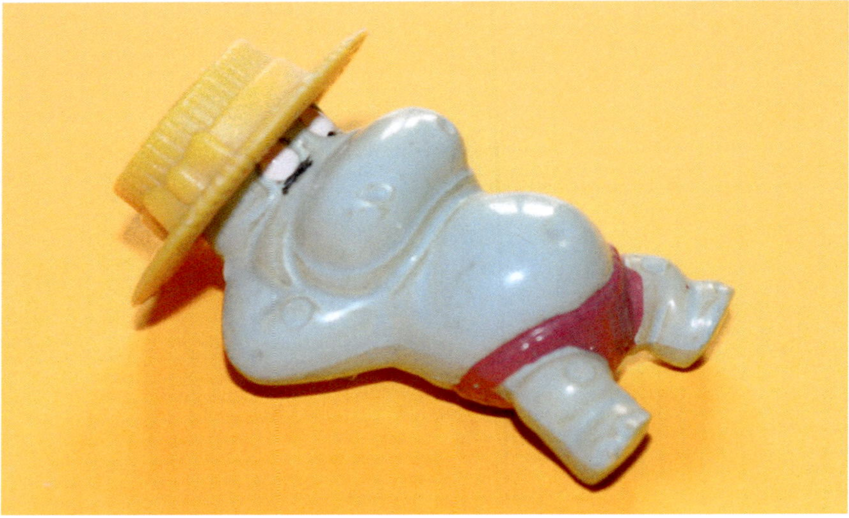

Er strahlt eine beneidenswerte Gelassenheit aus. Ich kann ihm selten böse sein, weil er mein Wohlbefinden sichtlich fördern will. Mit einer äußeren Gestalt wird die Metapher für ein Selbstgespräch konkret. So geben Sie dem Widerstand Ihrer Vorsätze und Vorhaben eine Bühne. Das Zwiegespräch wird mehrdimensional und findet nicht nur im Geist statt. Das kommt Ihnen sehr entgegen. Scheuen Sie sich nicht, dieses Mittel auszuprobieren, auch wenn sich Ihr MiSch sträuben sollte. Spüren Sie, wie sich Gegenwehr breit macht? Der MiSch ist ein Kobold wie der Pumuckl. Er möchte lieber im Verborgenen wirken. Verstärken Sie die innige Beziehung mit Ihrem sichtbaren MiSch, indem Sie ihm einen Namen geben. So gehen Sie noch persönlicher mit ihm um. Ich bleibe bei „MiSch". Dieser Einsilber passt bestens zu meinem Vor- und Nachnamen.

Na sieh mal einer an, wie sinnig. Genau meine Abkürzung.

Stimmt, kaum zu glauben. War das Absicht? Sie werden sicher auch eine prägnante Wortschöpfung für Ihren Begleiter finden.

5. Dopamin

Bei Ihren Vorsätzen und Veränderungen hilft Ihnen ein weiteres Mittel hervorragend: Dopamin – schon mal gehört? Dopamin ist ein Glückshormon. Sie produzieren diesen Stoff selbst im Körper, zum Beispiel dann, wenn Sie den Dingen, die Sie verändern wollen, einen Sinn geben. Das ist ein wesentlicher Gesichtspunkt.

Ja, genau, deshalb rebellieren Menschen bei Umstellungen im Betrieb, weil ihnen der Sinn oder Nutzen nicht oder zu wenig nahegebracht wird. Gut, manche Veränderungen sind echt sinnfrei, da lässt sich nichts schönreden. Kennst Du sicher auch.

Ich zeig Dir an einem Beispiel, wie rasch eine Veränderung gelingt, wenn der Sinn erkannt wird: Manche Bewegungsmuffel werden von heute auf morgen aktiv. Wie geht das? Der Arzt droht mit massiven Erkrankungen und verkürzter Lebensdauer. Angemessener Sport wird begonnen. Hier leistet auch der MiSch keinen Widerstand und spielt mit, weil er den Sinn erkennt. Dann läuft's …

Manche Menschen strotzen nur so vor Dopamin. Wissen Sie, wie die heißen? Kinder! Kennt jeder, oder? Kinder ticken chancenorientiert.

Kann ich mit einem einzigen roten Filzstift eine ganze Wand bemalen? Wenn etwas nicht gelingt, probieren sie solange, bis es geht. Denken Sie an die ersten Schritte. Wie oft fallen die Kleinen im wahrsten Sinn auf die Schnauze und bleiben trotzdem hartnäckig? Von Kindern können wir viel lernen. Sie stolpern mit mehr Humor durch ihr Leben. Wäre nicht der entsetzte Aufschrei der umstehenden Erwachsenen über die blutige Kindernase, sie würden darüber lachen und weitermachen. Wo haben wir diesen Unternehmergeist verloren? Mit diesem Gedanken lasse ich Sie kurz alleine …

6. Aller Anfang

Viele denken, der Anfang ist schwer. Weit gefehlt. Wenn Sie starten, kommen Sie in Schwung. Mit der Freude an den kleinen Fortschritten motivieren Sie sich immer wieder neu. Sie wiederholen x-mal, zum Beispiel Dauerlaufen oder Klavier spielen. Selbst in der Arbeit kommen Sie mit dem neuen Computerprogramm immer besser zurecht. Aller Anfang ist nicht schwer. Sie spüren bald, wie sich die Dinge ins Positive wandeln. Das Leben ist wie ein Fluss – ständig in Bewegung.

Plötzlich kann ein völlig anderer Effekt eintreten: Der Job wird fad, der Partner langweilig, der Sport oder das Hobby ebenso. Dabei übersehen Sie zuweilen die angenehmen Gewöhnungsdinge des Lebens – das Positive der Routinen. Sie verlieren die Leidenschaft und hinterfragen. Oft reichen kleine Veränderungen, um die Lage neu zu beleben. Falls Sie auf solche Situationen stoßen, greifen Sie als erstes zu milden Mitteln, bevor Sie radikale Veränderungen durchführen. Hier kommt die Schutzfunktion Ihres MiSch deutlich zum Vorschein. Er bewahrt Sie vor überstürztem Handeln, wenn Sie auf ihn hören.

Sollte zum Beispiel der Job nerven, loten Sie zunächst intern aus, was sich verbessern lässt. Das Gleiche gilt noch mehr in einer Partnerschaft. Schauen Sie auf die positiven Seiten. Finden Sie gemeinsam neue Impulse. Ihr MiSch verleitet Sie nicht zur Trägheit, nach dem Motto „so schlimm ist es ja nicht“. Er bewahrt Sie vielmehr vor Schnellschüssen, die Sie später bereuen. Gleichwohl sind in manchen Situationen massive Veränderungen erforderlich. Hier wird Ihr MiSch zum Antreiber, wenn er weiß warum und den Sinn erkennt – dann flutscht der Start erst recht.

7. Das Leben ist Veränderung

Oft wandeln sich äußere Umstände ohne Ihr Zutun. Hin und wieder werden Umstellungen „von oben" befohlen. Zum Beispiel ein Umzug der Firma oder eine Reorganisation mit Personalabbau. Im privaten Bereich machen bisweilen Verletzungen oder Krankheiten einen Strich durch die Rechnung und zwingen Sie von heute auf morgen liebgewonnene Sportarten aufzugeben. Was Ihnen das Leben auch alles abverlangen mag, jammern Sie nicht („früher war alles besser"), fallen Sie nicht in die Opferrolle, sondern reagieren Sie. Albert Einstein hat es so ausgedrückt:

Mehr als die Vergangenheit interessiert mich
die Zukunft, denn in ihr gedenke ich zu leben.

Schenken Sie Ihrer Trauer, Ihrem Schmerz, Ihrer Wut, den erforderlichen Raum. Das ist für Ihren Weg zu mehr „Wohl + Fühlen" ein bedeutsamer Aspekt. Es gibt nicht immer nur „himmelhochjauchzend", sondern auch „zu Tode betrübt". Alle Gefühle machen die Vielfalt des Lebens aus und sind direkt miteinander verbunden. SIE lenken die Emotionen in die richtigen Bahnen. Suchen und finden Sie jedoch bald die Chancen, die sich hinter der neuen Situation verbergen. Ihr MiSch begleitet Sie positiv, wenn Sie den Sinn mit ihm teilen.

Ich lasse den Worten Taten folgen. Die Gedanken helfen Dir und Deinem MiSch bei Eueren Vorsätzen und Vorhaben:

Gedanken bei Veränderungen

- ◊ *Was motiviert mich und bringt mich in Schwung?*
- ◊ *Gehe kleine Schritte – es gibt die Macht der kleinen Schritte.*
- ◊ *Mache Hindernisse zu Freunden, sie bringen Dich weiter.*

- ◊ *Üben, üben, üben.*
- ◊ *Lasse Fehler zu und bleibe locker.*
- ◊ *Verändere fröhlich und spielerisch.*

- ◊ *Baue Humor ein und lache über Dich selbst.*
- ◊ *Habe Mut zum Nein sagen.*
- ◊ *Lasse Scheitern zu.*

Fordere Dich und Deinen inneren Schweinehund
immer wieder neu, ohne zu überfordern!

Freu Dich auf Deine nächsten Veränderungen. Du bist dabei nicht allein. Halte bitte Dein „nichtumgesetztes Vorhaben" bereit. Du erinnerst Dich, ein konkretes Beispiel aus Deinem Leben, das bisher erfolglos blieb. Wir brauchen es bald. Vor dem Höhepunkt, machen wir drei Tage Lesepause.

8. Mein Vorhaben

Sie halten seit Tagen Ihr Beispiel bereit – jetzt ist es soweit. Ohne Ihr offenes Vorhaben zu kennen, weiß ich aus eigener Erfahrung, wie sich der MiSch aufführt, wenn ein Vorsatz nicht begonnen wird oder scheitert. Er jubelt scheinbar und fühlt sich bestätigt. „Habe ich Dir gleich gesagt, das funktioniert bei Dir nicht" und „war doch eine Schnapsidee", so oder ähnlich wird er seinen Erfolg herausposaunen.

Das ist meiner Meinung nach zu kurz gedacht. Ihr MiSch hat zweifelsfrei Ihr Wohlbefinden im Auge. Er will Sie schützen. Das glauben Sie mir nicht? Machen Sie bitte diese **Übung**:

- ◊ Beantworten Sie spontan die Kardinalsfrage mit Ja oder Nein: „Haben Sie der Veränderung einen Sinn gegeben?" Ihr MiSch ist kritisch und mag keinen Nonsens.
- ◊ Durchleuchten Sie Ihr Vorhaben nach Wissen und Wollen auf Seite 110. Gibt es neue Erkenntnisse?
- ◊ Nehmen Sie Ihr Beispiel und klopfen Sie es anhand der Gedanken auf Seite 118 ab. Was fällt Ihnen auf?
- ◊ Überlegen Sie, ob die Herausforderung nach Ihren Fähigkeiten ausgesucht war. Ein Pferd wird nie klettern können.
- ◊ Blicken Sie in die Zukunft und gestalten Sie Ihr offenes Vorhaben neu oder verwerfen Sie es.

9. Goldene Regeln zum Start

Viele Vorsätze und Veränderungen scheitern bereits in der Startphase. Beherzigen Sie die folgenden Regeln, dann werden Ihre Neuaufnahme sowie künftige Vorhaben gut gelingen:

Geben Sie nur einer Sache die Vorfahrt.
Konzentrieren Sie sich auf einen Vorsatz, auf eine Veränderung, sonst verzetteln Sie sich und verwirren Ihren MiSch.

Machen Sie den Anfang so leicht wie möglich.
Überlegen Sie sich einen realistischen Einstieg, der schnell zu einem ersten kleinen Erfolg führt. So kommt das Vorhaben in Schwung.

Lassen Sie in der Anfangsphase keine Ausnahmen zu.
Eine Veränderung muss sich einschleifen und wird nur mit Disziplin zur Routine. Wenn Sie zum Beispiel jeden Montag einen Dauerlauf machen wollen, verschieben Sie ihn nur im absoluten Notfall auf einen Folgetag. Betrachten Sie die ersten Wochen als Testphase, in der Sie und Ihr MiSch ein Gefühl für die Neuerung bekommen.

Ist sie wirklich sinnvoll? Für die Antwort brauchen Sie regelmäßiges Tun. Die Strenge gilt jedoch, und das ist die gute Nachricht, nur in der Anfangsphase. Keiner hält ein Jahr lang den Vorsatz durch, genau jeden Montag zu laufen.

Wie lange diese Phase dauert, hängt von der jeweiligen Veränderung ab. Handelt es sich um eine Tägliche, zum Beispiel jeden Tag zehn Minuten ein Instrument zu spielen, sind vier bis sechs Wochen beharrliches Verhalten sinnvoll. Ist das Vorhaben für einmal in der Woche ausgelegt, zum Beispiel jede Woche eine kleine Radtour zu machen, sollten Sie drei Monate hartnäckig ohne Ausnahmen vorgehen.

Reize Deine Grenzen innerhalb eines sinnvollen Rahmens aus.

10. Die Nachhaltigkeit

Kennen Sie die Situation? Sie sind von einer Idee begeistert und legen sofort los. Nach ersten kleinen Erfolgen kommt Sand ins Getriebe und bald danach geht nichts mehr. Sie sind maßlos enttäuscht. Ihr MiSch liegt schmollend in der Ecke. Das muss nicht sein. Beugen Sie vor:

Gehen Sie mit einem Konzept ans Werk. Führen Sie vor der Planung eine Vorher-Nachher-Analyse durch. Sie erinnern sich an den Blick in die Zukunft. Was empfinde ich, wenn ich die Veränderung erreicht habe. Bei positiven Emotionen besteht eine realistische Chance, Nachhaltigkeit zu erreichen.

Beachten Sie die „Checkliste“ auf Seite 119 und die goldenen Regeln der Anfangsphase. Steuern Sie rechtzeitig nach, indem Sie immer wieder Boxenstopps einlegen. Was sagt der MiSch zu Ihren Fortschritten? Welche Hindernisse sind aufgetreten? Kommt Freude auf?

Gehen Sie humorvoll mit Rückschritten um. Beziehen Sie Ihren MiSch in Lösungen mit ein. So wird Ihnen die Veränderung dauerhaft gelingen und Ihr MiSch wartet gutgelaunt auf das nächste Abenteuer.

Das Nachhaltigkeitsbarometer auf der nächsten Seite unterstützt Sie bei Ihren Veränderungen. Darauf können Sie einfach ablesen, wie sich Ihre Vorhaben entwickeln und entsprechend nachjustieren.

Nachhaltigkeitsbarometer

Mein Vorhaben: ______________________________

1. Ist mein Vorhaben zufriedenstellend umgesetzt? **ja** ☐ **noch nicht** ☐

Wenn „noch nicht", was hat mich bisher daran gehindert?

2. Stand der Veränderung:

Das habe ich bisher erreicht:
Was nehme ich mir vor, um die Hindernisse zu beseitigen? Sind die Hürden Chancen, das Vorhaben anders anzugehen?

3. Mein innerer Schweinehund:

Positive Signale bisher:

4. Habe ich die wichtigen 3 (eine Sache, leichter Anfang, keine Ausnahmen) beachtet?

5. War ich humorvoll, spielerisch, locker?

Wie steuere ich hier nach?

6. Macht das Vorhaben wirklich Sinn? **ja** ☐ **nein** ☐

11. Fazit

Können Sie die Eingangsfrage mittlerweile beantworten? Ist Ihr innerer Schweinehund ein lausiger Geselle oder ein wahrer Freund? Für mich ist die Antwort eindeutig:

Ihr innerer Schweinehund ist ein wahrer Freund für Sie, weil er auf Ihr Wohlbefinden schaut. Er bewahrt Sie vor überstürztem Handeln und sinnlosen Veränderungen. Wenn Sie genau hinhören, sorgt er für Ruhe und Erholung. Pflegen Sie ihn gut, dann bleibt er wirkungsvoll. Reagiert er zögerlich, ist immer Vorsicht geboten. Er wird Fehler in der Planung aufspüren. Nehmen Sie ihn aufmerksam wahr. Lösen Sie alle Schwierigkeiten gemeinsam. Das ist mühsam. Dafür werden Sie mit einem gesteigerten Selbstwertgefühl und neuen Erfahrungen belohnt.

Ich wünsche Ihnen bei Ihren Vorsätzen und Vorhaben jede Menge Freude und Leichtigkeit. Lassen Sie die Magie des Neuen wirken. Verzweifeln Sie nicht, wenn Veränderungen stocken oder scheitern. Sprechen Sie mit Ihrem inneren Schweinehund. Hat er auch keine Idee, holen Sie sich andere mit Rat und Tat ins Boot. Manche Veränderung lässt sich zu zweit oder in der Gruppe leichter erreichen.

Denken Sie daran: Eine Ente kann genauso wenig klettern, wie ein Pferd. Ein Elefant wird beim Fliegen verzweifeln. Dafür haben sie andere Fähigkeiten und Talente. Suchen Sie sich realistische Vorsätze, die fordern, aber nicht aussichtlos erscheinen. Bleiben Sie neugierig. Probieren Sie auch mal völlig Neues aus. Ihr innerer Schweinehund hat ein Auge auf Sie und wird Sie, falls erforderlich, zurückpfeifen. Er ist ein wertvoller Begleiter auf Ihrem Weg zu mehr „Wohl + Fühlen“. Hören Sie auf ihn.

Oh ja, das Zuhören ist eine hohe Kunst – eine Kunst, die nicht weit verbreitet ist. Das siehst Du an den bedauerlichen Missverständnissen im täglichen Leben. Damit wir beide uns richtig verstehen, fasse ich das Kapitel für Dich zusammen. Genieße davor einen wunderschönen Blick auf die Kirschblüte im April:

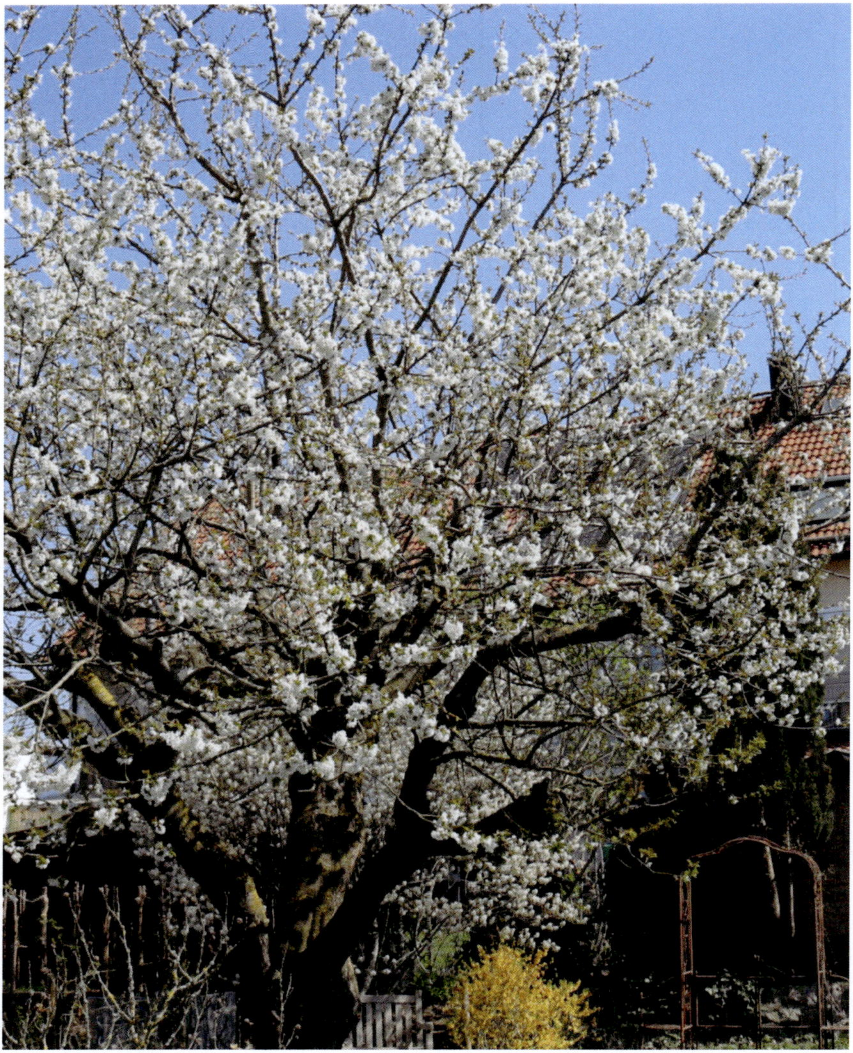

Schau auch in Deine Umgebung. Herrlich, was sich gerade entwickelt.

Was willst Du aus dem April mitnehmen?

* *Lob tut allen gut.*
* *Rückspiegel und Frontscheibe schärfen Dein Profil.*
* *Aufbruchstimmung*
* *Ostern mit Ruhe und Muße in Deiner Umgebung.*
* *Vorsätze sind Wissen und Wollen.*
* *Wähle Deine Vorhaben nach Deinen Fähigkeiten.*
* *Dein MiSch erhält Gestalt und Namen.*
* *Der Sinn in Deinen Veränderungen spornt den MiSch an.*
* *Kleine Fortschritte sind wertvoll.*
* *Die goldenen Regeln der Startphase.*
* *Höre auf Deinen „wahren Freund“ und bleibe neugierig.*

Ich wünsche Dir eine gute Zeit. Bis bald im Mai.

Mai

„Alles neu, macht der Mai." Kommt Ihnen dieser Spruch bekannt vor? Früher galt der 1. Mai in der bäuerlichen Welt als Termin für einen Wechsel und Neueinstellungen von Mägden und Knechten. In den städtisch-bürgerlichen Kreisen war er für einen Wohnungsumzug besonders beliebt. Bei allem stellt sich ein Gefühl von Neubeginn ein. In unseren Tagen ist bereits zu Beginn des Monats Bewegung im Leben. Das sehen Sie an den vielen Mai-Kundgebungen am Tag der Arbeit. Hier sind jede Menge Emotionen „unterwegs". Bitte lehnen Sie sich gemütlich zurück. Auf Sie wartet die erste **Übung**:

◊ Wo ist bei Ihnen und Ihrem Umfeld Bewegung und Raum für Neues zu erkennen? Schreiben Sie Ihre Gedanken auf.

Die meisten Menschen verbinden die schönsten Frühlingstage mit dem Monat Mai, obwohl der Frühling kalendarisch betrachtet bereits im März begonnen hat. Der Mai wird auch als Wonnemonat bezeichnet. Woher kommt das? Im 8. Jahrhundert hieß der Mai „winnimanod", „winni" bedeutete Weide. Die Tiere wurden zum ersten Mal auf die Weide geführt. Daraus wurde im Laufe der Zeit die Wonne. Mit dem heutigen Begriffsverständnis hat der Zusatz nichts mehr zu tun.

„Es ist eine Wonne …", in diesen Worten steckt so viel Ausdruck und Gefühl. Sie steht für Begeisterung, Freude, Behagen und Glück. Ein Begriff, der heute leider selten zu hören ist. Dabei beeinflussen gerade solche Worte unsere Stimmung erheblich. Insgesamt betrachtet hat unsere Sprache enorme Kraft, im Positiven wie im Negativen. Auf Ihrem Weg zu mehr „Wohl + Fühlen" kommen Sie an dieser Strahlkraft nicht vorbei. Deshalb ist dieses edle Gut Thema des Monats. Zuvor dürfen Sie sich einigen Besonderheiten im Mai widmen.

Feiertage versüßen die Arbeitswoche

Der Mai glänzt in den deutschen Bundesländern mit bis zu vier Feiertagen. Ostern, das je nach Vollmond variiert, bestimmt die Tage für Christi Himmelfahrt, Pfingstmontag und Fronleichnam. So ist Bewegung im Kalender. Nur der 1. Mai ist starr. In manchen Jahren sind diese Feiertage alle bereits im Mai und versüßen den Alltag. Viel wichtiger als den Zeitpunkt sehe ich den Umgang mit ihnen. Feiern Sie den Tag oder stopfen Sie ihn mit Freizeitterminen voll? Klären Sie, ob diese Tage zu Ihrer wahren Erholung dienen. An einem der nächsten Feiertage lade ich Sie zu dieser **Übung** ein:

◊ Beantworten Sie am Abend des Feiertages die „Masterfrage". „Habe ich mich heute erholt und wohlgefühlt?" Bei „nein" ergründen Sie die Ursachen und sorgen für Abhilfe.

Was meinst Du, ist die Übung für jeden Feiertag geeignet? Dann vermerke die Frage im Kalender zu den jeweiligen Feiertagen. Sie sind willkommene Inseln DEIN Wohlbefinden zu steigern.

Grün belebt

Im Mai wuseln die „grünen Daumen" in den Gartenmärkten, und das aus gutem Grund. Pflanzen bringen Leben in den Alltag. Jetzt ist Zeit auszusäen – auf den Feldern im großen Stil, in den Gärten im Kleinen. Da herrscht emsiges Treiben, gemischt mit Vorfreude auf das Ergebnis. Lassen Sie sich anstecken und machen Sie mit. Ein Kräutertöpfchen hat in der kleinsten Küche Platz und stiftet viel Freude. Bringen Sie Grün in Ihr Umfeld. Die Natur erleben, so die Glücksforscher, ist ein wesentlicher Faktor für das Wohlbefinden. Also, werden Sie aktiv.

Im Magazin „Vogelschutz" des LBV regt Anita Schäffer zu einem besonderen Naturerlebnis an: „Waldbaden". Diese Wohltat wurde um 1980 in Japan erfunden. Anita Schäffer empfiehlt, auf Folgendes zu achten: „Waldbaden ist dabei nicht gleich Im-Wald-Spazierengehen, sondern beinhaltet den achtsamen Aufenthalt und die bewusste Aufnahme der Atmosphäre im Wald bei einer langsamen Gehgeschwindigkeit. Ein wichtiger Effekt des Waldbadens ist die Stärkung des Immunsystems durch das Einatmen in der Waldluft enthaltener Terpene (von Bäumen abgegebene ätherische Öle)." Auf geht's!

Muttertag – alle Tage im Jahr

Die Verehrung mütterlicher Tugenden geht bis in die Antike zurück. Bei ihren Frühlingsfesten huldigten die alten Griechen zum Beispiel Rhea, der Göttin der Erde und der Fruchtbarkeit. Und heute? Jeder Mensch hat eine Mutter, die meistens mit viel Fürsorge und Liebe ein warmes Nest für ihre Küken bereitet hat. Dafür kann man nicht genug danken. Für jedes Kind ist es ein Segen, die Geborgenheit bei den Eltern zu erleben. Das bildet ein Urvertrauen aus, das für die weitere Entwicklung essentiell ist. Die Realität sieht leider oft anders aus. Ich ziehe demütig vor jedem alleinerziehenden Elternteil meinen Hut. Halten Sie durch und geben Sie Ihrem Nachwuchs möglichst viel von diesem lebensnotwendigen Gefühl. Es tut beiden Seiten gut.

Ja genau, und die Kraft fürs Durchhalten holst Du Dir auf Deinem Weg zu mehr „Wohl + Fühlen" mit mir. Winzige Schritte sind immer drin. Ja, echt!

Stört Sie auch der Hype um den einen Tag? Verteilen Sie Ihren Dank an Ihre Wurzeln doch über das ganze Jahr. Sie werden überrascht sein. Dieser hoch emotionale Bereich wirkt massiv auf Ihr Wohlbefinden ein – positiv wie negativ. Sorgen Sie deshalb für Harmonie in der Familie. Runden Sie den sensiblen Punkt mit einer **Übung** ab:

◊ Lassen Sie Ihre Gedanken zu den Worten „Muttertag, Vatertag, Familie" kreisen. Mit welchem Dankeschön wollen Sie im Laufe des Jahres eine Freude bereiten? Bitte vormerken und umsetzen.

Mai oh Mai

Kaum ein Monat bietet so viele Wortschöpfungen wie der Mai: Maibaum, Maibowle, Maiglöckchen, Maikäfer und mehr. In der bayerischen Sprache kennen wir den Stoßseufzer „oh mei o mei". Das fehlende „a" hört man nicht. Woher kommen die vielen „Mai-Wörter"? Das liegt mitunter an der Kürze. Drei Buchstaben, eine Silbe, verbunden mit einem anderen Wort, klingt ansprechend.
Wolf Schneider behauptet in seinem Buch „Deutsch", die kurzen Wörter sind ausdrucksstärker als die langen. In die gleiche Richtung tendierte bereits der Amerikaner R. A. Flesh, der 1949 als erster wissenschaftlich feststellte: Mit der Kürze wächst grundsätzlich die Verständlichkeit. Können Sie das bestätigen?

Das Wort „Mai" geht leicht über die Lippen und steht, einmal ausgesprochen, kraftvoll im Raum. Dazu kommt der Anfangsbuchstabe M, der eine genussvolle Aussage begleitet. Machen Sie bitte zum besseren Verständnis folgende **Übung**:

◊ Sprechen Sie mehrmals hintereinander „Januar" aus, danach „Mai". Merken Sie einen Unterschied?

◊ Sprechen Sie diese Worte: „Mmmmmmh das schmeckt." Wie geht es Ihnen mit dem M? Ich finde das M ist ein Buchstabe zum Wohlfühlen.

Freuen Sie sich auf viele weitere Aha-Effekte rund um unsere Sprache. Im Thema des Monats werden Sie sich intensiv damit beschäftigen.

Also ich vermute, mein Autor ist in das M verliebt, weil sein Vorname mit M beginnt. Hast Du auch einen Liebling im Alphabet? Zum Nachdenken und Erholen, empfehle ich Dir drei Tage Lesepause. Alle Zeitangaben sind an den Umfang des Kapitels angepasst, wie Du sicher schon erkannt hast. Übrigens, bald wird es magisch.

Thema des Monats: Die Kraft der Sprache

Willkommen zu einem spannenden Thema, das alle berührt und ein wichtiger Bestandteil der Kommunikation ist. Nüchtern betrachtet, ist die Sprache einfach da. Sie werden von klein an hineingeboren und entwickeln sich weiter. Ihre Sprache unterstützt Sie in allen Bereichen und Beziehungen Ihres Lebens. Ob Konflikte oder Liebesgeflüster, die Sprache hilft Ihnen, Ziele zu erreichen. Auch bei Störfeuern im familiären Bereich baut die Sprache Brücken. Zudem ist sie ein ständiger Begleiter auf Ihrem Weg zu mehr „Wohl + Fühlen".

Mechthild R. von Scheurl-Defersdorf formuliert die Verbindung von Sprache und Leben in ihrem Buch „In der Sprache liegt die Kraft" mit diesen Worten: „Sprache entfaltet erst dann ihre volle Kraft, wenn wir sie nicht nur denken, sondern auch gleichzeitig fühlen. [...] Es ist eine machtvolle Erfahrung, zu erleben, wie bei einem bewusst gesprochenen und gefühlten Wort Denken, Handeln und Fühlen in Einklang geraten. So kommen Körper, Seele und Geist zusammen. [...] Mit diesem Blick gewinnen Wortschatz, Satzbau und Satzmelodie eine neue Bedeutung."

Warum die Autorin von dem erwähnten Einklang so begeistert ist, wirst Du in den nächsten Tagen selbst wahrnehmen. Freu Dich darauf. Wörter sind machtvoll – im Positiven, wie im Negativen. Wenn Du Deine Ausdrucksweise geringfügig änderst, trägst Du zu einer angenehmeren Gesprächsatmosphäre bei. Lass Dich überraschen.

Ich lade Sie zu einem zweiteiligen Workshop ein. Zuerst gehen Sie in Ihrem täglichen Wortschatz auf Entdeckungsreise. Danach erleben Sie die Magie der positiven Formulierung. Ihre klaren Botschaften stärken Ihr Selbstbewusstsein. Das steigert Ihr Wohlbefinden deutlich.

Für Pausen sorge ich. Um Erfrischungen musst Du Dich selbst kümmern. Für Stift und Papier gilt das Gleiche. Legen wir los!

Workshop 1. Teil „Mein Wortschatz“

Stellen Sie sich vor, Sie könnten alle negativen Wörter aus Ihrem Sprachgebrauch verbannen, weil sie nicht mehr vorkommen. Das wäre traumhaft, oder? Die Realität sieht anders aus. Man hat den Eindruck, auf der ganzen Welt herrscht Mord und Totschlag – überall Probleme, Probleme, Probleme. Das Positive kommt viel zu kurz. Das sollen Sie ändern.

Warum? Negative Wörter drücken mächtig auf Ihre Stimmung. Das findet vorwiegend im Unterbewusstsein statt. Durch eine entsprechende Wortwahl tragen Sie zu einer positiven Atmosphäre in Ihrem Umfeld bei. Sie glauben mir nicht? Machen Sie mit und lassen Sie sich überzeugen.

◊ **Übung 1:**
Als erstes kommen Sie im Thema an. Schließen Sie bitte Ihre Augen und überlegen Sie, worüber Sie besonders gerne sprechen. Sind das zum Beispiel Hobbys, Krisen, Beruf, Urlaubserlebnisse, Krankheiten, Familie oder Politik?

Nein, noch nicht weiterlesen. Erst die Übung machen!

1. Der Schatz

Ist Ihnen bewusst aus welchem wundervollen Reservoir Sie schöpfen dürfen? Ihr Wortschatz. Ja, die Sprache ist ein wahrer Schatz, den Sie hegen und pflegen sollten. Ich hoffe Sie werden im Laufe unseres Workshops spüren, welche Kraft in ihm steckt und was Sie selbst in diesem Bereich bewegen können.

◊ **Übung 2:**
Wie groß ist Ihr Wortschatz? Wie viele Wörter umfasst er?
Notieren Sie mit Bleistift spontan eine Zahl:

Hast Du Deine Zahl notiert? Sehr gut. Dann hole einen großen Stapel Papier und schreibe alle Wörter auf, die Dir einfallen. Danach zähle alle zusammen. So siehst Du, ob Du richtig liegst. War Spaß …

Die genaue Zahl zu ermitteln, ist schwierig. Nehmen Sie das Beispiel „Blumenstrauß“. Zwei Wörter einzeln und ein Wort, wenn man es zusammenschreibt – insgesamt drei Wörter. Wenn Sie 100 Blumensorten vor den „Strauß“ stellen, „Rosenstrauß“, Tulpenstrauß und so weiter, haben Sie zu den 100 Blumensorten nochmal weitere hundert dazu. Auch der gesamte deutsche Wortschatz lässt sich schwer in Zahlen fassen. Ein allgemein anerkannter Experte auf diesem Gebiet ist der Duden. Nach ihm umfasst der Wortschatz der Alltagssprache zwischen 300 000 und 500 000 Wörter. Diese „exakte“ Festlegung kennen Sie sicher auch aus anderen wissenschaftlichen Bereichen. Sie hilft nicht wirklich weiter.

Ein Muttersprachler benutzt, angeblich, im Durchschnitt zwischen 12000 bis 16000 Wörter. Um sich im Alltag angemessen verständigen zu können, reichen rund 1000 Wörter. Wichtig ist, die eher positiven Elemente Ihres Wortschatzes aktiv zu verwenden. Entwickeln Sie Ihr Sprachgefühl weiter. Werden Sie sich der Fülle bewusst. Wie das geht, erfahren Sie im nächsten Abschnitt.

2. Sprachgefühl entwickeln

Jetzt dürfen Sie kurz in Ihren Wortschatz eintauchen und auf Entdeckungsreise gehen.

◊ **Übung 3:**
Sie führen in Ihrem Alltag private und berufliche Gespräche, schreiben Texte, Nachrichten und mehr. Notieren Sie bitte spontan aus Ihrer Erinnerung heraus, welche zehn Wörter Sie sehr häufig verwenden. Auf der nächsten Seite ist eine Liste für Sie.

Spontanbeobachtung

Zehn Wörter, die ich in meinem Sprachgebrauch sehr häufig verwende:

Nach dieser anstrengenden Übung dürfen Sie sich zurücklehnen und einige Wortproben genießen.

◊ **Übung 4:**
Lesen Sie bitte jedes Wort einzeln **laut** vor. Lassen Sie es einige Zeit auf sich wirken und beobachten Sie, welche Gefühle in Ihnen ausgelöst werden.

Sandstrand	müssen
Stau	Sonne
Steuer	noch
Flughafen	Krankheit
Telefon	Baum

Welche Gefühle kamen in Ihnen auf? Sicher querbeet – Ärger und Angst und vermutlich ebenso Freude und Sehnsucht und viele andere. Wörter lösen positive Gefühle aus, andere wirken negativ auf Sie. Manche schaffen beides, je nach den persönlichen Umständen und Erfahrungen. Flughafen zum Beispiel ist für viele ein Sehnsuchtsort und Startpunkt für wunderbare Fernreisen, anderen treibt er die Zornesröte ins Gesicht, weil der Fluglärm ihr Nachbar ist.

Ihre Wortwahl hat erheblichen Einfluss auf die Gefühle und somit auf die Stimmung Ihrer Gesprächspartner und Ihre eigene. Das gilt für Nachrichten und Texte genauso. Positive Wörter strahlen, negative Wörter verdunkeln. Kommt Ihnen das bekannt vor?

In seinem Buch „Die vier Versprechen“ empfiehlt der mexikanische Buchautor Miguel Ruiz im ersten Versprechen: „Verwenden Sie mit Bedacht Ihre Worte und seien Sie untadelig mit Ihrem Wort.“ Wenn Sie jedes gesprochene Wort vorher auf die Goldwaage legen, blockieren Sie sicher den Gesprächsfluss. Das lähmt Ihre mündliche Kommunikation. Dennoch können Sie mit Ihrer Wortwahl für positive Effekte in Ihrem Sprachgebrauch sorgen. Bei der schriftlichen Kommunikation spielt Ihnen Zeit in die Hände.

3. Magische und tragische Wörter

Ihr Wortschatz enthält eine Vielzahl positiver und negativer Wörter. Um dem „Bedacht“ bei der Wortwahl gerecht zu werden, hilft es Ihnen, vorwiegend magische Wörter zu verwenden – Wörter, die gute Gefühle auslösen. So gestalten Sie Ihre Sprache positiv, lebendig, einfühlsam. Wer aus einem magischen Wortschatz schöpft, ist zudem ein beliebter Gesprächspartner. Tragische Wörter verwenden Sie nur, wenn es zwingend erforderlich ist und Ihrem Gesprächsziel dient. Ein Kritikgespräch sollte zum Beispiel keine Ansammlung tragischer Wörter sein, sondern den Blick optimistisch nach vorne richten.

Hast Du Lust die Wörter aus Übung 3 und 4 nach magisch und tragisch einzuteilen? Mache das zuerst für Dich und hole danach eine Freundin dazu. Diskutiert die Aufteilung, denn nicht alle lassen sich eindeutig einer Kategorie zuordnen. Manche sind neutral. Viel Spaß.

Ein Tipp, falls Dir bei anderen Personen tragische Wörter auffallen, verbessere sie nicht. Besserwisser mag keiner.

Auch die nächste Übung ist mit anderen Personen lustig. Sie dürfen ganz konkret aus Ihrem Wortschatz schöpfen.

◊ **Übung 5:**
Bilden Sie bitte magische Wörter. Nehmen Sie den ersten und zweiten Buchstaben Ihres Vornamens und entdecken Sie mit diesen beiden Anfangsbuchstaben magische Wörter in Ihrem Sprachgebrauch. Halten Sie diese auf jeden Fall schriftlich fest, wir brauchen die Liste später. Und so geht's:
Mein Vorname ist Michael. Also M und I.
M wie munter, Mut, magisch, miteinander, Melodie, modern.
I wie Idee, ideal, Impuls, immens, inklusive.
Jetzt sind Sie an der Reihe …

4. Müssen baut Druck auf

„Ich muss heute Abend noch ins Theater". Kennen Sie den Satz? Was steckt hinter dieser Aussage?

Wer so spricht, hat keine Lust auf die Abendveranstaltung und wird von einer anderen Person „mitgeschleift". „Müssen" baut doch immer Druck auf. Dieses Wort wird so oft verwendet.

Auf den ersten Blick hast Du recht. In dieser Aussage stecken sogar zwei tragische Wörter – „muss" und „noch". Der Satz sagt aus, ich will nicht ins Theater, aber ich komme nicht aus. Sehen Sie das auch so?

Das Fatale ist, dieser Satz wird häufig von Personen gesprochen, die gerne ins Theater gehen. Die Worte werden einfach so dahingesagt, ohne auf die Wirkung zu achten. Die Wörter „muss" und „noch" vermitteln Druck. Die wahre Situation ist in den meisten Fällen eine andere, Vorfreude auf den

Abend und das Theater. Dem Unterbewusstsein wird durch die Wortwahl allerdings eine völlig überflüssige Drucklage vermittelt. Die tragischen Wörter entfernt, wirkt die Aussage neutral: „Ich gehe heute Abend ins Theater". Wie hört sich das für Sie an? Steigerung gefällig? „Ich freue mich auf das Theater heute Abend."

Wenn Sie so formulieren, traut sich Ihr Umfeld nachzufragen, welche Aufführung Sie anschauen. So entwickelt sich oft ein angenehmes Gespräch und steigert die Laune auf beiden Seiten.

Abschließend ein Beispiel, bei dem die Wortwahl zur Aussage passt: „Ich muss heute noch zum Zahnarzt".

Lehne Dich bitte zurück und lasse Deine Gedanken kreisen. Höre in den nächsten Tagen auf „müssen" und „noch" in Deiner Umgebung. Ein kleiner Merkzettel erinnert Dich daran.

5. Sprache beeinflusst

„Ich geh noch schnell einkaufen", kommt Ihnen sicher bekannt vor. Ihr Unterbewusstsein nimmt das Wort „schnell" wahr und hetzt Sie durch den Laden. Gehen Sie bitte frei von Tempoangaben einkaufen. So entschleunigen Sie, ohne viel Aufwand.

Wie groß der Einfluss der Sprache sein kann, sehen Sie an den Modewörtern und Phrasen in deutschen Unternehmen. In dem Artikel der Süddeutschen Zeitung „Heute schon gepitcht?" beschreibt Hendrik Munsberg mit feinsinniger Ironie, wie sich ein Mix aus Anglizismen und pseudo-philosophischen Plattitüden breit macht. Die neuen Kreationen schleichen sich lautlos in den Jargon der Firmen ein und „verseuchen" den Sprachgebrauch einer ganzen Gesellschaft.

Oh ja, der Artikel ist klasse. Kurz zusammengefasst liest er sich so: Wer beim „Cashflow" die „Performance" vermisst, „fokussiert" sich lieber auf das „Portfolio", besonders wenn ein „Purpose" „skalierbar" wird. Auf Teufel komm raus wird „supported", „committed" und „gepitcht", gerne auch bei „Meetings". Hauptsache man ist „am Ende des Tages" „gut aufgestellt", für alle, die lieber deutsch schwafeln.

Munsberg bringt es mit deutlichen Worten auf den Punkt:

„Und wozu dient solches Geschwätz? Offenkundig um klarzumachen, dass zumindest einer in der Firma zu Recht höher dafür bezahlt wird, Wichtiges von Unwichtigem zu unterscheiden. Und je mehr Mitarbeiter das glauben, desto mehr sind bereit, die Phrasen nachzuplappern, sogar in der Freizeit, unter Freunden und in der Familie."

Dabei sind viele Nachahmer voll auf dem Holzweg. Sie meinen durch Fachchinesisch und einer „abgehobenen" Wortwahl professionell zu wirken. Munsberg zitiert in seinem Beitrag Henrik Schmitz, der bei Telekom für die Kommunikation verantwortlich ist, und spricht mir aus der Seele: „Denn wirklich kompetent ist ja der, der in der Lage ist, einen komplexen Sachverhalt so zu erklären, dass ihn viele verstehen."

Muss es wirklich „supported, committed und gepitcht" sein? Klingen „unterstützt, festgelegt und angeboten" so schrecklich? Ich bin ein Anhänger der kraftvollen und verständlichen Sprache. Mich nervt das Firmen-Bla-Bla tierisch. Bleiben Sie wachsam. Die Kraft der Sprache verpufft bei diesem Kauderwelsch. Unsere deutsche Sprache hat eine wunderbare Fülle im Ausdruck. Das zeige ich Ihnen anschaulich:

Geben Sie in einer Suchmaschine im Internet „anderes Wort für enorm" ein. Sie werden über 200 Wörter staunen. Lassen Sie die Vielfalt der Sprache auf Ihrem Weg zu mehr „Wohl + Fühlen" einfließen.

Selbstverständlich bleibt es Dir überlassen, was Du umsetzt. Alles sind Empfehlungen. Gefällt Dir „committed" besser, bleib dabei.

6. Mein Nutzen

Welchen Nutzen haben Sie, wenn Sie auf Ihren Sprachgebrauch achten? Diese Zusammenfassung wird Sie überzeugen:

* Magische Wörter wirken positiv und strahlen auf mein Umfeld.
* Ich erziele positive Effekte auf meine eigene Stimmung.
* Meine klare Sprache ist verständlich.
* Das vermittelt Sicherheit und Selbstbewusstsein.
* Meine Zeit- und Lebensqualität steigt.

Klingt sehr gut. Was meinst Du? Im Praxisteil wirst Du den Nutzen erkennen.

7. Mein Sprachgebrauch in der Praxis

Wie angekündigt, dürfen Sie jetzt tief in Ihren Wortschatz eintauchen und verborgene Kostbarkeiten aufspüren.

◊ **Übung 6:**
Beobachten Sie in den nächsten 14 Tagen, privat und beruflich, Ihren Sprachgebrauch. Verwenden Sie kurze oder lange Sätze? Wie sprechen oder schreiben andere Personen zu Ihnen? Achten Sie auch auf die Körpersprache, Ihre eigene und die der anderen. Der Beobachtungs-Bogen auf der nächsten Seite unterstützt Sie. Ich wünsche Ihnen eine interessante Zeit. Bis in zwei Wochen.

Beo-Bogen Workshop 1.Teil „Die Kraft der Sprache“

Meine Kommunikation – mein Wortschatz

Magische Wörter:

Tragische Wörter:

Kurze Sätze! Ja ☐ Nein ☐

Körpersprache: Was fällt auf?

Wortwahl meiner Gesprächspartner:	
Magische Wörter:	**Tragische Wörter:**

Mein Autor macht es sich einfach. Er gibt Dir eine kurze Erklärung und lässt Dich mit einer Mammutaufgabe allein. Ich widerspreche selten, doch so geht das nicht. Wir wollen Dein Leben lang gut miteinander auskommen. Außerdem sollst Du mich weiterempfehlen. Da lasse ich Dich nicht im Regen stehen und erläutere Dir einige Punkte:

Der Bogen ist eine Vorlage, mache Deine Notizen auf zusätzlichen Blättern. Du kannst nicht jedes Gespräch oder jeden Brief intensiv beobachten. Das würde Dich richtig stressen. Nimm jeden Tag ein längeres Gespräch und betrachte es im Nachhinein auf die Wortwahl, Deine und die der anderen Gesprächspartner. Mit den Texten und E-Mails verfährst Du genauso. Erinnere Dich täglich mit einem auffälligen Klebezettel daran, sonst rauschen die 14 Tage ohne Ergebnis an Dir vorbei.

Du fragst Dich, was Du bei der Körpersprache beobachten sollst. Dazu gebe ich Dir gerne einige Beispiele: Sitzt Dein Gesprächspartner gerade oder krumm, weit zurückgelehnt oder aktiv und interessiert, hat er die Arme vor dem Körper verschränkt oder eine offene Haltung, ist er zappelig oder ruhig, hält er Blickkontakt oder schaut er an Dir vorbei. Du wirst sicher noch weitere Merkmale entdecken. Achte bitte auch auf Deine eigene Körpersprache.

Das Nachhaltigkeitsbarometer auf der nächsten Seite ist ein spezieller Bogen, der Dich in den nächsten drei Monaten begleiten wird. Mit ihm sollst Du fünf magische Wörter, die Dir besonders gefallen, in Deinen aktiven Wortschatz dauerhaft einbauen. Ausführliche Informationen dazu bekommst Du im 2. Teil des Workshops.

Wir sehen uns in 14 Tagen. Mache bitte einen Vermerk in Deinen Kalender, damit Du mich rechtzeitig in die Hand nimmst.
Ich wünsche Dir eine wundervolle Zeit in Deinem Wortschatz!

Die Kraft der Sprache – Die Magie der positiven Formulierung

Meine Sprache – mein Wortschatz

Mein Nachhaltigkeitsbarometer

1. Spontanbeobachtung (Workshop 1. Teil)

Meine 10 Wörter, die ich in meinem Sprachgebrauch besonders häufig verwende:

2. Wochenbeobachtung (bitte bis zum Workshop 2. Teil beobachten und eintragen)

Meine 10 Wörter, die ich in meinem Sprachgebrauch besonders häufig verwende:

3. Mein Ziel (trage ich im Workshop 2. Teil ein)

Meine 5 magischen Wörter, die ich in meinem Sprachgebrauch besonders häufig einbauen werde:

4. Mein Zwischenergebnis nach 2 Wochen!

Meine 5 magischen Wörter, die ich in meinem Sprachgebrauch besonders häufig verwende:

5. Mein Zwischenergebnis nach 6 Wochen!

Meine 5 magischen Wörter, die ich in meinem Sprachgebrauch besonders häufig verwende:

6. Mein Erfolg nach 12 Wochen!

Meine 5 magischen Wörter, die ich in meinem Sprachgebrauch besonders häufig verwende:

Workshop 2. Teil „Die Magie der positiven Formulierung“

Herzlich willkommen zum 2. Teil unseres Workshops. Ich hoffe, Sie hatten eine erkenntnisreiche Zeit und freuen sich auf die Magie der positiven Formulierung. Zum Aufwärmen dürfen Sie kreativ sein.

◊ **Übung 7:**
Die Aufgabe kennen Sie bereits. Bilden Sie aus dem ersten und zweiten Buchstaben Ihres Wohnortes magische Wörter. Notieren Sie Ihre Ergebnisse auf der Liste aus Übung 5.

1. Meine Beobachtungen

Was haben Sie in den vergangenen 14 Tagen beobachtet? Denken Sie zuerst an Übung 3 (Ihre Spontanerinnerung), die zehn besonders häufig verwendeten Wörter. Hat sich die damalige Momentaufnahme bestätigt oder benutzen Sie andere zehn Wörter sehr oft?

◊ **Übung 8:**
Tragen Sie bitte die zehn Wörter aus Ihrer Wochenbeobachtung in das Nachhaltigkeitsbarometer ein. Als nächstes stufen Sie die Wörter nach magisch und tragisch ein. Falls tragische Wörter dabei sind, finden Sie Alternativen und versuchen Sie, diese in Zukunft zu verwenden.

Was ist Ihnen bei Ihrem Sprachgebrauch aufgefallen? Überwiegen magische oder tragische Wörter? Wie sieht Ihre Satzlänge aus? Kurz, lang oder verschachtelt? Gibt es einen Unterschied beim Sprechen und beim Schreiben? Wie hat die Körpersprache der anderen auf Sie gewirkt? Nach diesen 14 Tagen sind Sie sicher hellhörig geworden und sehen Sprachgebilde, die Sie vorher weniger wahrgenommen haben. Diese Zeit war Ihre Bestandsaufnahme. Im nächsten Schritt geht es darum, den Zauber Ihrer Wortwahl im Alltag weiter zu fördern.

2. Der Wortschatz der anderen

Ein wesentlicher Punkt bei Ihren Beobachtungen war der Wortschatz anderer Personen, sei es von Gesprächspartnern oder in schriftlicher Kommunikation. Welche Wörter sind Ihnen besonders aufgefallen?

> ◊ **Übung 9:**
> Ordnen Sie die Wörter, die Ihnen bei anderen aufgefallen sind, nach magisch und tragisch. Danach überlegen Sie, welche Wirkung die einzelnen Wörter bei Ihnen erzielen. Finden Sie für die tragischen Wörter magische Alternativen.

Bitte lassen Sie sich von Ihren neuen Entdeckungen nicht dazu verleiten, andere in deren Sprachgebrauch zu verbessern. Formulieren Sie positiv, das reicht. Veränderungen in der Kommunikationskultur erfolgen behutsam und schleichend, dafür dauerhaft. In lockerer Runde magische Wörter zu bilden, ist ein spielerischer Einstieg und lustig.

3. Wandel in ganzen Sätzen

Sie stärken Ihr Selbstbewusstsein und Ihre Außenwirkung durch magische Wörter. Ihr Gesprächspartner nimmt Sie positiv wahr.

Alles recht und schön, einzelne Wörter lassen sich häufig umwandeln. Wie sieht es mit ganzen Sätzen aus? Da wird oft gemurkst und eine tragische Wirkung erzielt. Das hört sich dann so an:

a. *Jetzt kann ich Ihnen bloß noch anbieten.*
b. *Das ist eigentlich eine tolle Sache.*
c. *Das ist kein Problem, ich komme vorbei.*
d. *Ich muss jetzt noch schnell einkaufen gehen.*
e. *Vielleicht können wir mal darüber reden, wenn ich zwischendrin mal Zeit habe.*

◊ **Übung 10:**
Bitte formulieren Sie die Sätze a – e positiv.
Ich mache es auch und dann legen wir zusammen.

Magische Sätze formulieren ist manchmal einfach. Ab und zu reicht das Weglassen eines Wortes. Was ist Ihnen eingefallen?

Stopp, Stopp, Stopp, nicht schummeln. Hast Du Dich bemüht?
Ich war auch fleißig:

a. *Speziell für Sie habe ich eine weitere Option.*
b. *Das ist eine tolle Sache.*
c. *Sehr gerne komme ich vorbei.*
d. *Ich gehe einkaufen.*
e. *Selbstverständlich reden wir darüber und nehmen uns dafür ausreichend Zeit. Wann geht es bei Dir?*

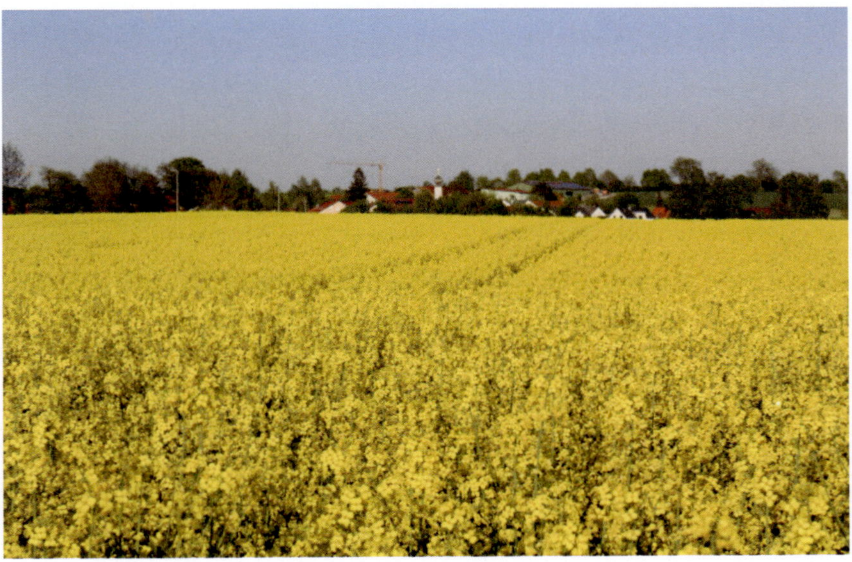

Belohne Dich für Deine Anstrengungen mit einem Blick in die Natur, gerne auch in Deiner Umgebung und fünf Tagen Lesepause. Bis bald.

4. Die Magie erhalten

Die größte Herausforderung besteht darin, die neuen Erkenntnisse dauerhaft umzusetzen. In den vergangenen Wochen hörten und lasen Sie viele magische Wörter. Einige sind in Ihrem aktiven Wortschatz präsent, andere schlummern im Verborgenen. Als erstes Etappenziel sollen Sie fünf „Schlafmützen" aufwecken:

◊ **Übung 11:**
Wählen Sie fünf „neue" magische Wörter, die sehr positiv auf Sie wirken und angenehme Gefühle auslösen. Erinnern Sie sich in Ruhe und Muße an die zurückliegenden Gespräche und an die Übungen mit den magischen Wörtern. Tragen Sie die Fünf unter „3. Mein Ziel" in Ihrem Nachhaltigkeitsbarometer ein.

Jetzt geht's los. Versuche die fünf Auserwählten in den nächsten zwei Wochen möglichst oft zu verwenden. Gehe dabei behutsam vor. Alles „super, super, super" zu finden, könnte Dein Umfeld überfordern und entspricht nicht der Realität. Streue Deine „Neuen" bei passender Gelegenheit ein. Meine Fünf klingen so: Wohlbefinden – begeistern – wunderschön – strahlen – behaglich

Sie haben sicher auch zauberhafte Wörter gewählt und freuen sich darauf, diese mit Charme in Ihrer Kommunikation wirken zu lassen. Nach zwei Wochen folgt die erste Zwischenbilanz. Schauen Sie, wie es Ihnen gelungen ist, die Fünf in Ihren aktiven Wortschatz einzubauen. Falls Sie andere magische Wörter für Ihr Ziel bevorzugen, tauschen Sie die Wörter aus. Tragen Sie unter „4. Mein Zwischenergebnis ..." die Fünf ein, mit denen Sie weitermachen wollen. Vier Wochen später führen Sie die zweite Zwischenbilanz durch und passen entsprechend an.
Nach weiteren sechs Wochen feiern Sie Ihren Erfolg und starten die nächste 12-Wochen-Etappe mit fünf neuen magischen Wörtern. So bereichern Sie sanft und dauerhaft Ihren Sprachgebrauch.

5. Klare und deutliche Sprache

Die Magie der positiven Formulierung wird durch weitere Sprachmittel eindrucksvoll ergänzt. Kommunikation ist ein weites Feld. Jedes Wort, das ich spreche oder schreibe, enthält Informationen.

Mechthild R. von Scheurl-Defersdorf schreibt in ihrem Buch: „Je klarer und verständlicher die jeweiligen Informationen sind, desto leichter ist die Auswahl und desto leichter ist es für den Empfänger, sich diese zu merken und damit etwas anzufangen. Derjenige wird sich in der Informationsgesellschaft am leichtesten tun, der mit dem Gut Information am effizientesten umgeht. Und doch bleiben zu viele wertvolle Informationen durch Fehler in der Kommunikation auf der Strecke. Missverständnisse und Fehlinformationen beeinträchtigen den fruchtbaren Austausch in privaten und beruflichen Situationen."

Du darfst diesen weisen Auszug gerne ein zweites Mal lesen. Besonders der erste Satz bringt die vorzügliche Botschaft, die hier enthalten ist, nicht sofort zum „Strahlen". Böse Zungen könnten …

Schluss mit Lästern, das Buch ist hervorragend und die Aussagen eine Wucht. Gerade die Fehler in der Kommunikation sind sehr ärgerlich, weil sie vermeidbar sind. Sie stören Ihr Wohlergehen empfindlich. Auf Ihrem Weg zu mehr „Wohl + Fühlen" kommen Sie mit einer klaren und deutlichen Sprache ein gutes Stück voran. Wie Sie dabei vorgehen, zeige ich Ihnen im folgenden Abschnitt.

6. Weichmacher verbannen

Weichmacher schwächen eine Aussage deutlich ab. Oft werden sie gedankenlos eingesetzt, ohne auf ihre negative Wirkung zu achten. Die bekanntesten ihrer Zunft sind „eigentlich" und „vielleicht".

Bei den Beispielen werden Sie die enorme Kraft der Sprache in der alternativen Formulierung spüren. Machen Sie regen Gebrauch davon:

Konjunktiv

Beispiele:	Ich würde, es wäre, wir sollten.
Alternativen:	Ich empfehle, es ist vorteilhaft, wir sind in der Lage.

Klein machen – Verniedlichungen

Beispiele:	Das ist gar nicht so schlimm. Bisschen Zeit.
Alternativen:	Das ist völlig im Rahmen. Haben Sie Zeit?

Abschwächungen

Beispiele:	Eigentlich. Vielleicht können wir mal .... Unter Umständen.
Alternativen:	Eigentlich weglassen. Wann gehen wir? Wir werden alles versuchen.

Verallgemeinerungen

Beispiele:	man, immer, alle, keiner, niemand.
Alternativen:	Ich, wir, sie, es gibt, sehr oft, sehr viele, selten.

Negationen

Beispiele:	un-, nicht, kein, das ist nicht unwichtig.
Alternativen:	Formulieren Sie es positiv. Das ist wichtig.

◊ **Übung 12:**

Beobachten Sie in den nächsten Wochen, welchen Raum Weichmacher in Ihrem Sprachgebrauch einnehmen. Sie finden sicher noch weitere Alternativen zu den oben aufgeführten Beispielen. Verbannen Sie Ihre Weichmacher für eine klare und deutliche Sprache. Viel Erfolg! *(Ein kleiner Merkzettel erinnert Dich.)*

7. Die Körpersprache

Kennen Sie den Satz, „der spricht ja mit Händen und Füßen“? Damit sind Zeitgenossen gemeint, die Ihren Worten lebhaft Ausdruck verleihen. Allerdings spricht der Körper auch ohne Worte – hängende Schultern oder ein gebückter Gang senden eindeutige Informationen.

Stefan Verra kommt in seinem Buch „Leithammel sind auch nur Menschen“ zu folgendem Ergebnis: „Wer die Sprache des Körpers wahrnimmt und sie bewusst sprechen kann, erreicht die Herzen der Menschen. Überall.“ Sein Buch gibt einen wunderbaren Einblick in die Welt der Körpersprache und stärkt die eigene Wahrnehmung.

Mit einer ausdrucksvollen Sprache kombiniert, ist Ihre Körpersprache der nonverbale Übermittler Ihrer Botschaft. Nur im Einklang erzielen Sie die wahre Wirkung Ihrer Worte.

Das stimmt wirklich. Mit diesen Tipps fällt es Dir leichter:

I. Stelle in Deinem Gespräch immer wieder einen sicheren und angenehmen Blickkontakt her. Weiche dem Blick des anderen nicht aus. Anstarren ist verboten. Du wirst die richtige Balance finden.

II. Achte auf eine gerade Haltung – Kopf nicht gesenkt, sondern nach vorne gerichtet, Schultern locker hängenlassen.

III. Setze Dich stabil hin – interessiert, offen und zugewandt.

IV. Wenn Du stehst, bleiben beide Schuhsohlen auf dem Boden und sorgen für einen sicheren Stand.

V. Unterstütze Deine Aussagen mit Gesten, die zu Deinem Wesen passen. Ruhige Menschen nehmen Räume nicht mit Händen und Füßen ein.

VI. Deine Mimik soll im Einklang mit Deinen Worten sein. Ein Lächeln mehr, belebt Dein Gespräch.

Das liest sich sehr kompliziert – ist es keineswegs. Sie stehen mitten im Leben und führen viele Gespräche. Ob Sie Ihre Körpersprache als Native-Speaker beherrschen und wie Sie wirkt, erfahren Sie gleich.

◊ **Übung 13:**
Stellen oder setzen Sie sich vor einen großen Spiegel und unterhalten Sie sich zehn Minuten mit Ihrem Spiegelbild über das vergangene Wochenende oder erzählen Sie eine lustige Geschichte. Ihrer Fantasie sind keine Grenzen gesetzt. Beobachten Sie dabei Ihr Spiegelbild. Gute Unterhaltung!

Tolle Übung, oder? Wie sieht's aus? Hast Du die Tipps I. – VI. schon drauf? Du kannst die Übung jederzeit wiederholen.

8. Sprachlicher Glanz

Besonders beliebt sind Menschen, die folgende Empfehlung beherzigen:

* Machen Sie kurze Sätze.
* Konzentrieren Sie sich auf das Wesentliche.
* Vermeiden Sie Fachbegriffe.

So werden Sie mit Ihrem Sprachgebrauch glänzen und andere zum Nachahmen bewegen. Wohlwollen und Gelassenheit sind hilfreich.

Von mir gibt's für Deine persönlichen Gespräche die 3-A-Regel:
__A__nsprechen beim Namen
__A__nschauen – Blickkontakt
__A__temzug – Atemzug als kurze Sprechpause

Spreche erst nach den 3-A Deine Botschaft, Bitte oder Frage aus. Dein Gesprächspartner wird aufmerksamer und fühlt sich im wahrsten Sinn des Wortes „angesprochen". Du wirst die grandiose Wirkung bald erkennen.

9. Ausblick

Pflegen Sie Ihren Wortschatz und schöpfen Sie aus dem Vollen. Mit einem hohen Anteil magischer Wörter wirken Sie auf Ihr Umfeld hell und liebevoll. Ihre geschärfte Wahrnehmung wird Sie bei einem **Bomben**wetter und **Mord**sstimmung zucken lassen. Vor**schläge** und Rat**schläge** enthalten Gewalt, auch wenn Sie gut gemeint sind. Ideen und ein weiser Rat „performen" völlig anders, oder magisch formuliert, strahlen positiv. Entfernen Sie Geschwindigkeit aus Ihrem Sprachgebrauch. „Ich geh mal schnell, ich bin gleich da, hör mir kurz zu" sind Floskeln, die Zeitdruck aufbauen, ohne es zu merken.

Ich wünsche ich Ihnen auf Ihrem Weg zu mehr „Wohl + Fühlen" die Magie der positiven Formulierung. Entdecken und bewahren Sie die heilende Kraft der Sprache.

Unser Workshop ist zu Ende. Viel Freude beim Umsetzen. Bleibe dabei heiter und gelassen. Setze ab und zu einen lockeren Spruch in die Welt.

In der Zusammenfassung siehst Du, was Du im Mai vertieft hast:

* *Wohlfühlen und Erholen an den Feiertagen.*
* *Ein Kräutertöpfchen findet überall Platz.*
* *Auf geht's zum Waldbaden.*
* *Eltern ehren das ganze Jahr mit Überraschungseffekt.*
* *Mein Wortschatz ist umfangreich.*
* *Wörter beeinflussen die Stimmung.*
* *Die Magie der positiven Formulierung*
* *Klare Sprache macht selbstbewusst.*
* *Die „Magischen Fünf"*
* *Weichmacher verbannen.*
* *Der Körper spricht mit.*
* *Kurze Sätze, ohne Fachbegriffe und bla bla*
* *Ansprechen, Anschauen, Atmen – Botschaft kommt an.*

Ich freu mich auf Dich Anfang Juni zu unserem „Sommer-Spezial".

Juni

Herzlich Willkommen zu unserem „Sommer-Spezial“. Lassen Sie sich von einem Monat mit Sonne, Luft und Raum überraschen. Warum sehnen sich viele Menschen nach dem Süden und Meer? Richtig, weil es dort warm und sonnig ist. Das Leben findet das halbe Jahr in luftiger Kleidung draußen statt. Bei uns ist diese Zeit erheblich kürzer. Trotzdem fängt das große Jammern an, wenn die Hitze konkret wird – war die Vorfreude auch noch so groß. Die Schattenseiten des Sommers können Sie jedoch abfedern. Mit einer „coolen“ Einstellung bleiben Sie frisch und gelassen. Wie das geht, erfahren Sie hier.

Nochmal – an sich ist das sonnenklar – in den heißen Monaten sind Körper und Geist extrem belastet. Mehr denn je gilt das Motto:
„Leben und leben lassen“. Damit Dir das leichter fällt, lese bitte die nächsten Zeilen laut vor und mache nach jedem Satz eine kurze Pause.

* *Ich nehme mir wenig vor.*
* *Ich fahre, wo immer es geht, mit halber Kraft.*
* *Ich genieße die luftige und lockere Kleidung.*
* *Ich baue genügend Pausen ein und trinke ausreichend.*

(Gerne wiederholen)

Das sind altbekannte Weisheiten, die allerdings erst wirken, wenn sie von Ihnen befolgt werden. Stellen Sie auf Sommerbetrieb um und überzeugen Sie ebenso Ihr Umfeld davon. Nutzen Sie den Sommer für Ihren
Weg zu mehr „Wohl + Fühlen“. Verhalten Sie sich zeitgemäß und Sie kommen einen deutlichen Schritt voran.

Bevor Sie den Sommer in allen Poren aufsaugen dürfen, freuen Sie sich auf die Besonderheiten im Monat Juni.

Fremde Sprachen – ein Geist

Das christliche Hochfest Pfingsten findet immer 50 Tage nach Ostern statt – in manchen Jahren Anfang Juni. Pfingsten kann Sie zu einer aufgeschlossenen Völkerverständigung ermuntern, denn im Mittelpunkt steht das Wunder des grenzenlosen Verstehens. Die Christen feiern den Heiligen Geist, der auf die Jünger herabkam und die Einheit der Gläubigen schuf. Trotz fremder Sprachen konnte jeder die Worte des Geistes verstehen. Aus der Pfingstgeschichte lese ich für mich heraus, auf Fremde offen zuzugehen und sie zu verstehen.

Gerade im Hauptreisemonat Juni wäre diese Botschaft im Gepäck gut aufgehoben. So bekommt jeder Auslandsaufenthalt einen besonderen Geist. Interesse und Toleranz für andere Kulturen erweitern den eigenen Horizont und tragen zu einem entspannten Miteinander bei.

Sonnwende

Mit Feuer, so wie der Heilige Geist oft dargestellt wird, hat auch der längste Tag und die kürzeste Nacht zu tun – die Sonnwende. Bei den Feiern am 24. Juni wird oft ein Sonnwendfeuer entfacht. In vielen Regionen Johannisfeuer genannt, weil der 24. Juni der Tag des Heiligen Johannes des Täufers ist. Diese Tradition geht bis ins 12. Jahrhundert zurück. Dem Volksglauben nach sollte der Brauch Dämonen und Hagelschäden abwehren. Mancherorts springen Burschen und Mädchen über das Johannisfeuer. Der Sprung über das Feuer soll reinigen und vor Krankheit schützen. Ein außergewöhnliches Spektakel sind die Bergfeuer in dieser Nacht, die weit ins Land hinausleuchten und viele Schaulustige anlocken. Staunen Sie mit!

Craticulum

Von einem Feuer zum Nächsten. Dabei macht ein Feuer im Sommer energetisch gesehen wenig Sinn. Trotzdem wird in allen Ecken des Landes weltmeisterlich gebrutzelt. Die Geschichte des Grillens ist fast so alt, wie die Menschheit selbst. Seit über 30 000 Jahren werden Nahrungsmittel über offener Flamme geröstet. Ohne erforderliches Kochgeschirr gehört diese Art daher zu den ältesten Zubereitungsformen. Das Wort „grillen" stammt vom lateinischen „craticulum" und wird mit „kleiner Rost" übersetzt. Mittlerweile ist „Grillen" eine Wissenschaft und die „Roste" sind Hightech-Geräte vom Feinsten. Diese Kochweise ist ein Anheizer mit Milliardenumsatz für das Bruttosozialprodukt.

Wenn Du Deinen Grillabend als Schlaumeier mit hitzigen Diskussionen richtig versauen willst, berichte Deinen Gästen aus einer Ökobilanz-Studie des TÜV Rheinland. Dort kamen Experten zu diesem Ergebnis: Für die Umwelt ist nicht die Art des Grillens (Holzkohle, Gas oder Strom) wichtig, sondern vielmehr die Auswahl des Grillguts.

Auch Petra Pinzler und Günter Wessel beschreiben das in ihrem Buch „Vier fürs Klima" ausführlich. Nahezu 95 Prozent der anfallenden klimarelevanten Emissionen werden angeblich durch das Grillgut verursacht. Bevor ich hier eine Klimadiskussion entfache, empfehle ich Ihnen lieber, alle Meinungen zu diesem und ebenso anderen Themen gelten zu lassen. In meinem Jurastudium lernte ich eindrucksvoll, alle Seiten zu betrachten und sich erst dann eine Meinung zu bilden. Ansichten von Minderheiten verdienen gleichermaßen gehört zu werden, auch wenn der sogenannte Mainstream „betreutes Denken" vorgibt. Hinterfragen Sie und bleiben Sie tolerant. Möglicherweise hat die konträre Meinung Elemente, die plausibel sind und Ihrem Wohlergehen nützen.

Damit der Grillabend fröhlich verläuft, vermeiden Sie das Grillgut-Thema und freuen Sie sich mit Ihrer Runde über die Köstlichkeiten die Natur und Craticulum bieten. Eine besondere Idee habe ich noch für Sie:

Oh, ich wollte die Studien zusammenfassen. Gut, dann bringe ich einen anderen Gedanken ins Spiel. Wenn wir auf unser Wohl schauen, sollten wir erst recht auf das Tierwohl achten.

Stimmt, genau in diese Richtung geht meine Idee: Worin besteht der tiefere Sinn eines Grillabends? Wollen Sie Ute und Hans, böse gesagt, nur die neue Grillstation vorführen? Soll Hunger ohne viel Aufwand gestillt werden? Oder geht es schlicht darum mit Ihren Freunden einen gemütlichen Abend zu verbringen? Trennen Sie den Wesenskern vom Äußeren und Sie werden mit ähnlichem Genuss zu mehr Tierwohl beitragen. Der Fleischkonsum in Deutschland ist nur mit der belastenden Massentierhaltung zu gewährleisten. Testen Sie doch neue Wege. Laden Sie zum Beispiel zu einer „Lieblingssalate-Runde" ein, bei der jeder Gast seinen Favoriten mitbringt und Sie für Getränke sorgen. Gut, die Männer werden sich anfangs wegen der fehlenden Feuerstelle überflüssig vorkommen. Spätestens am kalten Buffet ist das vergessen.

Bitte verstehen Sie mich richtig, natürlich sind Röstaromen vom Fleisch für viele ein Genuss. Mir geht es darum, ab und zu seinen Lebensstil und die vertrauten Gewohnheiten zu hinterfragen, um möglichst alle Belange in Einklang zu bringen. Tierwohl strahlt auf den Menschen aus.

Langweilst Du Dich schon, weil Dich das Thema nicht anspricht oder Du bereits für Abwechslung sorgst? Dann weite den prüfenden Blick zu den Gewohnheiten auf andere Themen, wie Kleidung, Urlaub, Mobilität, Energie, Finanzen aus. Auf Deinem Weg zu mehr „Wohl + Fühlen" gehört auch das Wohl Deiner Lebensgrundlagen und Deiner Mitmenschen dazu.

Das klingt schwer nach erhobenem Zeigefinger. Mach mal halb lang. Ich empfehle Ihnen, neuen Sichtweisen und Ideen offen zu begegnen. Am Ende steht Ihnen frei, Dinge zu verändern oder beizubehalten – so, wie Sie mögen und anderen und der Umwelt eher nicht schadet.

Für heiße Tage

Schluss mit Feuer, Glut und hitzigen Diskussionen, Ihr Körper hat an den heißen Tagen genug zu kämpfen. Entlasten Sie ihn im Gegenteil mit angemessenen Speisen. Verwöhnen Sie Ihr Betriebssystem mit Lebensmitteln, die von innen heraus kühlen – ganz gleich, ob sie warm oder kalt zu sich genommen werden. Ja, die gibt's. Fantastisch, oder?

In der traditionellen chinesischen Medizin (TCM) werden Lebensmittel nach ihrer thermischen Wirkung auf den menschlichen Organismus eingeteilt. Neben wärmenden oder erhitzenden stehen kühlende und neutrale. Erhitzend wirken zum Beispiel Chilischoten und alles andere, was scharf ist, gebraten oder gegrillt wurde.

Schon wieder Feuer. Nach TCM also Grillfleisch, wenn überhaupt, nur noch im Winter. Da habe ich eine pfiffige Idee für Dich, lade im Winter zu einem Grillabend ein. Macht energetisch mehrfach Sinn …

Kühlende Wirkung wird im Bereich der Obst- und Gemüsesorten Blumenkohl und allen Kohlsorten zugeschrieben, ebenso Paprika, Radieschen, Tomaten und Gurken, Erdbeeren und Melonen. Bei den Milchprodukten Frischkäse und Joghurt, saure und süße Sahne.

Der wärmenden Wirkung werden Schaf- und Ziegenmilch, Lauch, Zwiebeln, Pfirsiche, Marillen und Kirschen zugeteilt.

Der beste Durstlöscher ist, wen wundert's, sauberes Trinkwasser.

Ich liebe TCM, denn kurioserweise sagt sie auch Zucker eine kühlende Wirkung nach. Demnach ist Schokolade oder ein Erdbeerkuchen mit Sahne ein sinnvolles Lebensmittel für die Sommerzeit – lecker.

Die XXL-Wetterprognose

Der 27. Juni wird als „Siebenschläfer" bezeichnet. Um diesen Tag ranken sich zahlreiche Bauernregeln. Die bekannteste lautet:

„Das Wetter am Siebenschläfertag sieben Wochen so bleiben mag."

Tatsächlich ist an dieser Aussage vom stabilen Wetter mehr als ein Fünkchen Wahrheit. Der Zeitraum rund um den Siebenschläfertag gilt als meteorologische Singularität, also eine Witterungseigenart mit hoher statistischer Wahrscheinlichkeit. Statistiken zeigten und zeigen eine sehr stabile Wetterlage um die erste Juliwoche herum. Vor sehr langer Zeit war der Siebenschläfertag noch am 7. Juli. Erst durch eine umfassende Kalenderreform fiel er später auf den 27. Juni. Von der Bauernregel inspiriert, hoffen alle auf schönes Wetter an diesem Tag.

Wenn Du geschichtlich interessiert bist, habe ich ein Schmankerl für Dich. Ansonsten überspringe diese Zeilen.

Ich war sprachlos, als ich das hörte. Was war geschehen?

Seit Jahrtausenden messen Menschen die Zeit und ordnen sie in Tage, Monate und Jahre. Doch so einfach lässt sich die Natur nicht in Struktur packen. Die Erde braucht 365 Tage um einmal die Sonne zu umkreisen. Dieses „Sonnenjahr" errechnete der griechische Astronom Hipparchos um 150 v. Chr. – nach seiner Rechnung ungefähr ein Viertel Tag mehr. Das war eine Herausforderung für die damaligen Experten. Der römische Feldherr Julius Cäsar hatte im Jahr 45 v. Chr. die Lösung: Er führte mit dem Julianischen Kalender den Schalttag ein – alle vier Jahre ein zusätzlicher Tag. So sollte alles wieder stimmen.

Leider hatte sich Hipparchos knapp um 12 Minuten verrechnet. So fand alle 128 Jahre ein Schaltjahr zu viel statt. Das hatte Auswirkungen auf die Jahreszeiten. Der Frühlingsanfang verschob sich immer mehr in den Winter. Als der Frühling 1582 bereits zehn Tage zu früh begann, führte Papst Gregor den Gregorianischen Kalender ein, den wir auch heute noch verwenden. Ein Sonnenjahr dauert demnach 365 Tage, 5 Stunden, 48 Minuten und 46 Sekunden. Das sind 365,25 Tage. Das Schaltjahr wurde beibehalten, allerdings auf die

Jahrhunderte gesehen, nicht alle vier Jahre. Um Dich nicht ganz zu verwirren, erspare ich Dir die komplizierte Rechnerei. Dafür muss ich Dir auf jeden Fall erzählen, wie sich die Änderung damals zugetragen hat:

Bei der Reform wurde die Verspätung des Kalenders gegenüber den Jahreszeiten durch Auslassen von zehn Kalendertagen korrigiert. Bei der Suche nach einem geeigneten Zeitpunkt war die Wahl auf den Oktober gefallen, da der Kalender für diesen Monat vergleichsweise wenige Heiligenfeste enthielt und die ausgelassenen Tage den Heiligenkalender nur geringfügig störten. Auf Donnerstag, den 4. Oktober, folgte Freitag, der 15. Oktober. Die haben einfach schwupp di wupp zehn Tage übersprungen. Heftig, oder? Nachdem die Bauernregeln ihren Ursprung deutlich vor der Reform von 1582 haben, kommt vom 7. Juli zehn Tage zurückgerechnet der 27. Juni heraus. Ob die Kalenderreform wohl durch eine Volksbefragung demokratisch zustande kam? Vermutlich eher nicht.

Bitte schauen Sie sich das Wetter am 27. Juni besonders genau an und beobachten Sie in den Folgewochen, wie verlässlich die Bauernregel ist. Bleiben Sie gelassen, wenn sich Sonne und Regen nicht nach Ihren Wünschen verhalten. Wie das Wetter auch sein mag, irgendwer freut sich immer – ab und zu sind Sie dabei.

Ein Vermerk im Kalender erinnert Dich an Dein Vorhaben. Mach es so, wie es Dir beliebt. Ich freu mich auf die nächsten Wochen …

Thema des Monats: Raum lassen für …

Das Warten hat ein Ende. Der Höhepunkt Ihres „Sommer-Spezial“ naht. Vor Ihnen liegen vier Wochen, die mit Leben gefüllt werden wollen. Hoffentlich hat Ihr Terminkalender viele Lücken und leere Seiten. Für mich ist der Juni eine Zeit, um Raum zu lassen. Deshalb werde ich mich zurückziehen und die Regie an das Buch übergeben. Ich wünsche Ihnen wunderbare Wochen, warmherzige Momente und heitere Stunden in diesem Sommermonat. Bis bald.

Start frei für eine herrliche Zeit.
Gleich vorweg, es liegt an Dir, wie die nächsten Wochen werden. Natürlich bist Du weiterhin auf dem Weg zu mehr „Wohl + Fühlen“. Wir befinden uns quasi im Epi-Zentrum der Grundidee und stehen kurz vor einem grandiosen Schritt in eine neue Dimension.

Wie fühlst Du Dich? Hast Du schon die erfrischende „Sommerlaune“?
Damit wir viel Freude und Frohsinn teilen, stelle ich Dir die einfachen Spielregeln für Dein „Sommer-Spezial“ vor:

Jede Woche biete ich Dir die Gelegenheit „Raum zu lassen“ für Deine Belange und Freuden. Das können zum Beispiel Gedanken, Hobbys, Freunde, Wasser, Feiern, Zeit für Dich alleine, Genuss oder auch nichts tun sein. Du kannst Raum für „loslassen“ oder „auf sich zukommen lassen“ schaffen. Falls Du Kinder hast, lasse eventuell Raum die Tagesregie an ein oder an mehrere Kinder zu übertragen (bei Dreijährigen wird das allerdings ein echtes Abenteuer).

Dein Ziel: Schenke dem Sommer in Dir Luft zum Atmen. Bei allem soll die Jahreszeit beschaulich fließen und nicht nur der Schweiß. Setze Deiner Phantasie keine Grenzen und überlege weitere Möglichkeiten für Dich „Raum zu lassen“.

Um Deine letzten Fragezeichen zu beseitigen, nochmal konkret:

1. *Blättere Woche für Woche auf die nächste Doppelseite (am besten sonntags). Überlege Dir intensiv wofür Du in der aktuellen Woche „Raum lassen" möchtest. Nimm Dir nur einen Punkt vor und notiere ihn mit Bleistift in das Feld.*

2. *Ganz wichtig: Papier ist geduldig. Setze Dein Vorhaben in die Tat um und beobachte Deine Fortschritte zwei bis drei Mal pro Woche.*

3. *Erfreue Dich bei Deiner wöchentlichen Erfolgsanalyse an jeder kleinen Veränderung. Sollte Dir der Triumpf dieses Jahr nicht gelingen, bleibe trotzdem locker und überdenke Deine Erwartungen.*

4. *Habe Geduld mit Dir!*

Mein Versprechen für die Zukunft:
Ich bin bei Dir Dein Leben lang. Jahr für Jahr hast Du im Juni Gelegenheit Dein „Sommer-Spezial" zu erleben. Verhaltensänderungen sind wie das Erlernen eines Instruments oder einer Sportart. Mit üben, üben, üben stellen sich nach und nach Fortschritte ein. Du wirst das erfahren.
Jetzt geht's los …

1. Woche

Ich lasse Raum für:

____

(Die nächsten Seiten sind nur für Dich. Notiere Woche für Woche Deine „Räume" und lebe Sie!)

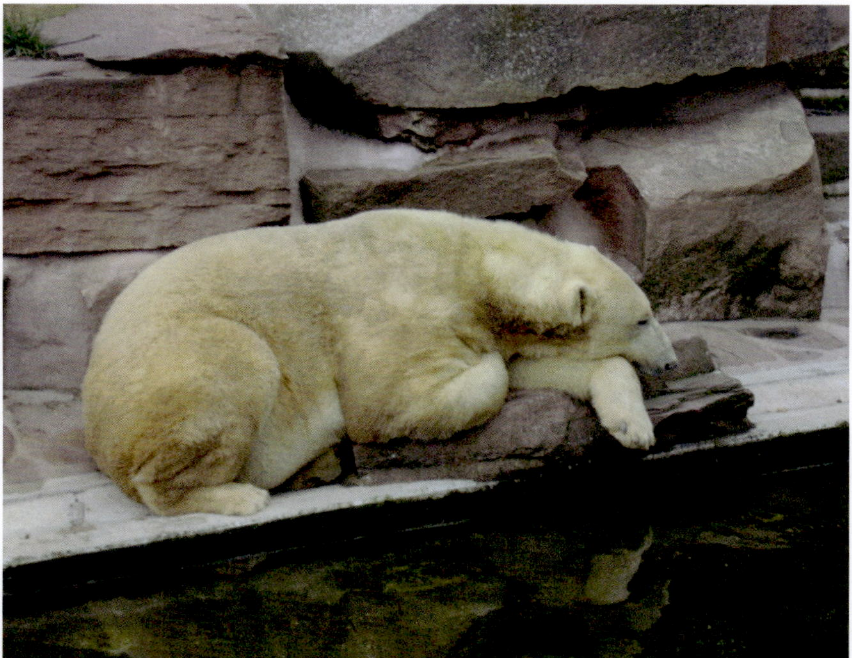

2. Woche

Ich lasse Raum für:

____

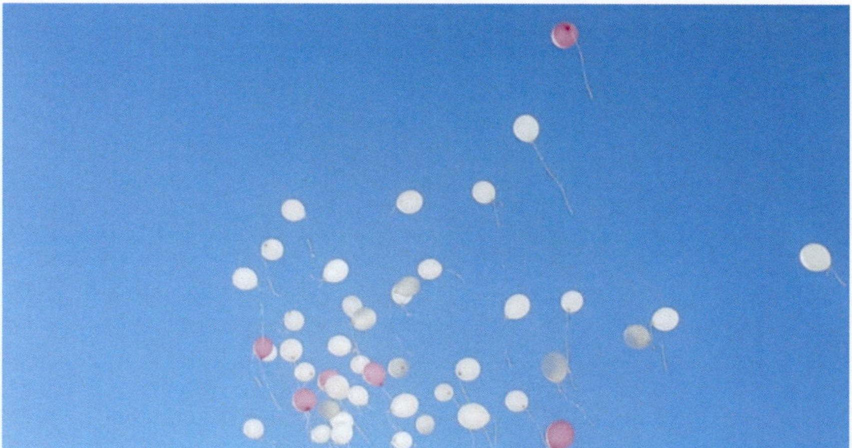

3. Woche

Ich lasse Raum für:

____

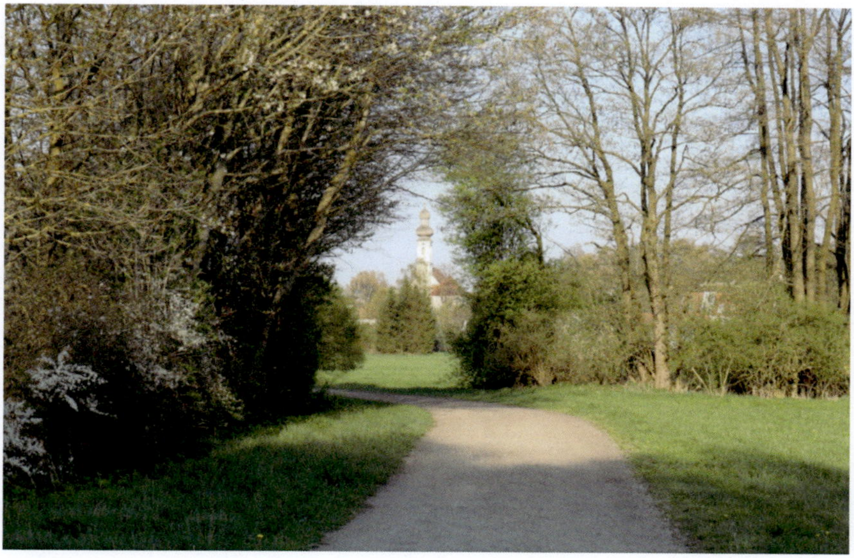

4. Woche

Ich lasse Raum für:

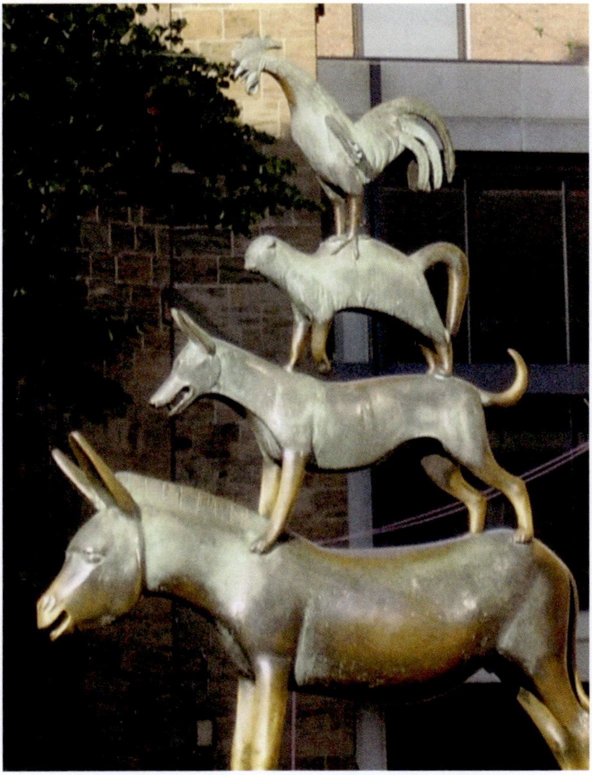

Ruckzuck und die vier Wochen sind vorbei. Wie bist Du in den Sommer gestartet? Hast Du Raum gelassen für die Dinge, die Dir wichtig sind? Ich habe mich bewusst nicht eingemischt und Dich machen lassen.

Wie auch immer Deine Rückschau aussieht, nächstes Jahr gibt es wieder ein „Sommer-Spezial" und die Gelegenheit „Raum zu lassen". Wenn Dir in diesem Jahr die erfrischende Sommerlaune noch nicht aus jeder Pore strahlt, mach Dir keinen Kopf. Irgendwann wird sich auch bei Dir der Knoten lösen. Wir leben gerne strukturiert und sind nicht gewohnt, alles einfach mal baumeln zu lassen. Das Wohlbefinden stellt sich erst nach und nach ein. Du wirst das Gefühl lieben.

Übrigens, „Raum lassen" ist das ganze Jahr möglich.

Zum Schluss halte ich für Dich den Juni fest:

- *Halbe Kraft im Sommerbetrieb*
- *Besonderer Geist im Reisegepäck*
- *Kreativ feiern ohne „craticulum".*
- *Die kühlende Wirkung nach TCM*
- *Schönes Wetter, besonders am 27. Juni*
- *Lasse Raum für …*

Ich wünsche Dir eine angenehme Lesepause und freue mich auf Anfang Juli mit Dir. Wir bleiben sommerlich.

Juli

Der siebte Monat, 31 Tage Sommer – herrlich!

Schließen Sie bitte Ihre Augen und spüren Sie in Ihren Sommer hinein. Welche Bilder sehen Sie? Speichern Sie die Eindrücke und Gefühle ab, selbstverständlich nur die angenehmen. So können Sie in trüben Stunden auf Ihre „Festplatte" zurückgreifen und Ihre Laune aufheitern.

Lese bitte erst weiter, wenn Du schöne Bilder und behagliche Gefühle in Deinen „Favoriten" abgespeichert hast.

Für mich ist der Juli ein ganz besonderer Monat: mein Geburtsmonat.

Ich bin am 12. Juli geboren. Dieses Ereignis ist in meinem Leben sehr bedeutsam, genau betrachtet existenziell. Bereits Anfang Juli spüre ich eine beschwingte Stimmung. Hat sich die Vorfreude auf den Festtag aus Kindertagen eingeprägt? Wer weiß.

Was spüren Sie in Ihrem Geburtsmonat? Empfinden Sie zu Beginn auch eine heitere Stimmung? Machen Sie bitte sofort einen Vermerk in Ihrem Kalender und beobachten Sie sich am jeweiligen Monatsbeginn.

Bitte erledigen! Ich warte gern …

Wie denken Sie über Ihren Geburtstag. Welche Gefühle beherrschen diesen Tag? Vor allem: Feiern Sie Ihren Geburtstag so, wie er Ihnen gefällt? Auf Ihrem Weg zu mehr „Wohl + Fühlen" ist Ihre Antwort ein wesentlicher Aspekt. Wollen Sie es allen recht machen oder schauen Sie auch auf Ihre Vorstellungen für Ihren Festtag?

Schwere Kost? Ja, natürlich. Die Frage der „Fremdbestimmung" stellt sich das gesamte Jahr. Je nachdem sorgt Ihre Lage für Missmut oder Zufriedenheit. Zu einem gewissen Grad werden Sie fremdbestimmt sein. Das lässt sich kaum vermeiden und steht Ihrem Wohlbefinden nicht im Weg. Hinterfragen Sie regelmäßig das Ausmaß, damit die gesunden Grenzen nicht schleichend überschritten werden.

Gehen Sie aktiv an Ihr Leben heran. Mit fünf Fragen zu Beginn eines Monats schaffen Sie eine solide Basis, die eigenen Belange angemessen zu berücksichtigen:

* Auf was freue ich mich?

* Was gibt es Wichtiges zu erledigen?

* Wo bleibe ich mit meinen Interessen?

* Welchen Belastungen will ich offensiv begegnen?

* Was will ich bewusst weglassen?

Die fünf Fragen können Sie in zwei Richtungen beantworten, als Vorschau und im Rückblick. So erkennen Sie, was sich aus Ihren Plänen konkret entwickelt hat. Etablieren Sie dieses Ritual am Beginn eines Monats und Sie werden spüren, wie Sie Ihre Zeit mehr und mehr eigenbestimmt gestalten. Dann funktionieren Sie nicht nur, sondern leben bewusst. Das gleicht Sie aus und macht Sie zufriedener. Die Fragen sind auch für eine Halbjahresbilanz geeignet. Mit Ihnen erhalten Sie eine Gesamtschau über einen längeren Zeitraum. So oder so, bleiben Sie dran!

Die Besonderheiten des Monats sind in diesem Kapitel zugleich Thema des Monats. Ich wünsche Ihnen viel Vergnügen.

… ich will ja nicht nerven, aber hast Du den Vermerk zu Deinem Geburtsmonat im Kalender eingetragen? Dann bitte weiterlesen.

Thema des Monats: „So schmeckt der Sommer“

Mit diesem Werbeslogan hat die Firma Langnese im Jahr 1994 nicht nur die Geschmacksnerven angesprochen. Mich fasziniert dieser Spruch noch heute. Die Verantwortlichen haben zudem verstanden den Text erfrischend und mitreißend in Szene zu setzen. Die Bilder zum Lied vermittelten Lebensfreude und Genuss. Ja, der Sommer hat einen besonderen Geschmack. Was meinen Sie? Wie schmeckt der Sommer bei Ihnen? Wie leben Sie dieses Festival von Sonne, Strand und Lebenslust? Bei mir schmeckt der Sommer nach Erdbeeren – sonnengereift, aromatisch und saftig. Einfach wunderbar. Am liebsten frisch vom Feld. Was ist Ihr Lieblingsobst im Sommer?

Mein Autor liebt Erdbeeren in allen Variationen. Er ist ein echtes Schleckermäulchen. Ich lade Dich optisch auf eine Kostprobe ein.

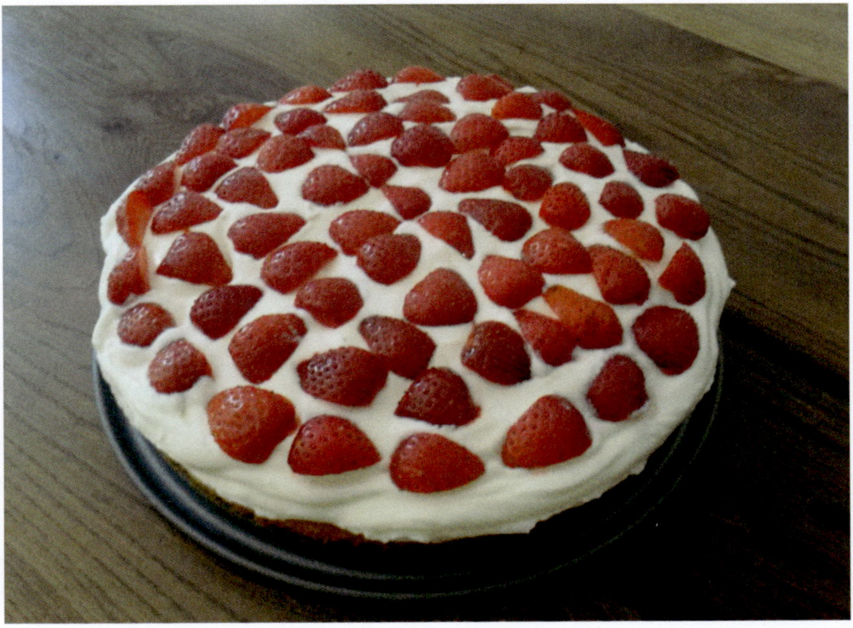

Schmecken Sie Ihren Sommer in der ersten **Übung**:

◊ Lassen Sie in den nächsten Tagen Ihre „Sommerfrucht“ auf der Zunge zergehen und schmecken Sie das Aroma. Süß, säuerlich, erfrischend oder … Sie dürfen die Übung gerne wiederholen. Falls Sie keine Obstliebhaberin sind, nehmen Sie ein anderes „Sommer-Lebensmittel“. Wie wär's mit einem Karamelleis?

Hitzefrei – Ferien – Urlaub

Der Monat Juli ist bei vielen Menschen wohl so beliebt, weil Urlaub und Sommerferien „hineinfallen“ – zumindest für alle, die nicht im Süden Deutschlands in die Schule gehen. Wir in Bayern frönen im Juli vier Wochen der Vorfreude auf die unterrichtsfreie Zeit. In meiner Schulzeit kannten wir für diese heiße Zeit ein Zauberwort: Hitzefrei
Kennen Sie dieses Wort überhaupt? Möglicherweise aus Erzählungen von den Großeltern.

Ja, ganz blöd waren die früheren Generationen auch nicht. Gerade im Juli gab es immer wieder verkürzten Unterricht. Heute versäumen die Kinder und Jugendlichen dafür weniger Stoff und kommen vermeintlich klüger aus der Schule. Auch die arbeitende Bevölkerung hat kaum Chancen auf „Hitzefrei“. So ist jeder selbst gefordert, sich den Alltag zu erleichtern. Wie das geht? Einfach weiterlesen.

Sind Sie ohne Berührungspunkte zur Schule und tauchen seit einer Seite so langsam weg? Werden Sie wieder hellwach, auch Sie profitieren von den Schulferien im Sommer. Beweis gefällig?

Wie bedeutsam Schulferien generell für die gesamte Bevölkerung sind, sehen Sie besonders deutlich in den Sommerferien. Der Straßenverkehr ist in den Morgenstunden wesentlich ruhiger. U-Bahnen und Busse sind spürbar leerer. Die Warteschlangen beim Bäcker sind kürzer, weil viele Schüler und Eltern fehlen. Der „Morgen“ ist entspannter – und das gilt nahezu für alle Ferienzeiten.

Was, das ist Ihnen noch nicht aufgefallen? Achten Sie bei nächster Gelegenheit bewusst darauf. Mehr Platz und Raum für Sie!

Mal Hand aufs Herz, Sie werden Ihren Tag im heißen Juli hoffentlich etwas langsamer angehen lassen. Das sind Sie Ihrem Dreiklang aus Körper, Seele und Geist schuldig. Falls Sie bisher keinen Gang zurückschalten, holen Sie das bitte auf jeden Fall nach – gerne auch mehrere.

Mein Autor und ich gehen mit gutem Beispiel voran und schicken Dich in eine längere Lesepause. Freue Dich in den nächsten 14 Tagen über den Sommer. Genieße den Juli nach Lust und Laune – die gemütlichen Abende, die lauen Nächte, das „pure“ Leben im Freien. Wenn es Dir zu heiß wird, erinnere Dich an Deine eisigen Füße beim Warten auf den Bus oder an die gefrorenen Finger beim Scheibenkratzen. Der nächste Winter kommt schneller als Dir lieb ist. Wenn das nicht hilft, gibt's eine kurze kalte Dusche, die erfrischt und belebt.

Mach Dir bitte einen Vermerk in den Kalender, damit wir uns in zwei Wochen wieder sehen – bis dahin, prächtige Sommerlaune.

Leben und leben lassen

Wie viele Wochen sind aus der Lesepause geworden?

Auch schön, wenn mehr Zeit vergangen ist. Uns läuft nichts davon, und Ihnen? Wie waren die vergangenen Wochen für Sie? Sommerlich entspannt oder sind Sie von einem Sommerfest zum nächsten gejagt (worden)? Wie viele stehen noch aus? Ich höre Sie schon schimpfen: „Der hat leicht reden, wie soll das anders gehen, eingepfercht zwischen Beruf und Familie?" Jede Schule, jeder Kindergarten, jeder Verein lädt zu Sommerfesten und natürlich wollen Sie den Kindern eine Freude bereiten und an allen Feiern teilnehmen. Das ist mehr als lobenswert. Oft werden Theaterstücke oder andere Programmpunkte über Monate mühevoll geprobt und mit reichlich Lampenfieber präsentiert. Ich will Sie auf keinen Fall davon abhalten, Ihrem Nachwuchs die lebensnotwendige Wertschätzung zu zeigen. Mir ist Ihr Wohlbefinden wichtig und wie Sie mit Ihrem „Sommerstress" umgehen.

Bewegen Sie sich in der Dauerschleife und cruisen von Veranstaltung zu Veranstaltung, weil das einfach dazugehört? Wundern Sie sich nicht, falls Ihnen beim dritten Schulfest die Puste ausgeht und die vierte Vereinsfeier zur nervigen Pflichtübung verkommt. Ob Kita, Schule, Verein oder andere Veranstaltungen, überlegen Sie im Vorfeld Ihren Besuch. Wenn Freundin Ute mit Hans bis zum Schluss bleibt, spricht trotzdem vieles dafür, früher zu gehen. Auch bei den Schulfesten muss nicht die volle Distanz zurückgelegt werden und eine Vereinsfeier kommt zum Teil ohne Sie aus. Halbieren Sie einfach die Zeiten. Nicht die Dauer, sondern die Qualität machen die Momente aus. Bleiben Sie flexibel, falls sich eine Feier zur Wohltat entpuppt.

Quält Sie trotz aller Kürzungen ein voller Terminkalender, planen Sie Mußezeiten für sich selbst ein. Kurze Augenblicke, in denen Sie den Sommer mit all seinen angenehmen Seiten bewusst wahrnehmen. Schieben Sie auf keinen Fall das „Sommerfeeling" ausschließlich in den Urlaub hinein, so wie ich oft höre: „Jetzt ist keine Zeit dafür, aber auf der Tour holen wir das alles nach" – brandgefährlich. Ihre Reise wird mit Erwartungen vollgestopft. Übergepäck, das Sie erdrückt. Wehe diese werden nicht erfüllt. Das ganze Jahr rackert man sich ab, um dann in zwei Wochen Urlaub festzustellen, Erholung und Zufriedenheit auf Knopfdruck funktioniert so einfach nicht. Das Leben gelingt vor allem aus dem Wechsel von Anspannen und Entspannen. Einen Muskel können Sie auch nicht ständig anspannen, er braucht eine Phase der Entspannung, sonst verkrampft er. Ruhe und Muße wollen gelernt sein. Deshalb lade ich Sie zur zweiten „So schmeckt der Sommer“- **Übung** ein:

◊ Trinken Sie in den nächsten Tagen Ihr „Sommergetränk“ (zum Beispiel Aperol Spritz, Radler, Rhabarberschorle) bewusst und an einem Ort, der Ihnen Ruhe und Gelassenheit verleiht. Das kann der Balkon, der Garten, ein Weiher oder ein anderes gemütliches Plätzchen sein. Der Geschmack und die Gefühle strahlen in Ihren Alltag aus. Das ist echtes „Wohl + Fühlen“.

Hoffentlich erreichst Du mit diesem kleinen Erlebnis eine Gelassenheit, die Dich in den nächsten zwei Wochen anregt, auf die eine oder andere „überflüssige“ Veranstaltung zu verzichten. Nochmal, es reicht oft, dem einzelnen Termin weniger Raum zu geben, die Würze in der Kürze zu finden. Damit meine ich zum Beispiel dann zu gehen, wenn der Höhepunkt der Veranstaltung überschritten ist – auch ein Zeitlimit ist hilfreich. So kommst Du zu der Einstellung „Leben und leben lassen“. In Deinem Alltag wird aus dem zarten Pflänzchen der Leichtigkeit nach und nach eine robuste und widerstandsfähige Lebensart.

Bevor ich Sie der zweiten Hälfte des Sommermonats überlasse, noch ein paar klärende Worte zur zeitlichen Einordnung: Da ich von Geburt an in Bayern lebe, beziehen sich die Zeiten der Terminanhäufung kurz vor Schuljahresende auf den bayerischen Ferienkalender. Ich freue mich selbstverständlich über Leseinteresse aus ganz Deutschland und weit darüber hinaus. Falls bei Ihnen die Sommerferien deutlich früher beginnen, stehen Sie in anderen Monaten vor dem Stress, den ein Schuljahresfinale mit sich bringt. Die Tragweite und die Auswirkungen bleiben gleich. Im nächsten Jahr sind Sie dafür bestens vorbereitet.

Zum Schluss eine weitere Anmerkung: Sollten Sie (immer noch) keine Berührung zu Schulferien haben, meine Empfehlungen in diesem Kapitel bereichern jeden „Familienstand“. Ihnen werden im Endspurt vor einem (großen) Urlaub die Kräfte schwinden und der Saft ausgehen, zu welcher Jahreszeit, das auch sein mag. Beenden Sie Ihre Arbeit nicht völlig ausgelaugt. Fahren Sie Ihre Systeme langsam herunter, dabei meine ich nicht Ihren PC, und erwarten Sie nicht zu viel.

Folgen Sie auch ohne Urlaub den Vorzeichen des Sommers. Legen Sie mehr Pausen ein. Bewahren Sie stets kühlen Kopf. Schaffen Sie sich erholsame Inseln im Alltag:

Hören Sie zum Beispiel an einem schattigen Platz Ihren Lieblingssong, gehen Sie bewusst eine Stunde früher aus der Arbeit, um noch kurz in den Weiher zu springen oder ein Buch zu lesen. Freuen Sie sich auf ein gemütliches Essen in lieber Runde mit offenem Ende. Setzen Sie sich an einen Fluss oder See und schauen Sie dem Wasser zu. Das erfrischt wunderbar. Auch für Sie gilt, ein Fest weniger kann neue Genusszonen öffnen und Raum für Sie selbst freischaufeln. Für die nächsten zwei Wochen Lesepause habe ich eine kleine „Hausaufgabe“ für Sie:

◊ Tauchen Sie Ihre Arme in kühles Wasser und spüren Sie diese Frische und das belebende Gefühl.

◊ Lauschen Sie an einem Sommerabend den Geräuschen der Natur (Grillen, Hummeln, ...) und riechen Sie den Sommerduft.

Ich wünsche Ihnen zwei herrliche Sommerwochen und freue mich auf ein Wiedersehen Anfang August. Lassen Sie’s einfach laufen!

Für die Zusammenfassung im Juli sagt ein Bild mehr als Worte …

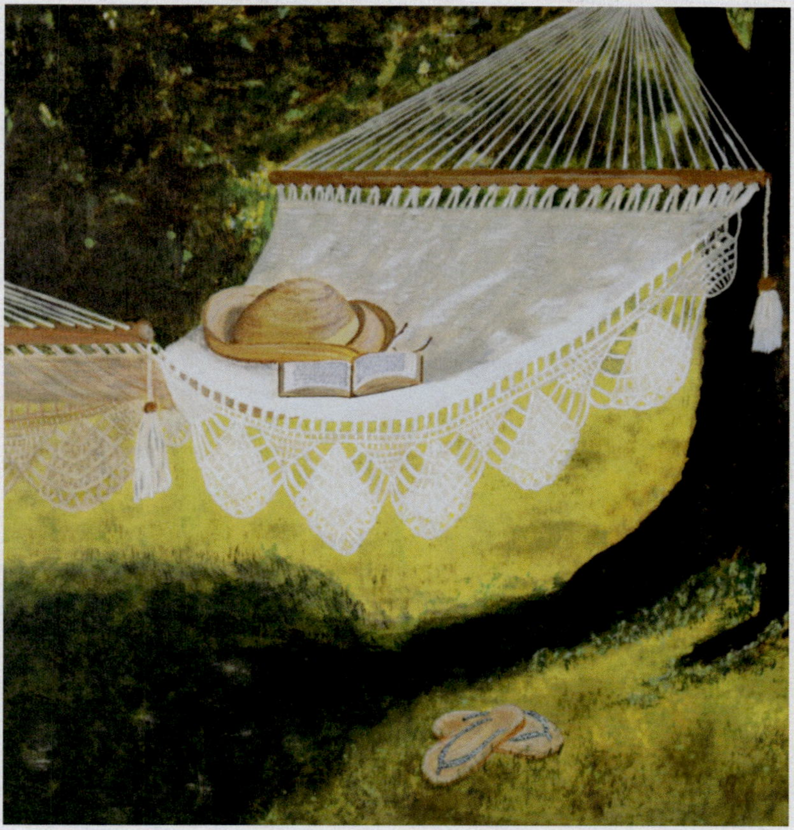

… ganz ohne geht's doch nicht:

- * *So schmeckt der Sommer.*
- * *Leben und leben lassen.*
- * *Schaffe Dir Inseln im Alltag.*

Übrigens, lausche der Natur und nicht den Nachbarn …

August

Immer noch Sommer und zwei Wochen Urlaub rücken näher, näher und näher – wunderbar! Wenn Sie die Augen schließen, sehen Sie sich bereits in einem idyllischen See schwimmen oder gemütlich im Café sitzen. Vielleicht schmieden Sie alleine oder mit Ihrem Partner Pläne, welche Sehenswürdigkeiten Sie anschauen wollen oder Sie freuen sich auf entspannte Tage zu Hause mit Seele baumeln lassen und nichts tun.

Diese Gedankenreise lässt sich beliebig in alle Monate schieben, je nachdem, wann bei Ihnen eine längere Auszeit ansteht. Die meisten Menschen sind bestrebt auch im Sommer freie Tage zu genießen, deshalb ist der August ein beliebter Urlaubsmonat. Vor einiger Zeit stolperte ich über folgende Anregung auf einem Kalenderblatt:

„Urlaub bedeutet, dass ich mir erlaube, einfach zu leben, ohne an den Nutzen zu denken.“

Was erlauben Sie sich? Diese Frage kennen Sie in einem ganz anderen Zusammenhang. Dahinter steckt eine tiefe Empörung. Sie löst häufig eine aggressive Atmosphäre aus. Mit Urlaub hat das nichts zu tun.

Oder doch? Schauen Sie mit mir auf diverse Situationen im Tourismus:

Bei den Bildern von den endlos langen Stränden mit einer Armada an Liegen und Sonnenschirmen erinnere ich mich an üble Reiseberichte aus meinem Umfeld. Streitsüchtige Touristen besetzen in aller Herrgottsfrüh die Liegen mit ihren Badetüchern und sorgen bereits zum Start in den Tag für miese Stimmung.

Diese Eindrücke bestätigen kritische Reportagen in den Medien. Kurze Zeit später fallen diese widerlichen Zeitgenossen wie Hyänen über das Frühstücksbuffet her und hinterlassen ein Schlachtfeld. Gerade dort drängt sich die Frage „Was erlauben Sie sich?“ massiv auf. Doch den wenigsten wird sie über die Lippen kommen, weil sie die heitere Stimmung nicht gefährden wollen. Schließlich soll – diese Ansicht ist leider weit verbreitet – der Urlaub die schönste Zeit des Jahres werden.

Genau das stimmt eben nicht. Die schönste Zeit des Jahres ist hier und jetzt und somit das ganze Jahr!

Räumen wir gleich, dazu passend, mit einem weiteren Irrglauben auf: Sehr beliebt, auch bei diesen „Raffzähnen", sind die reizvollen Angebote „All you can eat" und „All inclusive". Vor diesen vermeintlichen Schnäppchen warne ich Dich dringend. Warum? Diese scheinbar lukrativen Angebote verführen Dich dazu, mehr zu essen und zu trinken und sabotieren dadurch Deinen Weg zu mehr „Wohl + Fühlen" – kostet ja nichts. Doch, kostet sehr viel.

Mal unter uns, bist Du wirklich zufrieden, wenn Du beim Abendessen so viel reinschaufelst bis der Ranzen platzt und das Völlegefühl Dein abendliches Schwimmen versaut? Wenn Kopfschmerzen und Übelkeit den nächsten Urlaubstag zum Alptraum machen, nur weil Du die Cocktailbar bis zum Anschlag ausgereizt hast?

Du wolltest im Urlaub Ruhe und Erholung finden. Das sollte auch für Deine Organe gelten. Die müssen bei „All you can eat" und „All inclusive" Höchstleistung liefern – von wegen Auszeit.

Wenn Du diese Angebote buchst, locken den ganzen Tag kostenfreie Versuchungen. Sich ständig am Riemen zu reißen, ist anstrengend.

Einfach konsumieren zu können, ist natürlich sehr praktisch. Du musst Dich um nichts kümmern und lässt es Dir gut gehen – ist das wirklich wahrer Genuss? Überlege gut und achte auf Dich. Du wirst ein neues Lebensgefühl gewinnen, wenn Du maßvoll und in Muße schwelgst.

Thema des Monats: Was brauche ich wirklich?

Hinter diesen vier Worten steckt ein gigantisches Potential. Diese Frage werden Sie sicher nicht auf Anhieb beantworten können. Das berührt Ihre individuelle Lebensausrichtung. Diese Frage stellt sich immer wieder neu, je nach Lebensphase. Auf den nächsten Seiten werden Sie ein Gespür für diesen komplexen Bereich entwickeln. Bleiben Sie in der ersten **Übung** zunächst bei dem Kalenderspruch:

◊ Was erlauben Sie sich im Urlaub, ohne an den Nutzen zu denken? Lassen Sie Ihre Gedanken ausführlich kreisen und notieren Sie Ihre Ergebnisse auf einem Blatt Papier.

Erst weiterlesen, wenn Du die Übung intensiv ausgeführt hast, bitte! Ich bin kein oberflächliches Buch, in dem Du ein bisschen schmökern kannst. Ich bin harte Arbeit für Dich. Ein Aufwand der sich lohnt, weil Du Dein Wohlbefinden Schritt für Schritt steigerst. Du wirst Gefühle deutlicher wahrnehmen und eine innere Zufriedenheit finden.

Mein Autor hat sich über meine Struktur jede Menge Gedanken gemacht. Am besten kommst Du voran, wenn Du die Übungen dort erledigst, wo sie vorgesehen sind. Ich weiß, Du bist neugierig und willst wissen, wie es weitergeht. Das bringt Dich allerdings nicht schneller ans Ziel. Im Gegenteil, Aufschieberitis und Weglassen blockieren Dich.

Ist Dir die Übung heute zu anstrengend, macht nichts. Lege mich einfach zur Seite. Das ist völlig in Ordnung. Nimm mich wieder zur Hand, wenn Du erholt bist und Lust und Laune auf mich hast. Uns läuft nichts davon. Das gilt übrigens für alle Kapitel. Wenn ich Dir diesen August zu viel bin, dann beschäftigen wir uns nächstes Jahr oder in zwei Jahren mit dem Thema. Ich bin flexibel und Du sicher auch.

Guter Hinweis, kann ich voll unterstreichen.

Und, was erlauben Sie sich? Bevor Sie noch tiefer in Ihre Urlaubsgedanken einsteigen dürfen, warne ich Sie vor zwei Lebensfallen:

Mit geschickter Planung, ergänzt durch Wochenenden und Feiertage sind bis zu acht Wochen Urlaub pro Jahr möglich. Bleiben noch 44 Wochen „Rest-Jahr" übrig. „Die bringen wir schon irgendwie rum". Das Hangeln von Urlaub zu Urlaub hat mit mehr „Wohl + Fühlen" nichts zu tun. Falls Sie sich hier wiederfinden, rate ich Ihnen dringend mehr Fülle in Ihr „Rest-Jahr" zu bringen.

Die zweite Falle ist ähnlich fatal. Manche Zeitgenossen stecken selbst beim Thema „Urlaub" im Hamsterrad fest. Aus den freien Tagen wird möglichst viel herausgepresst. Sie merken nicht, wie sie immer weiter überdrehen und den wahren Sinn der Erholungstage krachend verfehlen. Nicht bei Ihnen? Nach der nächsten **Übung** wissen Sie mehr darüber:

◊ Mit welchen Vorstellungen und Zielen planen Sie Ihren Urlaub? Notieren Sie Ihre Antworten auf der Blattrückseite.

Erfüllen sich Ihre Erwartungen und Ziele? Sind Sie zufrieden? Wenn Sie bestens erholt und entspannt, mit ansteckender Lebensfreude in Ihren Alltag zurücktauchen und dieser Zustand längere Zeit anhält, prima, machen Sie so weiter.

Trotzdem ist der nächste Abschnitt auch für Dich interessant …

Schielen Sie allerdings nach kurzer Zeit auf den nächsten Urlaub, sollten bei Ihnen die Alarmglocken schrillen. Schauen Sie dringend auf die Ursachen. Entweder macht Ihnen Ihr Alltag das Leben zu schwer oder der Urlaub hat die Erholung versagt. Beides zugleich, ist ganz schlimm. Den Tücken Ihres Alltags fühlen Sie in anderen Kapiteln auf den Zahn. Jetzt klären Sie die Frage, was Sie wirklich brauchen – als erstes im beliebten Bereich „Urlaub".

Urlaubswelt

Marie Schmidt stellt in einer Kolumne der Süddeutschen Zeitung kritisch fest: „Die Welt des Urlaubs ist eine surreale Parallelwelt, die sich in die reale Welt frisst: Immer mehr beliebte Orte wie Venedig, Barcelona oder Hallstatt im Salzkammergut haben in den vergangenen Jahren Alarm geschlagen, weil der Tourismus das normale Leben dort völlig überlagert hat." Noch drastischer klingen die Worte des Ideologiekritikers Hans Magnus Enzensberger: „Die TouristInnen flöhen vor der Disziplinierung des Alltags in der Industriegesellschaft. Dieser Fluchtversuch sei jedoch zum Scheitern verurteilt, denn der Tourismus als Befreiung von der industriellen Welt hat sich selbst als Industrie etabliert, die Reise aus der Warenwelt ist ihrerseits zur Ware geworden." Der irische Schriftsteller früherer Tage, George Moore behauptete: „Der Mensch bereist die Welt auf der Suche nach dem, was ihm fehlt. Und er kehrt nach Hause zurück, um es zu finden."

Lesen Sie die Meinungen und Gedanken der drei Autoren gerne ein zweites Mal. Danach halten Sie Ihre Sichtweise in der **Übung** fest:

◊ Nach so viel Tiefgang freut sich Ihr Körper über Bewegung. Wenn Sie wollen, stehen Sie bitte kurz auf, strecken Sie sich mit den Armen nach oben durch, holen am offenen Fenster tief Luft und setzen sich wieder gemütlich hin.

◊ Gehen Sie die drei Aussagen durch. Welcher stimmen Sie zu? Welche ruft Widerstand hervor? Was bedeutet Urlaub für Sie? Notieren Sie Ihre Gedanken auf Ihrem „Urlaubsblatt". Diese werden für Ihre zukünftigen Urlaubsplanungen hilfreich sein.

Hast Du Deine Gedanken festgehalten? Sein eigenes Urlaubsverhalten zu durchleuchten, lohnt sich – nicht nur aus ökonomischer und ökologischer Sicht. In unserer Gesellschaft ist es selbstverständlich geworden, in den freien Tagen aktiv zu sein.

„Du hast Urlaub? Und wo geht die Reise hin?" – „Wie war der Urlaub? Wo seid Ihr gewesen?" So oder ähnlich hören sich viele Fragen an. Lautet die Antwort: „Wir lassen den Urlaub auf uns zukommen, kein Plan" oder „Wir sind zuhause geblieben" ist der Fragesteller häufig verwundert bis entsetzt. Sonderbare Einstellung, wo doch jeder im Urlaub vorausplant und vor allem unterwegs ist.

Tja gegen den Strom schwimmen ist anstrengend, auch für das Umfeld. So kommst Du allerdings zur Quelle und dem wahren Ausgangspunkt der Strömung. Was ist der ursprüngliche Kern des Urlaubs?

Ich sehe das so: Ruhe und Erholung weit weg vom Trubel zu finden, um Kraft für die nächste Etappe des Alltags zu tanken. In welcher Form dies geschieht, ist sehr individuell – doch bei allem das Ziel im Auge behalten.

Deshalb berücksichtige auf Deinem Weg zu mehr „Wohl + Fühlen" Deine Erholung. Lass Dich nicht nur fremdbestimmen. Die Floskel, „weil das alle so machen" sollte für Dich generell kein Wegweiser sein, auch nicht beim Urlaub. Im Gegenteil, achte auf Deine eigenen Bedürfnisse und Wünsche. Höre auf Deinen Körper und seine Signale. Die Frage ist, ob Du entsprechend handelst oder sie wegschiebst. Wie Du vorgehst, liegt selbstverständlich an Dir. Gib Deinen Gedanken Zeit, sich in einer Woche Lesepause zu setzen. Bis bald.

… ich weiß, die Überschrift blinzelt von der nächsten Seite herüber und lockt Dich, weiterzulesen. Bleib stark und leg mich für eine Woche zur Seite. Die Pause wird Dir guttun.

Nah und fern

Gestalten Sie Ihren Urlaub, wie Sie ihn wirklich brauchen. Vergleichen Sie sich nicht mit Ihren Nachbarn und Freunden. Ute und Hans fliegen um die Welt, Sie machen Urlaub am Mittelmeer – jeder wie er mag. Glauben Sie nicht alles, was Ihnen von Fernreisen und Abenteuern vorgeschwärmt wird. Manche Zeitgenossen reden sich ihren Trip schön, obwohl sie im Anschluss wegen Baulärm oder sonstiger Reisemängel vor Gericht landen. Natürlich gelingt das Gros der Reisen an sehenswerte Fleckchen auf dem Erdball ohne Vorfälle. Jeder Mensch ist anders gestrickt. In erster Linie steht Ihr ureigenes Wohlbefinden im Mittelpunkt.

Schauen Sie dazu auf mich, ich bin ein typischer Vertreter der Kategorie „my home is my castle“ – wegfahren gerne, allerdings nicht zu weit und nicht zu lang. Ich freue mich jedes Mal auf Daheim. Meine Frau empfindet ähnlich, deshalb sind unsere Urlaubsplanungen harmonisch. Wir investieren lieber in das tägliche Wohnen, weil wir dort mindestens die 44 Wochen „Rest-Jahr“ verbringen. Seit die Kinder aus dem Haus sind, gestalten wir Sommerurlaube mal „nur“ mit Tagesausflügen. Unser kleiner Garten ist eine wunderbare „Wohlfühloase“. Das klingt alles nicht spektakulär, bringt uns jedoch wertvolle Erholung. Und die nahe Umgebung hat oft mehr zu bieten als vermutet.

Für Zeitgenossen, die als Hobby ihr Fernweh entdeckt haben, wäre unser Weg der blanke Horror. So wie für uns die Ferne mit allen Umstellungen und Strapazen eher anstrengend wirkt. In diesem Bereich sollte jeder nach seinen Wünschen und Interessen eine wohltuende Lösung für sich und seine Lieben anstreben.

Ich empfehle Ihnen das Buch von Janosch „Oh, wie schön ist Panama“, falls Sie auf Ihrer Suche nach Urlaubsfreuden zögerlich vorankommen. Viel Vergnügen beim Lesen!

Gewinnen Frühbucher wirklich?

Urlaub und Freizeit spielen in unserer Gesellschaft eine wichtige Rolle. Die Menschen versuchen mit unterschiedlichsten Formen und Weisen die eigene Zufriedenheit und ihre Lebensqualität zu steigern.

Die Masterfrage lautet: Was brauche ich wirklich?

Stellen Sie diese Frage auch bei der Urlaubsplanung voran. Ideal wäre, daran erinnere ich gerne, selbst wählen zu dürfen, was Ihnen gerade wohltut. Diverse Gründe führen meistens zu einem Kompromiss: Die familiäre Situation, der finanzielle Aspekt, der Zeitraum, das betriebliche Umfeld und mehr. Die Planung, die oft frühzeitig durchgeführt werden muss, löst bereits erheblichen Stress aus.

Dabei geht ein wesentlicher Punkt völlig unter. Was brauche ich wirklich, wenn der Urlaub ansteht? In der Tourismusbranche wird eine, in meinen Augen, urlaubsfeindliche Strategie verfolgt. Je früher Sie buchen, umso günstiger wird die Reise. Sie betonieren dafür bis zu einem Jahr im Voraus, was Sie dann ein Jahr später brauchen. Ganz zu schweigen, von der familienverachtenden Preisverdopplung in den Ferienmonaten. Die bringt mich schon immer zur Weißglut.

Ich weiß, ich weiß, Ärgern schadet dem Wohlbefinden. Außerdem sind das die Gesetze der Marktwirtschaft. Mich stört einfach, wenn Familien extrem abgezockt werden.

Bleib ruhig. Die erhöhten Preise können mit dem Frühbucher-Rabatt teilweise kompensiert werden.

Und genau das ist der vermeintliche Trugschluss. Ist der Preisnachlass wirklich ein Gewinn? Beantworten Sie mit mir diese Frage:

Sie buchen bis zu zwölf Monate im Voraus und legen sich gedanklich fest. Sie projizieren einen aktuellen Wunsch in die Zukunft, ohne zu wissen, ob dieser dann noch vorhanden ist. Natürlich können Sie stornieren, was allerdings häufig erhebliche Kosten verursacht. So berauben Sie sich zum Beispiel auch der Souveränität in der Firma. Plötzlich wollen alle aus Ihrem Team zur gleichen Zeit in die Ferne, was aus dienstlichen Gründen nicht möglich ist. Mit einem Frühbucher-Rabatt im Nacken können Sie im Kampf um die „Heilige Zeit“ nicht mehr gelassen verhandeln. Stress und miese Stimmung sind die Folgen. Neutral betrachtet sind Neid und Missgunst völlig überflüssig, weil die typischen Urlaubsmonate von Mai bis September ausreichend Wochen bieten, um die meisten Wünsche zu erfüllen.

Planen Sie erst kurz vor Urlaubsbeginn, können Sie exakt auf Ihre aktuellen Wünsche und Bedürfnisse eingehen – Sonne, Strand und Meer oder ein See mit Wald und Ruhe. Oder bleiben Sie daheim, weil das Wetter wider Erwarten wunderschön mitspielt und Sie sich in der nahen Umgebung ausgezeichnet erholen können.

Fazit: Ein Frühbucher-Rabatt nimmt Ihnen wertvolle Freiräume. Für Ihr Wohlbefinden sehe ich keinen Gewinn. Was meinen Sie?

Na das klingt schon sehr ideal. Wer kurzentschlossen bucht, hat häufig wenig bis keine Auswahl. Was nützt mir die Flexibilität, wenn ich keine Unterkunft bekomme, weil alles belegt ist. So oder so, glaub mir:

Mein Autor und ich wollen Dir Impulse für Deinen Urlaub geben. Bist Du mit Deiner Art und Weise Urlaub zu machen glücklich, alles wunderbar – mach weiter so. Sei jedoch ehrlich zu Dir selbst und rede nichts schön. Hast Du Zweifel, probiere Neues aus. Altbewährtes darfst Du hinterfragen, so entwickelst Du Dich weiter. Wir haben in allen Belangen Dein Wohlergehen im Auge.

Positive Impulse mitten im Jahr

Der August erfreut Sie mit einer angenehmen Wärme. Ihr Körper, alle Gelenke und Sehnen lieben die wunderbare „Betriebstemperatur“. Radfahren läuft, auch ohne E-Bike, fast von selbst. Die Badeweiher und Seen laden Sie immer noch zum Schwimmen ein. Die Abende sind draußen nach wie vor eine Wucht. Die Wettergewalten von Juni und Juli sind überstanden. Trockenheit und Hitze verschwinden oft Mitte des Monats. Volksfeste und Festivitäten nehmen richtig Fahrt auf. Die Natur strahlt – strahlen Sie zurück. Herrlich, oder?

Beobachten Sie bitte auch die Natur. Bereits Ende August beginnen die Blätter, sich herbstlich zu färben – wunderschön.

Trotzdem schmeckt das Eis wie im Hochsommer, mir zumindest (gut, ich schmecke den Sommer das ganze Jahr in einer Kugel „Gelato“).

Platzieren Sie Ihre angenehmen Urlaubseindrücke mit Fotos oder anderen Erinnerungen in Ihr tägliches Blickfeld. Lassen Sie die Glücksgefühle erneut aufkeimen oder genießen Sie die Vorfreude.

Gemütliche Entspannung!

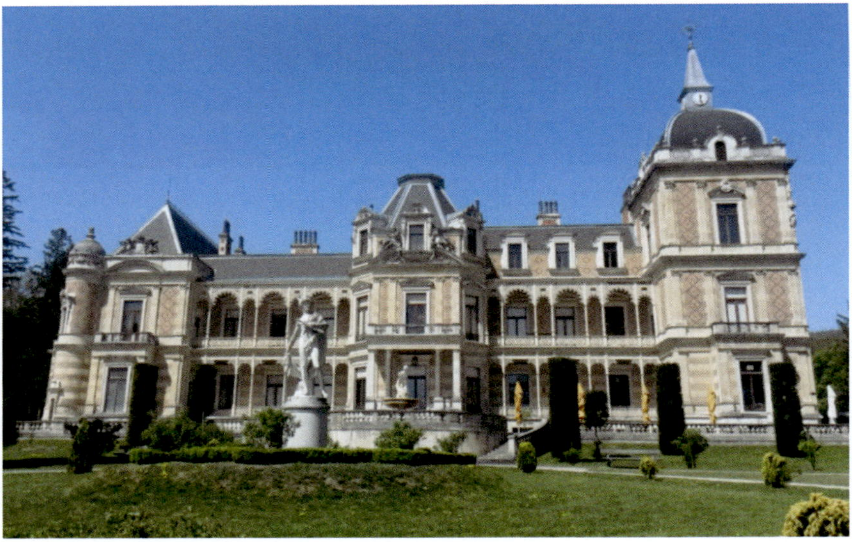

(Übrigens, hier wohnen wir: Hermes Villa in Wien … war Spaß)

Urlaubserinnerungen meines Autors:

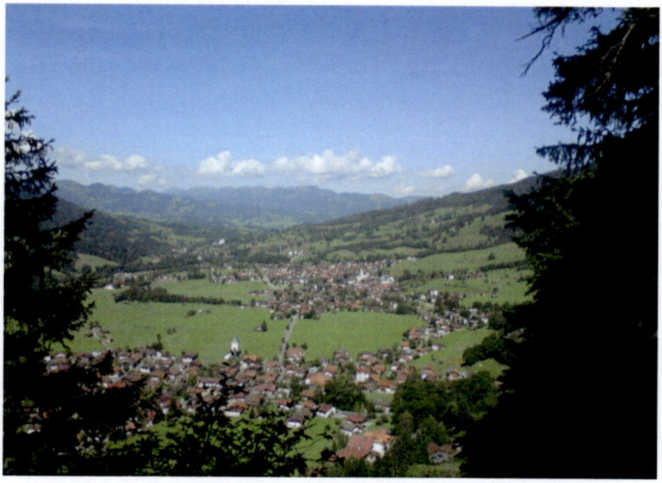

(Bad Hindelang, Oberallgäu im Juni)

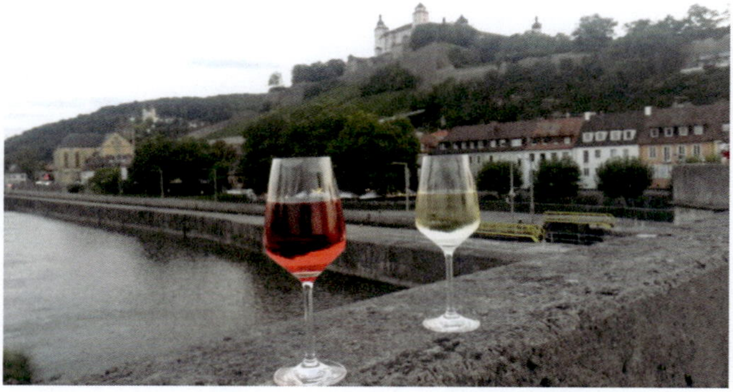

(Alte Mainbrücke, Würzburg im August)

Über Urlaub nachdenken ist anstrengend. Erhol Dich und mach eine Woche Lesepause. Die Gute-Laune-Übung (Du erinnerst Dich an das Wundermittel von Seite 7) unterstützt Dich dabei. Wie schauen Deine Urlaubseindrücke aus? Hast Du sie schon in Deiner Nähe? Bis bald.

Erholungsurlaub – Erledigungsurlaub

Weiter geht's. Ich hoffe, Sie sind nach der Lesepause gut erholt. Apropos Erholung, ich lege meinen Finger nochmal in die Wunde, um Sie vor einem weiteren Störenfried im Urlaub zu warnen. Sie kennen sicher den Satz: „Bald haben wir Urlaub, da können wir, den Zaun streichen, den Keller räumen und … erledigen." Vorsicht!

Zugegeben, ich bin auch kein Engel, der alles im Alltag auf die Reihe bringt und seinen Urlaub rein der Erholung widmet. Trotzdem versuche ich Schritt für Schritt, dieses Ziel zu erreichen. Wer gewinnt bei Ihnen den Zweikampf Erholungsurlaub gegen Erledigungsurlaub? Was fühlen Sie dabei? Treten Sie die Flucht in die Ferne nur an, weil zu Hause das Chaos tobt? Klären Sie Sieg oder Niederlage in der nächsten **Übung**:

◊ Überlegen Sie bitte, wie viele Erledigungen Sie in den Urlaub schieben (ausgenommen tagelange Renovierungsarbeiten). Steht bei Ihnen die Erholung klar im Vordergrund?

Leichtes Gepäck

Wie Sie Ihren Urlaub von Alltagserledigungen freischaufeln, erfahren Sie in einem anderen Monat. Vorausgesetzt die Erholung siegt und Sie verreisen, stellt sich die Frage: Was brauche ich wirklich unterwegs?

Das jeweilige Verkehrsmittel setzt Grenzen. Der ganze Hausrat kann nicht mit, wobei sowohl Kinder als auch Erwachsene dazu neigen, das auszuloten. Wie sieht Ihr Koffer aus? Platzt er aus allen Nähten? Falls ja, sollten Sie gerade im Urlaub erkennen, wie wenig Sie zum Leben brauchen. Das fällt bei 30 Grad im Schatten leichter als bei einem Ski-Urlaub. Trotzdem sollte Sie das angenehme Gefühl des „leichten Gepäcks" ermuntern, Ihren gesamten Hausrat kritisch zu hinterfragen.

Am Beispiel „Kleiderschrank“, der auch beim Verreisen im Mittelpunkt steht, zeige ich Ihnen die wohltuende Wirkung, locker gefüllter Fächer und Kleiderstangen. Wie oft beklagen Sie sich bei Ihrem Schrank, weil er ständig zunimmt? Übergewicht im Furnier belastet Sie täglich. Bei vollgestopfter Lage das passende Outfit zusammenzustellen ist mehr als mühsam. Tauchen Sie in Ihren Schrank und beseitigen Sie Ballast. Das wird ein Tiefenerlebnis der besonderen Art.

Komisch, vorher schreibt er von Erholungsurlaub und jetzt plötzlich vom Ausmisten. Nein, Sie decken keinen Widerspruch auf. Wichtig!

Sie sollen sich nicht tagelang in der Holzkiste verkriechen – erst recht nicht im Urlaub. Schaffen Sie in möglichst kurzer Zeit Luft und Raum. Probieren Sie aus, ob Sie sich leichter im Sommer von Winterjacken trennen können – oft ist antizyklisch erfolgreicher. Verabschieden Sie Textilien, die jahrelang den Schrank blockieren.

„Super die Shirts habe ich ja auch noch“ so könnten Sie bald jubeln. Der fehlende Überblick oder drastisch ausgedrückt, das Chaos in der Kleiderbox verursacht bereits am Morgen miese Laune. Damit sich das ändert lade ich Sie zu einem kurzen Praxistest in der kleinen **Übung** ein:

◊ Gehen Sie zu Ihrem Kleiderschrank. Ja, jetzt gleich. Sichten Sie in den nächsten 60 Minuten (bitte nicht länger) Ihre Kleider, Hemden, Röcke, Hosen, Shirts, Pullover und alles, was aus den Regalen quillt. Womöglich profitiert eine Altkleiderbörse von Ihrem Test. Viel Erfolg.

Bitte erst nach dem kurzen Tauchtrip weiterlesen!

Von wegen „kleine Übung" – das ist ein Kraftakt. Wow, Du hast das super gemacht, spontan in den Kleiderschrank abzutauchen.

Falls Du noch gezögert hast, setze Dir bald einen Termin für diese Aktion. Begrenze die Zeit auf 60 Minuten, es sei denn Du bist im „Flow". War Dein Kleiderbestand bisher schon voll in Schuss, echt stark. Freue Dich darüber und versuche diesen Zustand beizubehalten.

Wenn Dir das Loslassen von „Schrankhütern" schwerfällt, versuche die Trennung auf Probe. Packe dazu die fraglichen Stücke für die kommende Saison in einen Koffer oder Karton weg – sie stehen Dir nicht zur Verfügung. In der nächsten Saison packst Du die Stücke wieder aus und überlegst, was Du schmerzlich vermisst hast. Die Lieblinge kehren in den Schrank zurück, der Rest geht, je nach Zustand, in die Kleidersammlung oder Tonne. So kommt Luft in Deinen Schrank, ganz ohne Wehklagen.

Übrigens, Ausmisten geht das ganze Jahr. Der Song „Leichtes Gepäck" von Silbermond eignet sich hervorragend als Begleitmusik für diverse Räumaktionen. Allerdings sind die besungenen Ansichten, für meinen Geschmack, teilweise zu radikal.

Wenn Du willst, lege mich für ein paar Tage zur Seite. Wir sind gut in der Zeit. Gedanken und Anregungen sollen sich setzen. Außerdem bist Du sicher von Deinem Tauchgang geschafft.

Wie viel ist genug?

Wie fühlen Sie sich nach Ihrer Kleiderschrank-Tour? Eine Mischung aus Freude und Wehmut? Haben Sie altehrwürdige Stücke entdeckt, die Ihnen ans Herz gewachsen sind. Ich hüte zum Beispiel eine Lederjacke im Schrank – über 40 Jahre alt, top Zustand, jedoch völlig aus der Mode. Trotz spöttischer Kommentare meiner Kinder trenne ich mich nicht von ihr – niemals. (Unter uns gesagt: zum Anziehen fehlt mir noch der Mut.)

Gleichwohl hat Loslassen etwas sehr Befreiendes, nicht nur bei der Kleidung. Finden Sie einen Mittelweg, bei dem Sie nostalgischen Stücken die Ehre erweisen und dennoch Luft in die Garderobe bringen.

Noch ein Wort zu Ihrem trauten Heim: Sorgen Sie das ganze Jahr über für Ordnung und Übersicht. So wird Ihr zu Hause Schritt für Schritt zu Ihrer „Wohlfühl-Oase". Schließlich verbringen Sie dort jede Menge Zeit. Gestalten Sie Ihre Umgebung phantasievoll. Sie sollte Ihrer Persönlichkeit und nicht Ihrer Finanzkraft entsprechen.

Wie viel ist genug? Eine Mega-Frage. Erinnern Sie sich an Ihre vielen Sommerreisen. Das Kofferpacken ist trotz luftiger Sommerkleidung oft mühsam, weil die Auswahl nervt. „Was nehme ich nur mit?" Die Sorge, das Falsche einzupacken, ist bisweilen groß und „ballastet".

Die angespannte Atmosphäre wird mit Reisefieber vermengt zu einem hochexplosiven Gemisch. Na bravo – mit dem Flieger ab in den Süden und die Laune am Boden. Bleiben Sie gelassen. Denken Sie an das wunderbare Gefühl, wenn der Koffer am Urlaubsort in Windeseile geleert ist. Auch die Übersicht im Schrank wirkt sympathisch und wäre für zu Hause reizvoll. Der Charme des leichten Gepäcks wird bei der Rückreise besonders deutlich. Ruckzuck ist alles eingetütet, keine Spur von Stress. Nur der Abschied vom geliebten Urlaubsort schmerzt.

... und diesen Kummer heilst Du mit einem wunderschönen Erinnerungsfoto, das Du zu Hause, dankbar für die Erlebnisse, 3x täglich anschaust.

Bitte verstehen Sie mich richtig. Natürlich spielt die Lebenssituation eine große Rolle. Bei Urlaubsreisen mit kleinen Kindern ist das Packen Abenteuer pur und das „Nötigste" füllt Sattelschlepper. Das explosive Gemisch löst gigantische Krisen aus. Die Antwort auf die Mega-Frage ist häufig ein mühevoller Kompromiss.

Behalten Sie immer das Ziel Ihres Urlaubs im Auge. Was wollen Sie im Urlaub? „Wie viel ist genug" gilt dabei auch für Ruhe, Entspannung, Zeit für die Familie, Sehenswürdigkeiten (mit Kindern), Feiern bis zum Abwinken und vieles mehr. „Übergepäck" stört erheblich.

Weg vom Urlaub, allgemein betrachtet, macht ein einfacher und ausgewogener Lebensstil Ihren Alltag klarer und übersichtlicher. Zudem schaffen Sie mehr Raum sich zu erholen – eine Zeit, die Sie auf jeden Fall brauchen. Die generelle Abwägung „Wie viel ist genug?" verdeutliche ich Ihnen an einem Beispiel:

Sie wünschen sich einen Ort, wo Sie in Ruhe lesen können. Ob sich dieser gemütliche Platz in einer Wohnung oder einem Schloss befindet, ist für Ihr Wohlbehagen egal. Das Schloss mag Ihr Traum sein – den Wunsch, in Ruhe zu lesen, erreichen Sie mit weniger Aufwand.

Also ein Schloss mit Bibliothek hat schon was. Und jede Menge Platz für Ankleideräume, nicht nur Schränke.

Was Sie wirklich brauchen, bleibt die spannende Herausforderung für Ihr gesamtes Leben. Auf meinem Kalenderblatt steht eine Lösung, „zu leben, ohne an den Nutzen zu denken". Was spricht dagegen, sich das auch im Alltag hin und wieder zu erlauben? Auf Ihrem Weg zu mehr „Wohl + Fühlen" kommen Sie mit dieser Einstellung einen deutlichen Schritt voran. Bleiben Sie entspannt – Sie finden Ihren Lebensstil.

Genießen Sie nach so viel „Tiefgang" die letzten Sommerwochen.

Fassen wir den August zusammen:

* *Wohlfühlen in 44 Wochen „Rest-Jahr“.*
* *Maßvoll und mit Muße im Urlaub.*
* *Erwartungsdruck stört die Urlaubsgefühle.*
* *Frühbucherrabatt ist kein Gewinn.*
* *Urlaubserinnerungen strahlen aus.*
* *Erledigungen bleiben im Alltag.*
* *Leichtes Gepäck befreit.*
* *Gestalte Deine „Wohlfühl-Oase“.*
* *Leben ohne an den Nutzen zu denken.*

Wir sehen uns Anfang September. Ich freue mich darauf, und Du?

Übrigens, ich werde mich wiederholen. Nein, ich bin nicht vergesslich. Manche Gedanken und Ideen vertragen, mehrmals gelesen zu werden.

Sie steuern selbst, was Sie beibehalten, verstärken, verändern oder verbessern wollen – auch, wo Sie loslassen. Ich hoffe, wir bringen Sie immer wieder zum Lachen. Humor ist ein grandioses Lebenselixier.

Bleiben Sie gelassen, falls Sie nicht dazu kommen, weil die „Hütte brennt". Setzen Sie einfach das Kapitel aus. Ihnen läuft nichts davon, denn das Buch leistet Ihnen jedes Jahr Gesellschaft.

Und falls ich es noch nicht erwähnt haben sollte: Ich bin ein Mensch, ich fühle, denke, handle und mache mir selbst ein Bild von den Dingen. Die Meinung anderer ist wichtig, muss aber nicht die eigene werden!

September

Der September ist das Tor in einen neuen Lebensabschnitt. Die meisten Ausbildungsverträge in Bayern beginnen am Ersten dieses Monats – in anderen Bundesländern etwas früher. Der Eintritt in die Berufswelt ist eine kolossale Veränderung, egal ob in die Ausbildung oder nach einem Studium. Alle starten mit gemischten Gefühlen in ihre Zukunft. Nervös, angespannt, aber auch neugierig und erwartungsvoll, wie einst mit der Schultüte in der Hand. Sie erinnern sich?

Mich überfällt im September ein „Gefühlsmix" aus anderen Gründen: Das Jahr steht an der Brücke zur dunklen und kalten Jahreszeit. Die vergangenen Monate waren luftig und leicht – die Gedanken ebenso. Die Sonne wärmte bereits zum Frühstück den Start in den Tag. Der Abend lud zum lauschigen Verweilen im Freien ein. Die Sterne am Himmel waren eine Schau. Soll das wirklich schon wieder vorbei sein?

Also bei allem Lobgesang, der „wunderbare" Sommer hatte auch seine Hundstage mit Hitze und Schweiß. Die Dürre auf Wiesen und Feldern stimmt doch eher nachdenklich als euphorisch. Da staubt's nur so!

Stimmt, schon. Der Regen fällt seltener und der Grundwasserspiegel sinkt. Das ist schwere Kost, sie wegzuschieben, hilft Ihnen auf Ihren Weg zu mehr „Wohl + Fühlen" nicht weiter. Doch Sie können Ihr Wohlbefinden steigern. Sehen Sie Wasser als ein kostbares Gut an. Verbrauchen Sie Wasser behutsam und bewusst. Jeder Liter, der sinnlos wegfließt, könnte Pflanzen beim Wachsen unterstützen.

Ups, da nimmt sich einer kein Blatt vor den Mund … so direkt kenne ich Dich nicht.

Manchmal ist das erforderlich, um eine Diskussion in Gang zu bringen oder auf sorgloses Verhalten aufmerksam zu machen.

Der schonende Umgang mit lebensnotwendigen Ressourcen macht Sie sensibel für das Zusammenspiel von Mensch und Natur. So trägt er zu Ihrem Wohlbefinden bei. Und genau um das geht es mir – nur deshalb die klaren Worte. Falls Sie diesen Effekt noch nicht gespürt haben, probieren Sie's am Beispiel Wasser aus. Sie werden staunen.

Staunen dürfen Sie im September auch über die Stimmung und Ihr eigenes Empfinden. Sie sind gefordert den Sommer loszulassen. Mir fällt es schwer, den Umbruch zu meistern. Ich trage noch kurze Hosen und Sommerschlappen, wenn alle anderen bereits im Daunenstepper unterwegs sind. Damit versuche ich krampfhaft, das Sommergefühl festzuhalten.

Um nicht völlig in Trübsal zu verfallen, hilft mir ein Blick auf die besonderen Seiten dieser Zeit. Wollen Sie mitschauen? Die Stimmung, wenn Sturm durch die Straßen fegt, buntes Laub in der Luft tanzt, die Natur ihr Kleid wechselt – das kann nur der Herbst. Was meinen Sie? Ich lade Sie zur ersten **Übung** ein:

◊ Was empfinden Sie bei der Brücke zum Herbst? Wie ist Ihre Stimmung im September? Freude, Entzücken, Trauer, Dank, Endzeit, Wehmut, Hoffnung …

◊ Auf was freuen Sie sich im September?

  *
  *
  *
  *
  *

Wenn Du nach der Übung erschöpft bist, lege mich (nicht Dich) zwei oder drei Tage zur Seite. Ansonsten wünsche ich Dir auf den nächsten Seiten viel Vergnügen mit den Besonderheiten des Monats.

Rote Karte für Störfaktoren

In den Schulen und Betrieben, auf den Straßen und im öffentlichen Raum nimmt das Leben wieder Fahrt auf. Die alltägliche Routine hat die meisten eingeholt. Sie beginnt mit dem Läuten des Weckers und endet nach einem durchgetakteten Arbeitstag oft erschöpft beim Einschalten der Weckfunktion – fünf Tage oder mehr die Woche. Vergessen ist die Leichtigkeit und Gelassenheit der freien Wochen, die herrliche Weite von einem Berggipfel, die wunderbare Frische des Meeres, die gemütlichen Stunden bei Brot, Käse und Wein …

Lassen Sie die angenehmen Sommergefühle von Wochenenden oder Urlaub weiterleben, auch wenn sinkende Quartalszahlen, überzogene Erwartungen, überfüllte Terminkalender und nerviger Erfolgsdruck die Oberhand gewinnen wollen. In vielen Firmen wütet, gerade im Herbst, blinder Aktionismus, um ein bereits gutes Ergebnis noch besser zu machen. Zeigen Sie den Störfaktoren selbstbewusst die rote Karte und bleiben Sie auf Kurs.

Die rote Karte zeigen, alles recht und schön. Du willst sicher wissen, wie das konkret geht. Lege Dir zwei oder drei der eindrucksvollsten Fotos Deiner Sommerzeit in Deine Nähe – Schreibtisch, Pinnwand …

Schau sie mindestens einmal am Tag an und „beame“ Dich zu den wunderbaren Momenten. So bleiben die Erlebnisse präsent und die sommerliche Erholung länger erhalten.

Aus dieser Kraftquelle kannst Du jederzeit schöpfen. Hilfreich ist ebenso, wenn Du zum Beispiel den überzogenen Erwartungen mit Gelassenheit begegnest. In der Ruhe liegt die Kraft. Öffne blindem Aktionismus mutig die Augen. Das gilt nicht nur in der Firma. Diese Sehschwäche greift auch im privaten Bereich um sich. Hinterfragen und Mitdenken schonen Deine Ressourcen. Zögere nicht, setze um. Viel Erfolg!

Erntezeit

Im September baumeln Äpfel, Birnen und Zwetschgen saftig an den Zweigen. Trauben haben Hochsaison. Kartoffeln, Mais und Kohl werden eingelagert oder verarbeitet. Der September ist ein wichtiger Monat für die Ernte unserer Lebensgrundlagen. Die Diskussionen über Ernährung, Landwirtschaft und ihre Anbaumethoden werden jedoch das ganze Jahr geführt. Und die nerven tierisch. Keiner weiß mehr, wo der richtige Weg verläuft. Nachhaltig und umweltschonend, das klingt immer gut. Doch was steckt dahinter? Nicht nur in der Obst- und Gemüseabteilung stecken Sie im mühsamen „Ernährungsdschungel" fest. Plastik vermeiden, Bio-Label, Öko-Siegel, regionale Produkte, Gentechnik, menschenwürdiger Anbau – alle diese Begriffe machen schwindelig.

Wie geht's Ihnen damit?

Da weiß ich noch mehr: Was darfst Du mit gutem Gewissen essen und ist gesund? Wie darf es verpackt sein? Selbstversorgung ist doch Utopie? Wo ist der Weg raus aus dem Dickicht? Mir geht's da gut, ich habe oft Eselsohren, Brösel, Schoki und ab und zu Obstreste in meinen Seiten.

Für mich ist, wie so oft, der Mittelweg die Lösung:

Fern ab von extremen Richtungen versuche ich mit wachen Augen, ein Gespür für Pflanzen und Tiere zu entwickeln. Die Wertschätzung der Lebensmittel und die gegenseitige Toleranz für andere Formen der Ernährung, wie zum Beispiel vegetarisch oder vegan, sind für mich selbstverständlich. Eine ausgewogene Ernährung, in der ich „weniger ist mehr" aktiv lebe, führt mich durch den Dschungel. Plastik vermeide ich so weit wie möglich – das geht, so stelle ich immer öfter fest, nicht überall. Verpackungen sind insgesamt ein schwieriger Bereich.

Stopp. Das hört sich salbungsvoll, wie eine Predigt an. Das hilft jedoch nicht weiter. Ich bin ein Buch für die Praxis. Geht's konkreter?

Aber sicher …auf meinem Weg zur Lösung erinnerte ich mich an meine Vorfahren. Sie kauften Fleisch für den Sonntagsbraten beim Metzger Ihres Vertrauens – hohe Qualität zu einem stolzen Preis. Deshalb hatten Sie nur ein Mal in der Woche Fleisch und die Reste davon an einem anderen Wochentag. Mittlerweile verhalte ich mich ähnlich, wobei ich im Wochentag variiere – manche Woche ist sogar fleischlos. Bei dieser Vorgehensweise sehe ich nur Gewinner. Für alle Beteiligten ist gesorgt. Massentierhaltung wäre nicht erforderlich. Monströse Fleischfabriken, das Grauen für Mensch und Tier, überflüssig. Diese positiven Effekte lassen sich, mit entsprechendem Verhalten, bei zahlreichen anderen Lebensmitteln ebenso erzielen.

Du hast leicht reden, das muss man sich auch leisten können. Wie Du gesagt hast, Qualität kostet. Oft ist am Ende des Geldes zu viel Monat übrig und die Mäuler wollen satt werden.

Das bekannte Argument „kann ich mir nicht leisten", nehme ich sehr ernst. Bei einkommensschwachen Haushalten stößt die Umsetzung an Grenzen. Doch vor allem jene, die dieses Killerargument gerne in die Diskussion einbringen, wären in der Lage anders zu handeln. Ich bin auch kein Krösus. Bei mir wirkt die Kombination aus fleischarm und der Strategie „weniger ist mehr". So kann ich meine Liebe und mich wertvoll und abwechslungsreich ohne Mehrkosten ernähren. Schöner Nebeneffekt, meine Waage stöhnt nicht und mein Spiegelbild grinst.

Überzeugt. Gib's noch einen weiteren Tipp, um die Lebensmittel mehr wertzuschätzen und das Wohlbefinden zu steigern? Bitte nur, wenn er leicht umsetzbar ist. Das Ernähren ist schon kompliziert genug.

Gleich mehrere. Auf meinem Ernährungspfad stolperte ich über einen weiteren Punkt. Ich beobachtete mich beim Essen und Trinken, nein nicht schmatzen und schlürfen, sondern meine Ablenkung. Seither setze ich die Zauberformel „Im Moment sein" um. Selbst wenn ich alleine esse, kommen weder Zeitung noch Smartphone oder andere Medien auf den Tisch.

Zugegeben, die Zauberformel gelingt mir nicht immer. Zu groß ist die Verlockung Dinge gleichzeitig zu tun.

Machen Sie doch mit. Ihre Mahlzeit bekommt eine andere Wertschätzung. Wer weiß, womöglich sind Sie standhafter als ich.

Selbstverständlich ist beim Mahl mit anderen Personen eine gute Unterhaltung erwünscht. Konflikte dagegen haben beim Essen nichts verloren. Am besten zuerst den Streit schlichten und danach gemeinsam essen. In der Reihenfolge schmeckt's allen deutlich besser.

Wie denken und fühlen Sie bei Ihrer Ernährung? Ich überlasse Sie der nächsten **Übung**:

◊ Beantworten Sie bitte diese Fragen:

  * Wie gehen Sie mit Lebensmitteln um?

  * Welche Gefühle löst das Wort „vegan" bei Ihnen aus?

  * Wie sieht Ihre Ernährungsphilosophie aus?

  * Was schmeckt Ihnen besonders gut?
    Essen Sie diese „Leckerei" beim nächsten Mal langsam und aufmerksam. Sie werden eine neue Geschmacksnote entdecken. Genuss pur!

Moment mal, bitte nicht weiterlesen, erst die Fragen ausführlich beantworten. Lass Dir Zeit – ist übrigens auch beim Essen wichtig!

Ihre Ernährung ist der Kraftstoff für Ihr Leben. Der bewusste Umgang mit dieser Quelle fördert Ihr Wohlbefinden. Können Sie eigenes Obst und Gemüse ernten, freuen Sie sich darüber. Sollten Sie im Überfluss an Äpfeln und Birnen untergehen, holen Sie sich „Erntehelfer" und teilen Sie mit anderen Ihr Zuviel. Obst und Gemüse aus heimischem Anbau ist so wertvoll und vielseitig verwendbar.

Hast Du gemerkt, mein Autor versucht auf den Ausgangspunkt, die Erntezeit zurückzukommen – das toppe ich locker. Nachdem wir die gesamte Ernährung durchgeackert haben, sagt ein Bild mehr als Worte. Deshalb gibt's von mir einen aktuellen Augenschmaus:

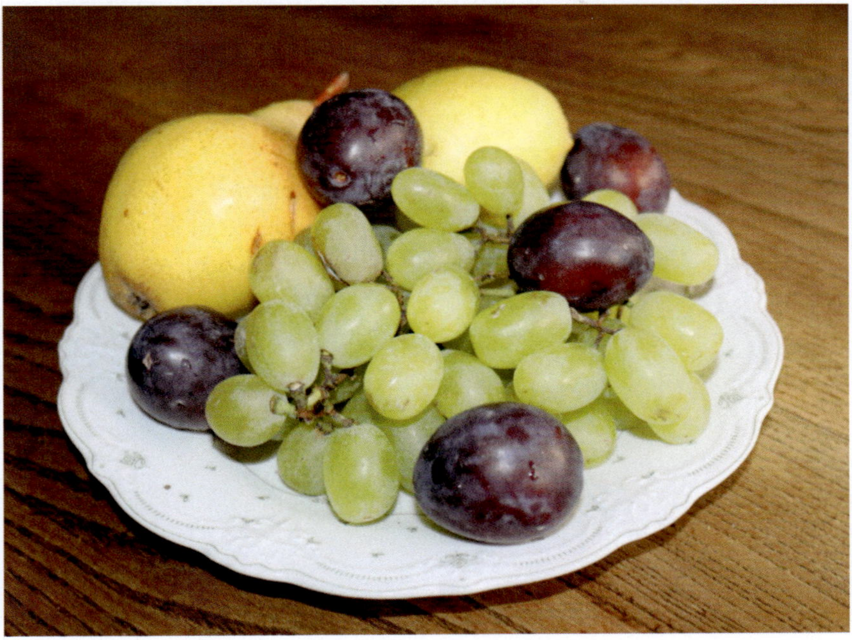

Achterbahn und Zuckerwatte

Das größte Volksfest der Welt, das Münchener Oktoberfest, beginnt bereits im September. Die „Wies'n" hat ihren Ursprung in der Hochzeit von Kronprinz Ludwig von Bayern und der Prinzessin Therese von Sachsen-Hildburghausen im Jahr 1810. Zur Belustigung der Gäste fand nach den Feierlichkeiten auf der Theresienwiese – benannt nach der Braut – ein Pferderennen statt, für das sich die Wittelsbacher mit Bier und Brotzeit bedankten. Den Bürgern gefiel das so gut, dass sie auch ohne Hochzeit von nun an jährlich feierten. So ist das bis heute, nur der Einzugsbereich hat sich auf den gesamten Erdball ausgeweitet.

Obwohl ich in München geboren und aufgewachsen bin, wurde ich nie ein großer Fan dieser Massenveranstaltung. Mir gefallen die kleineren Volksfeste, die über das ganze Land verteilt sind, wesentlich besser. Jedes hat seinen eigenen Charakter und Charme.

Nun übertreib mal nicht, so oft bist Du dort nicht mehr zu sehen – das war früher noch anders. Na ja, alles hat seine Zeit …

Sei's drum, Sie können auf Ihrem Weg zu mehr „Wohl + Fühlen" einen weiteren Schritt tun. Finden Sie heraus, wie Sie ticken:

Welcher Typ Feierbiest sind Sie? Fühlen Sie sich wirklich wohl auf diesen Festen oder erfüllen Sie Erwartungen oder „weil alle gehen"? Manche Zeitgenossen nehmen für ein Volksfest Urlaub, um täglich „feste feiern" zu können. Das würde mir nie in den Sinn kommen. Die Vorlieben sind freilich sehr unterschiedlich – und das ist gut so. Diese Frage können Sie auf alle anderen Veranstaltungen und Termine ausweiten. Sie ist immer aufschlussreich und zeigt Ihnen möglicherweise Ihr wahres Wesen.

Ich ermuntere Sie, nur dort teilzunehmen, wo Sie wirklich dabei sein wollen. Und dann, viel Vergnügen!

So, Feierbiest, Zeit für zwei bis drei Tage Lesepause. Bis bald.

Thema des Monats:
Mit emotionaler Gesprächsführung leichter ans Ziel

Wie viele Gespräche führen Sie in der Woche? Privat und beruflich kommt sicher eine stattliche Zahl zusammen. Ihre Gespräche sind anspruchsvoll – einige erfolgreich, andere gehen am Ziel vorbei. Die Gründe für Erfolg oder Misserfolg sind nicht nur bei Ihren Gesprächen unterschiedlich. Häufig verhindern Kleinigkeiten eine angenehme Atmosphäre und einen positiven Verlauf.

Übrigens, auf Volksfesten wird auch viel kommuniziert, eher nonverbal.

„Die Krüge hoch, die Krüge hoch, die Krüge hoch – ein Prosit der Gemütlichkeit." Und dann krachen die Krüge beim Zu-Prosten aneinander. Das ist Kommunikation in Reinkultur und alle sind sich bierselig einig, ohne viel Worte zu machen.

Stimmt – im Festzelt sind jede Menge Emotionen vorhanden.
Für mich ist auch ein Gespräch ein Feuerwerk der Sinne. Bei Gespräch meine ich nicht den kurzen Plausch im Treppenhaus oder über den Gartenzaun, wobei dort ab und zu Gefühle explodieren und vor einem Richter landen. Wir vertiefen Gespräche, die planbar sind oder zumindest nicht überraschend auf die Teilnehmer zukommen.

Beispiele sind: Beratungstermine, Mitarbeitergespräche, Lehrer-Eltern-Gespräche, Vorstellungsgespräche, Versöhnungen, Familienrat, Beziehungsgespräche, Eltern-Kind-Gespräche, Arzttermine, Verkaufsverhandlungen …
Ob Ärztin oder Patientin, Kundin oder Verkäuferin, Rechtsanwältin oder Mandantin, Lehrerin oder Schülereltern, die jeweilige Rolle macht einen Unterschied. Eins haben alle gemeinsam, sie verfolgen ein Ziel.

Zunächst lade ich Sie zu einer Momentaufnahme ein. Später entführe ich Sie in das Reich der Sinne. In der ersten **Übung** tauchen Sie in Ihre Gefühlswelt ein:

◊ Lehnen Sie sich gemütlich zurück und beantworten Sie bitte ausführlich und möglichst genau die drei Fragen:

Wie geht es mir gerade?

*
*
*

Welche Gefühle nehme ich wahr?

*
*
*

Wie geht es mir aktuell mit meinen privaten und beruflichen Gesprächen?

*
*
*

Die aktuelle Situation hast Du festgehalten und Deine Gefühle und Stimmungen wahrgenommen. Dazu ein Tipp: Wenn Du vor einem wichtigen Gespräch stehst, beantworte die beiden ersten Fragen kurz in Gedanken für Dich. Sollte gerade Deine Stimmung im Keller sein, gibt es zwei Möglichkeiten: Gespräch verschieben oder Laune anheben.

Die „Gute-Laune-Übung“ (Seite 7) ist dafür bestens geeignet.

Drei Phasen eines Gesprächs

Jedes anspruchsvolle Gespräch sollte drei Phasen umfassen:

* Gesprächsvorbereitung
* Gesprächsführung
* Gesprächsnachbereitung

Wie Sie die Phasen gestalten, erfahren Sie auf den nächsten Seiten. Ansatzpunkte, Ihre Ziele leichter zu erreichen, sehe ich bei jeder. Der Überblick zeigt Ihnen den weiteren Ablauf:

I. Gesprächsvorbereitung

* Workshop 1 „Emotionen“
* Workshop 2 „Sinne wecken“

II. Gesprächsführung

* Gesprächseinstieg
* Gesprächsfluss
* Gesprächsende

III. Gesprächsnachbereitung

* Beste Szenen und mehr

IV. Ausblick

I. Die Gesprächsvorbereitung

Für diese Phase lade ich Sie zu einem Workshop ein. Meiner Meinung nach ist die Vorbereitung mindestens die halbe Miete. Oft wird diese Phase zu wenig beachtet. Das wird Ihnen nicht mehr passieren.

Workshop 1 „Emotionen“

Stellen Sie sich vor, Sie sitzen gerade als Kundin oder Antragsteller in einem Gespräch. Ihr Gesprächspartner lässt sich ständig von Kollegen, vom Telefon oder weiterer Kundschaft ablenken. Er ist überhaupt nicht bei der Sache. Was empfinden Sie in dieser Situation? Ihre Stimmung wird deutlich schlechter, oder? Sie sind verärgert und fühlen sich nicht wertgeschätzt. Und schon toben die Emotionen.

In dieser Szene hätte Ihr Gesprächspartner mit einfachen Mitteln eine andere Stimmung erreichen können. Ein wesentlicher Faktor für ein erfolgreiches und angenehmes Gespräch ist die volle Konzentration auf den Gesprächspartner. Stellen Sie ihn in den Mittelpunkt. Das verlangt die Höflichkeit und vermittelt ihm vor allem eine hohe Wertschätzung.

Als Kundin ist Ihr Ziel, gut beraten zu werden und eventuell einen Kauf zu tätigen. Ihr Gegenüber sollte die Absicht verfolgen, in Ihnen eine zufriedene Kundin zu gewinnen und Ihren Kaufwunsch zu erfüllen. Schlechte Laune fördert Ihre Kauflust sicher nicht.

Vor einem ausführlichen Gespräch sollten Sie sich immer die Frage nach Ihren Zielen stellen. Das können allgemeine und spezielle sein, je nach Art des Gesprächs. In dieser **Übung** beschäftigen Sie sich zunächst mit den allgemeinen Zielen:

◊ Was will ich generell in meinen Gesprächen erreichen?
  Halten Sie bitte Ihre Antworten schriftlich fest.

Falls Dir nichts einfällt, einige Beispiele, um Dir auf die Sprünge zu helfen: Aufmerksamkeit, eine positive Gesprächsatmosphäre, Erfolg, Vertrauen, Anerkennung.

Ihnen ist sicher (auch ohne Unterstützung) viel eingefallen. Somit drängt sich die nächste Frage auf:

◊ Was brauche ich, um diese Ziele zu erreichen?
Notieren Sie Ihre Antworten auf Ihrem Blatt.

Nur für den Fall, dass … Kompetenz, Verständnis, Motive/Ziele und Stimmung des Gesprächspartners, Offenheit, Zeit.

In Gesprächen spielen Gefühle und Motive der Beteiligten eine große Rolle. Mit Einfühlungsvermögen schaffen Sie nahezu immer eine angenehme Gesprächsatmosphäre. Die wahre Kunst besteht darin, das Befinden des Gegenübers zu erkennen und in positive Bahnen zu lenken – Gefühle wahrnehmen und, falls erforderlich, umstimmen.

Das liest sich zu einfach. Der Teufel steckt doch im Detail.
Auf was sollen die Gesprächspartner konkret achten?

Stimmt, die Gefühlslage ist häufig eine echte Herausforderung. Deshalb schauen wir auf der nächsten Seite tiefer in die Welt der Emotionen. Dieser „Ausflug" hilft Ihnen für alle Belange Ihres Lebens. Danach setzen wir uns intensiv mit den Einzelheiten auseinander.

Exkurs: Emotionen

Gefühle beeinflussen das Denken und Handeln enorm. Das tägliche Leben bietet eine wunderbare Fülle an Emotionen – positive und negative. Thich Nath Hanh stellt diese Vielfalt in seinem Buch „Ich pflanze ein Lächeln“ bildhaft dar: „In uns strömt ein Fluss der Gefühle, in dem jeder Wassertropfen ein anderes Gefühl ist, und jedes Gefühl kann ohne all die anderen gar nicht sein. Möchten wir diesen Fluss betrachten, setzen wir uns einfach an sein Ufer und stellen fest, welches Gefühl auftaucht, vorüberfließt und verschwindet.“

Setzen Sie sich immer wieder gemütlich ans „Ufer“ und nehmen Sie Ihre Gefühle bewusst wahr. Das macht Sie aufmerksam, auch für die Stimmungslage Ihrer Gesprächspartnerin.

Eine weitere wichtige Zutat für ein gutes Gespräch ist die gegenseitige Akzeptanz – den Gesprächspartner so annehmen wie er ist, wie er denkt und wie er fühlt. Dr. med. Christian Peter Dogs und Nina Poelchau zeigen das in ihrem Buch „Gefühle sind keine Krankheit“ deutlich auf: „Aus der Gehirnforschung wissen wir heute sehr viel darüber, warum der Mensch so ist, wie er ist, und so fühlt, wie er fühlt. Bis zu unserem zwölften Lebensjahr wird unser Gehirn programmiert wie ein Computer, und zwar sehr individuell. Temperament und Persönlichkeit sind dann fertig ausgebildet ...“, und jetzt kommt der maßgebliche Aspekt: „... kein einziges Gehirn entspricht im Detail dem anderen. Schon deshalb sollte man gar nicht erst damit anfangen, sich mit anderen zu vergleichen, und auch nicht davon ausgehen, dass der andere, zum Beispiel der Mensch, mit dem man seit Jahren zusammenlebt, auf Anhieb versteht, was man meint.“ Jetzt ist mir klar, warum mich meine Frau immer wieder verwundert anschaut.

Puh, die beiden Zitate haben es in sich. Du darfst die Zeilen gerne nochmal lesen und danach eine kleine Pause einlegen. Du wirst sehen, die Aussagen helfen Dir weiter.

Fortsetzung Workshop 1

Die Stimmungslage der Gesprächspartnerin wird den Erfolg eines Gespräches maßgeblich beeinflussen. Mit der nächsten **Übung** kommen Sie einen weiteren Schritt voran:

◊ Wie kann ich die Gefühle, Stimmungen und Motive meiner Gesprächspartner wahrnehmen?
Halten Sie Ihre Ergebnisse schriftlich fest.

Nur für den Fall, dass … Wortwahl, Körpersprache, Stimmlage, aufmerksam zuhören, nachfragen, Mimik.

Mit Ihren Ergebnissen sind Sie zukünftig in der Lage, besser auf Ihre Gesprächspartnerin einzugehen. Das wird sie spüren und auf ihre Art honorieren. Falls Sie bisher wenig auf die Gefühlslage des Gegenübers geachtet haben, nehmen Sie sich nicht zu viel auf einmal vor. Bauen Sie diese Werkzeuge in Ihre Wahrnehmung nach und nach ein. So wird der emotionale Check behutsam zur Routine.

Wie bereits festgestellt, ist die eigene Stimmung ebenfalls ein wesentlicher Bestandteil für ein erfolgreiches Gespräch. Diesen Faktor dürfen Sie auf keinen Fall unterschätzen. Wenn Sie genervt in ein Gespräch gehen, sind die Vorzeichen, charmant formuliert, nicht günstig. Darunter wird sicher nicht nur die Atmosphäre leiden.

Ohne vorgreifen zu wollen, beobachten Sie Ihre Laune auch während der Gesprächsführung und steuern Sie notfalls nach. In einem Dialog besteht eine fatale Wechselwirkung zwischen der Stimmung der Gesprächspartnerin und der eigenen – wie man hineinkommt, ruft der Wald zurück, oder so ähnlich.

Damit Ihnen das am „Ufer“ sitzen leichter gelingt, lade ich Sie zur nächsten **Übung** ein:

◊ Wie kann ich meine eigene Stimmung wahrnehmen?
Notieren Sie Ihre Antworten.

Nur für den Fall, dass … Körperhaltung, Spiegel schauen, Mimik, Tonlage, Lautstärke, Wortwahl, Puls.

◊ Besonders vor und in schwierigen Gesprächen ist Ihre Stimmung ständig gefährdet. Deshalb die Frage:
Wie kann ich meine eigene Stimmung steigern und schützen?
Auch hier sind schriftliche Notizen hilfreich.

Nur für den Fall, dass … kurze Pause, Bewegung, Gespräch verlassen, Lachen, Gespräch verschieben, Schokolade, Lieblingssong, Kaffee, Tee, Ärger (mit-) teilen, Gute-Laune-Übung.

Diese beiden Fragen sind, auch abseits von Gesprächen, zentrale Fragen auf Ihrem Weg zu mehr „Wohl + Fühlen“. Bitte setzen Sie Ihre Ergebnisse aktiv in die Tat um.

Workshop 1 Praxisteil

Gelegenheit dazu bietet Ihnen die Praxisphase. In den nächsten sieben Tagen beobachten Sie bitte Ihre Gespräche privat wie beruflich mit Hilfe des Beo-Bogens auf der Folgeseite. Stellen Sie Ihren jeweiligen Gesprächspartner bewusst in den Mittelpunkt – ihm gehört Ihre ganze Aufmerksamkeit, auch am Telefon. Ich wünsche Ihnen gute Gespräche.

Das war intensiv, was meinst Du? Komm, mach doch mal ein Fenster auf und atme drei Mal tief durch. Beobachte, was sich alles vor Deinem Fenster bewegt und welche Gefühle das auslöst. Wir sehen uns in acht Tagen.

Beo-Bogen Workshop 1 Praxisteil
„Mit emotionaler Gesprächsführung leichter ans Ziel"

<u>Aufgabe</u>: Den Gesprächspartner in den Mittelpunkt stellen und seine Stimmungen und die eigenen Stimmungen wahrnehmen.

Steht der Gesprächspartner im Mittelpunkt?

Wie habe ich das erreicht?

Was hat mich daran gehindert?

Welche Stimmungen habe ich beim Gesprächspartner wahrgenommen?

- ☐ Gute Laune
- ☐ Ärger
- ☐ Stress
- ☐ Geduld
- ☐ Überraschung
- ☐ Angst
- ☐
- ☐

Was haben die Stimmungen bei mir bewirkt?

Welche Stimmungen habe ich bei mir wahrgenommen?

Wie sieht es mit der Wechselwirkung aus?

Hallo? Sind wirklich schon acht Tage vorbei oder bist Du neugierig, wie es weitergeht? Geht's Dir zu langsam, dann bist Du zu schnell. Lass Dir Zeit. Dir läuft nichts davon. Der Praxisteil ist bewusst so angesetzt, damit Du ausreichend Zeit hast, Eindrücke zu sammeln.

Außerdem kannst Du ohne Deine Erfahrung nicht an unserer kleinen Analyse teilnehmen. Natürlich ist das eine Empfehlung, Du handelst so, wie es Dir beliebt. Genug gestänkert, mich interessiert, was Du in Deinen Gesprächen beobachtet hast. Lass die Praxisphase nochmal ausführlich Revue passieren:

* *Hast Du Deine Gesprächspartner in den Mittelpunkt gestellt?*
* *Welche Gefühle und Stimmungen hast Du bei Deinem Gegenüber beobachtet?*
* *Welche Gefühle und Stimmungen hast Du bei Dir beobachtet?*
* *Wie war die Wechselwirkung?*
* *Was ist gut gelungen?*
* *Wo gibt es noch Verbesserungsmöglichkeiten?*

Freu Dich über Deine Fortschritte und über jedes gute Gespräch. Das fällt nicht einfach so vom Himmel, sondern braucht Deinen vollen Einsatz. Wenn Du bisher schon erfolgreich unterwegs warst, feile weiter an Deinen Fähigkeiten. „A bisserl" was geht immer.

Viel Vergnügen im Workshop 2.

Workshop 2 „Sinne wecken“

Endlich, wie angekündigt – ich entführe Sie in das Reich der Sinne.

Was meinen Sie, welche Sinne können Sie bei Ihrem Gesprächspartner wecken? Ich behaupte: Alle – es kommt allerdings auf die jeweilige Gesprächssituation an. Am Telefon gelingt das zum Teil nur indirekt.

Wer anderer Meinung ist, möge besonders aufmerksam weiterlesen und diese **Übung** intensiv mitmachen:

◊ Beantworten Sie diese Frage:
Wie kann ich die Sinne meines Gesprächspartners positiv erreichen und dadurch seine Stimmung steigern?
Bitte überlegen Sie zu Sehen, Hören, Schmecken, Riechen und Tasten und halten Sie Ihre Antworten schriftlich fest.

Nur für den Fall, dass … habe ich hier nichts parat, weil Du sicher selber Maßnahmen findest, die Deinen Gesprächspartner „betören“. So und jetzt leg los und lass Dir was Sinn-volles einfallen.

Bei Ihrer Gesprächsvorbereitung sollten Sie immer berücksichtigen, wie Sie die Sinne Ihrer Gesprächspartner anregen können. Vorlieben zu kennen, ist für manche kommunikative Begegnung durchaus förderlich. Zum Beispiel, die bevorzugte Teesorte Ihrer Gesprächspartnerin in Erinnerung behalten und beim nächsten Gespräch anbieten. Bleiben Sie bei allen Gesprächen aufmerksam. So entdecken Sie für weitere Zusammenkünfte Chancen die Laune Ihres Gegenübers zu steigern. Positive Erlebnisse bleiben in Erinnerung. So werden Sie zu einem beliebten Gesprächspartner und kommen leichter ans Ziel.

Jeder Mensch empfindet im Reich der Sinne anders. Nachdem Sie fleißig überlegt haben, ergänze ich Ihr Ergebnis mit einem bunten Strauß an Möglichkeiten:

Sehen:	Blumen, offene Körperhaltung, Bilder
Hören:	Loben, Musik, Danke sagen
Schmecken:	Schokolade, Obst, Gebäck
Riechen:	Gewürze, Kaffee, Duftkerzen
Tasten:	Handschmeichler, Broschüre, Werbegeschenk

Was weckt Deine Sinne und beeinflusst Dich positiv?

Zugegeben, nicht alle Maßnahmen lassen sich jederzeit umsetzen. Deshalb ist die Vorbereitung so wichtig. Wägen Sie im Vorfeld ab, was machbar und sinnvoll ist. Übertreiben Sie nicht und vor allem schrauben Sie Ihre Erwartungen nicht zu hoch. Manchmal führt die beste Vorbereitung nicht zum Ziel.

Vor der nächsten Praxisphase, in der Sie viel ausprobieren dürfen, gebe ich Ihnen drei ausführliche Hinweise für Ihre Kommunikation:

1. Sinne wecken am Telefon

Keine Sorge, wir bleiben seriös. Obwohl wir nicht im selben Raum sind, ist es mir möglicherweise gelungen, bei Ihnen Sinne zu wecken.

Also ich war gegen diese gewagte Überschrift. Mal schauen, wie mein Autor aus der Nummer wieder rauskommt … Hoppala!

Ein Telefonat schränkt die Möglichkeiten im Vergleich zu einem Präsenz-Gespräch deutlich ein. Hören ist zweifelsfrei möglich. Hier bietet sich zum Beispiel an, den Gesprächspartner öfter als im Präsenz-Gespräch mit Namen anzusprechen. Wohl dosiert hören alle ihren Namen gerne. Alle anderen Sinne scheinen verschlossen. Das stimmt nicht. Sie können selbst am Telefon ein kleines Feuerwerk abbrennen. Nutzen Sie die Vorstellungskraft des anderen. Verwenden Sie die hohe Kunst der bildhaften Sprache. Das weckt in Ihrem Gesprächspartner weitere Sinne und löst positive

Gefühle aus. Mit Ihrem sprachlichen Geschick nimmt Ihr Telefonpartner sogar Gerüche wahr.

Ich lade Sie zu einer **Übung** ins Reich der Sinne ein:

◊ Bitte lesen Sie die Sätze langsam und laut vor. Achten Sie darauf welche Bilder in Ihnen auftauchen und welche Sinne dadurch angesprochen werden:

  * Sie bringen die Sonne in meinen Tag.
  * Wenn wir gut vorankommen, liegen Sie bald am Strand.
  * Für Ihre Idee ist Ihnen tosender Applaus sicher.
  * Ich genieße gerade meinen röstfrischen Kaffee.
  * Sie sind für mich wie ein Leuchtturm.
  * Ein Lächeln kann man hören.
  * In den Schuhen wirkt jeder Schritt watteweich.
  * Kühl und erfrischend wie ein Bergsee.

Je nachdem was Sie erreichen wollen, malen Sie die entsprechenden Bilder. Ihre Wortwahl steigert die Laune Ihrer Gesprächspartnerin. Das Kopfkino entspannt und das Ziel rückt näher. Gemeinsam Lachen ist ebenfalls ein probates Mittel eine angenehme Gesprächsatmosphäre zu erreichen – nicht nur am Telefon.

2. Die Beschwerde

Dieser Form der Meinungsäußerung haftet etwas Negatives an. Welche Gefühle befallen Sie, wenn sich jemand bei Ihnen beschwert? Glücksgefühle sehen anders aus, oder? Dennoch können Sie aus dieser lästigen Situation positive Gefühle ziehen. Lesen und staunen Sie:

Ob die Beschwerde berechtigt oder überzogen ist, spielt zunächst keine Rolle. Der Beschwerdeführer fühlt sich aus seiner Sicht benachteiligt. Positiv betrachtet, gibt er Ihnen Gelegenheit, Fehler zu bereinigen. Er traut Ihnen eine Lösung zu, sonst würde er nicht mit Ihnen sprechen. Schlimm wäre es, wenn er die Hoffnung aufgegeben hätte und fernbleibt. Dieses Vertrauen sollte Sie freuen und ermuntern den bisweilen aufgebrachten Gesprächspartner zufrieden zu stellen oder ihn auf seinen Irrtum aufmerksam zu machen. Fehler sind auf beiden Seiten menschlich. Der Umgang mit ihnen bestimmt die Zukunft. Aus einer erfolgreich behandelten Beschwerde ergibt sich oft eine stärkere Beziehung.

Sie selbst beschweren sich ja auch zuversichtlich und hoffen auf eine Nachbesserung. Also in Zukunft bitte keine Fäuste in der Tasche ballen und Groll schieben, sondern offen und freundlich aufeinander zugehen.
Anstelle der „Beschwerde" können Sie das Wort „Kritik" setzen und das Beschriebene gilt genauso.

Eines muss ich klarstellen, auf Deinem Weg zu mehr „Wohl + Fühlen" sollst Du nicht alles schönreden. Manchmal ist Zoff nicht zu vermeiden. Da geht's richtig zur Sache. Trotzdem will ich Dich ermuntern allen Lebenssituationen die positiven Seiten abzugewinnen – nach einem Gewitter folgt wieder Sonnenschein.

3. Die Einwandbehandlung

Natürlich lasse ich Sie mit Beschwerden und Kritik nicht alleine. Sie werden in Zukunft nach Widerstand lechzen, um Ihre neuen kommunikativen Stärken geschliffen einzusetzen. Ich bin der Ansicht, Gesprächen ohne Einwände, ohne Opposition fehlt die Würze. Das mag Sie überraschen. „Das Gespräch verlief reibungslos“, so frohlocken die Menschen oft. Doch Reibung erzeugt Wärme, die für das menschliche Miteinander lebensnotwendig ist.

Zugegeben, manchmal ist ein Dialog ohne große Anstrengung durchaus angenehm, ein Highlight der Kommunikation ist er jedoch nicht. Die wirklich interessanten Gespräche sind für mich vergleichbar mit einem Tennismatch auf Augenhöhe – hin und her, mal offensiv, dann wieder defensiv. Jeder spielt seine Stärken aus, bleibt sportlich fair und bedankt sich am Netz für ein gutes Spiel.

Schöner Vergleich, Michael. Doch auch beim Tennis ist nicht alles Friede, Freude, Eierkuchen. Da gibt's kleine Gemeinheiten, wie Pause verzögern oder ständiges Gestöhne bei den Returns. Was ich sagen will, nicht jedes Gespräch wird mit fairen Mitteln geführt. Manche Einwände sind bösartig und verletzend. Und dann?

Stimmt, leider rasten manche Zeitgenossen bei Gesprächen aus. Sie lassen jede Fairness vermissen. Einwände werden zu polemischen Waffen. Sportlich ausgedrückt, empfehle ich Ihnen für diesen Fall, das Match abzubrechen und später nachzuholen. In dieser Atmosphäre ist keine sinnvolle Gesprächsführung möglich.

Zurück zu fairen Spielern auf dem Center-Court. Für Gespräche bedeutet das: Stichhaltige Argumente wechseln die Seiten, Einwände hüben wie drüben und zwei oder mehr Beteiligte, die am Ende mit einem gerechten und akzeptablen Ergebnis friedlich auseinandergehen. Damit das möglich ist, stelle ich Ihnen für die Einwandbehandlung ein wirksames Werkzeug vor:

Die Drei-Schritte-Methode

Schritt 1: Einwand positiv aufnehmen

Nehmen Sie den Einwand ernst. Bleiben Sie freundlich und sachlich, auch wenn Sie die Worte Ihres Gesprächspartners an die Decke treiben. So vermeiden Sie einen Bruch im Gespräch.

Beispiele: „Ein interessanter Aspekt."
„Schön, dass Sie den Punkt so offen ansprechen."
„Da kann ich Sie gut verstehen."

Schritt 2: Einwand behandeln

Finden Sie Argumente, die den Einwand in der Sache entkräften oder widerlegen. Erklären Sie, falls erforderlich den Sachverhalt nochmal von Anfang an. Wählen Sie andere Worte, möglicherweise wird es dadurch verständlicher. In diesem Schritt zielen Sie darauf ab, Ihr Gegenüber von der Sachlage oder Ihrer Ansicht zu überzeugen.

Schritt 3: Die Kontrollfrage

Vergewissern Sie sich auf jeden Fall, ob Ihre Argumente angekommen sind und der Einwand vom Tisch ist. Dieser wichtige Schritt wird oft übersehen und das hat fatale Folgen. Denn, falls Sie die Kontrollfrage vergessen, verweilt Ihr Gesprächspartner womöglich noch in seinem Einwand. Sie stürmen bereits zum nächsten Punkt und wundern sich, warum Ihr Gesprächspartner gedanklich nicht folgt. Das kann Ihr Gesprächsziel gefährden oder zumindest lästig verzögern.

Beispiele: „Passt das jetzt für Sie?"
„Ist das ok?"
„Ist der Punkt für Sie erledigt?"

Workshop 2 Praxisteil

Sie kennen mittlerweile die Handhabe eines Beobachtungsbogens. In den nächsten sieben Tagen wecken Sie bitte in Ihren Gesprächen die Sinne Ihrer Gesprächspartner und lösen dadurch Emotionen aus. Der Beo-Bogen auf der nächsten Seite unterstützt Sie dabei.

Du musst nicht bei allen zum Erfolg kommen. Manchmal stellst Du einen „Grant-Michel" einfach ins Abseits. Deine volle Aufmerksamkeit erhalten nur die, bei denen Dein Wohlbefinden steigt. Du führst die Gespräche, so wie es Dir beliebt. Leichter ans Ziel kommst Du, wenn positive Emotionen mitspielen.

Lass Deiner Phantasie beim Wecken der Sinne freien Lauf und vertraue auf Deine Kreativität. Beobachte, wie andere versuchen, Deine Sinne zu wecken. Möglicherweise gefällt Dir eine Art und Weise, die Du für Dich übernimmst. Greife zusätzlich auf die Unterstützung und den Rat Deiner Lieben zurück. Du wirst es kaum glauben, auch andere sprühen vor pfiffigen Ideen. Denke an drei einfache, aber effiziente Mittel:

- *Mit Namen ansprechen*
- *Loben*
- *Danken*

Zum Schluss noch ein Tipp: Einige Gespräche werden Dir bestimmt aufgezwungen. Beteilige Dich trotzdem mit Deinem Charme und freue Dich auf die angenehmeren. Diese sollten in der Überzahl sein.

Ich wünsche Dir viel Erfolg als Feuerwerker der Sinne. Vorsicht beim Zündeln. Wir sehen uns in acht Tagen.

Beo-Bogen Workshop 2 Praxisteil
„Mit emotionaler Gesprächsführung leichter ans Ziel"

<u>Aufgabe</u>: Sinne der Gesprächspartner wecken - Emotionen auslösen und zielorientiert im Gespräch aufnehmen

Welche Sinne habe ich erreicht:

- ☐ **Tastsinn**
- ☐ **Sehen**
- ☐ **Hören**
- ☐ **Schmecken**
- ☐ **Riechen**

Wodurch habe ich Sie erreicht?

Welche Emotionen habe ich ausgelöst?

Welche Wirkung habe ich erzielt?

Und, hat's gefunkt? Die Praxisphasen kannst Du übrigens beliebig oft wiederholen. So wirst Du immer mehr zur Chefin im Ring, wirkst souverän und löst Emotionen aus. Das stärkt Dein Selbstbewusstsein. Deine Gespräche werden für Dich und die anderen zu Wohlfühl-Inseln.

Noch ein Wort zu uns beiden. Denk dran, ich begleite Dich Dein Leben lang. In zehn Jahren hat sich Dein Wirkungskreis womöglich verändert. Dann liest Du meine Zeilen mit völlig neuen Lebenserfahrungen. Mit dem Beo-Bogen bekommst Du auch in vielen Jahren wertvolle Erkenntnisse für Deine aktuelle Lebenslage. Stark, oder?

Nach diesem herrlichen Ausblick, interessiert mich heute, was Du in den vergangenen Tagen erreicht hast:

* *Welche Sinne hast Du geweckt?*
* *Wodurch hast Du sie erreicht?*
* *Welche Emotionen konntest Du auslösen?*
* *Welche Wirkung hast Du erzielt?*
* *Hast Du die volle Aufmerksamkeit geschenkt?*
* *Was ist Dir gut gelungen?*
* *Wo siehst Du Verbesserungspotential?*

Vielen Dank für Deine offenen Worte!

II. Die Gesprächsführung

Nachdem Sie in den Praxiseinheiten viele Gespräche unter eigener Beobachtung führten, wird es Zeit, die zweite Phase eines Gesprächs unter die Lupe zu nehmen. In der Gesprächsführung sind Sie mitten im Geschehen. Am Anfang des Kapitels habe ich Gesprächssituationen aufgezählt. Auf welcher Seite sitze ich – bin ich Ärztin oder Patientin, Rechtsanwältin oder Mandant, Lehrer oder Vater. Die Seite sollte für alle Beteiligten eindeutig sein. Die Führung des Gesprächs ist jedoch häufig nebulös. Im medizinischen Bereich zum Beispiel fühlen sich die meisten Patienten in der passiven Rolle. Hier will ich Sie ermuntern, auf jeden Fall aktiv zu bleiben und durch Fragen das Gespräch mitzuführen. Oft kommen hinterher die Fragezeichen auf, weil die Rolle zu unterwürfig ausgefüllt wurde. Damit Sie immer eine Gesprächspartnerin auf Augenhöhe bleiben oder werden, beleuchte ich mit Ihnen drei Bereiche:

1. Gesprächseinstieg

Für den ersten Eindruck gibt es keine zweite Chance. Das gilt für beide Seiten. Bereits in wenigen Sekunden ist klar, ob sich die beiden gut riechen können. Schenken Sie Ihrem Gegenüber von der ersten Sekunde an Ihre volle Aufmerksamkeit. Suchen Sie den Blickkontakt.

Lächeln Sie Ihren Gesprächspartner an und begrüßen Sie ihn mit seinem Namen. Achten Sie auf die Signale, die Ihnen der andere bewusst oder unbewusst sendet. Hält er Ihrem Blick stand oder wendet er ihn schnell ab? Wie sieht die Körperhaltung aus? Eingezogene Schultern, Kopf gerade oder nach unten gesenkt? Wie wirkt die Augenpartie, frisch oder müde? Steht er entspannt mit Ihnen in der Begrüßungsphase oder wechselt er ständig sein Standbein, bevor alle zum Platz gehen und sich setzen? Für kürzere Unterhaltungen im Stehen ist die Richtung der Füße interessant. Zur Tür gerichtet, sind die Füße zur „Flucht“ bereit. Dann hat Ihr Gegenüber kaum Zeit oder will aus anderen Gründen kein Gespräch mit Ihnen führen.

Stopp, lieber Autor bevor Du jetzt noch auf die Sockenfarbe eingehst, funke ich mal dazwischen: Bewerte Deine einzelnen Beobachtungen nie isoliert. Ordne alles, was Du wahrnimmst in ein Gesamtbild, damit Du die richtigen Rückschlüsse ziehst – sonst versemmelst Du den Start.
Ja, das ist „Höchstleistung" in Sekundenschnelle.

Oh ja, und es wird noch mehr. Jetzt sind die Lauscher an der Reihe:

Hören Sie auf Stimme und Wortwahl gleich zu Beginn des Gesprächs. Das bringt Ihnen weitere Erkenntnisse über die Stimmungslage, gerade auch bei einem Telefonat. Spricht die Person schnell, leise, zaghaft oder kräftig in einem angenehmen Tempo?

Beginnen Sie ein Gespräch mit einem „leichten" Thema. Was „leicht" ist, lässt sich nicht pauschal sagen. Bei bekannten Gesprächspartnern finden Sie in den Hobbys oder im aktuellen Sport den Einstieg. Bei fremden Personen verfahren Sie, wenn Sie kontaktfreudig sind, ähnlich. Ansonsten tasten Sie sich mit Fragen nach der Anreise oder dem Wochenende vor. Stellen Sie offene Fragen – was, wie, woher, warum – dann erhalten Sie keine einsilbigen Antworten.

Der Radiomoderator Thorsten Otto vom Bayerischen Rundfunk zerstreut die Angst vor Banalitäten beim Gesprächseinstieg. In seinem Buch „Die richtigen Worte finden" empfiehlt er: „In dieser Hinsicht können wir uns einiges von den Amerikanern abschauen, denn die fürchten sich nicht davor, eine Unterhaltung mit einem freundlichen Lächeln und einem ‚How are you' oder ‚Good to see you' oder gar einem ‚You look great' zu beginnen. Wie oberflächlich, tiefschürfend oder intensiv sich das Gespräch entwickelt, wird sich weisen, aber immerhin haben Sie die erste Hürde, die verbale Kontaktaufnahme, dann schon gemeistert."

Du siehst, der erste Satz muss kein Brüller sein. Mach Dir keinen Druck. Mit einem Lächeln im Gesicht kommst Du gut ins Gespräch.

Doch werden Sie nicht zu cool. Bleiben Sie aufmerksam und vor allem gehen Sie mit Respekt und ohne Vorurteile in ein Gespräch.

Stimmt. Wenn es Dir gelingt Vorurteile auszublenden, bist Du super:

„Der Schlögl soll ein arroganter Typ sein und alles besser wissen." Das auszublenden ist wirklich schwer. Trotzdem, mach Deine eigenen Erfahrungen. Wer weiß, vielleicht stimmt die Chemie mit Dir und er entpuppt sich als sehr umgänglicher Mensch (ist er auch). Höre von Anfang an aufmerksam zu und gehe auf seine Antworten ein. So wird sich ein erfreuliches Gespräch entwickeln.

Übrigens, auch Ihr Gegenüber wird Sie mustern und sich einen ersten Eindruck von Ihnen verschaffen. Möglicherweise plagen ihn ebenfalls Vorurteile. Glänzen Sie in der Startphase mit einem Auftritt, den Sie in gleicher Weise von Ihrem Gesprächspartner erwarten.

Hochleistung und Hochspannung auf beiden Seiten – es knistert.

2. Gesprächsfluss

Ist der Einstieg gut geschafft, wird das Gespräch zum Selbstläufer, wenn Sie konzentriert bleiben und folgende Punkte beachten:

* Gehen Sie entspannt und heiter vor.
* Stellen Sie einfach formulierte Fragen.
* Achten Sie auf ausgewogene Gesprächsanteile.
* Bleiben Sie beim Thema.
* Suchen Sie nach Gemeinsamkeiten.

Ein Gespräch ist kein Verhör und sollte für beide Seiten Positives beinhalten. Monologe hemmen den Fluss und stören den Rhythmus der Unterhaltung, die von hin und her lebt. Falls der Dialog ins Stocken gerät, versuchen Sie die Stille auszuhalten. Sie können warten, bis Ihr Gegenüber wieder loslegt, denn die Wenigsten ertragen diese Situation. Ist er einer von der „coolen" Sorte, stellen Sie ihm eine überraschende Frage – zu einem positiv besetzten Thema, ohne Zusammenhang zum bisherigen Gesprächsverlauf. Überlegen Sie sich bei der Vorbereitung mehrere dieser „Zauberhutfragen", passend für den Gesprächspartner.

Mögliche Themen: Urlaub, Hobbys, Geschenke, Natur, Musik, Kunst.

Damit das deutlicher wird, gibt's von mir drei Beispiele:

* *„Sie sind eine kreative Kollegin, Frau Sommer. Ich bin zu einem runden Geburtstag eingeladen. Über was freut sich eine Frau zum 30. Geburtstag? Haben Sie eine Idee?"*

* *„Herr Winter, Sie wirken immer sehr ausgeglichen. Was machen Sie zu Ihrer Entspannung?"*

* *„Und was macht Dein Lauftraining, Ute?"*

... und von mir noch eine Empfehlung: Die genannten Themen eignen sich ebenso hervorragend für einen Gesprächseinstieg – nicht hölzern oder aufgesetzt, sondern einfühlsam und interessiert.

... und eine Anregung für ganz Mutige:
Sprechen Sie die Stille mit einem Lächeln an und warten Sie auf die Reaktion Ihres schweigsamen Gegenübers. Beispiele:

* „Schön, dass wir auch miteinander schweigen können."

* „Wann war es bei Ihnen das letzte Mal so still?"

* „Danke. Ein Moment der Ruhe tut so gut."

Begleiten Sie den Satz in die Stille auf jeden Fall mit Ihrem Lächeln, sonst wirkt Ihr Vorgehen nicht. Bleibt Ihr Gegenüber weiterhin ruhig, greifen Sie in Ihren „Zauberhut". Für Stille sind Sie bestens gewappnet.

3. Gesprächsende

Wann ist der richtige Zeitpunkt gekommen, ein Ende einzuläuten? Achten Sie auf die vielfältigen Anzeichen. So entwickeln Sie Ihr Bauchgefühl. Meiner Meinung nach sind die Zelte dann abzubrechen, wenn das Gesprächsziel erreicht ist, die eingeplante Zeit weit überschritten wurde, die Verhandlungen festgefahren sind oder das Gespräch nur noch plätschert. Die Art und Weise hängt vom Gesprächstyp ab. Privat wird anders beendet wie beruflich. Die genannten Anzeichen spielen ebenso eine Rolle. Fassen Sie im beruflichen Bereich das Ergebnis kurz zusammen und danken Sie für das Gespräch. Sollten Verhandlungen stocken, stellen Sie einen Folgetermin in Aussicht.

Egal welcher Grund vorliegt, lassen Sie sich in dieser Phase von Ihrer Körpersprache unterstützen. Deuten Sie bei Ihren letzten Sätzen eine Richtungsänderung an. Wenn Sie sitzen, rutschen Sie auf Ihrem Stuhl kurz hin und her und stehen Sie dann langsam auf. Findet das Gespräch im Stehen statt, richten Sie Ihren Körper in Richtung Ausgang oder Tür und setzen Sie sich langsam in Bewegung. Manche Gesprächspartner versuchen, das Ende zu verzögern. Vorsicht vor Zeiträubern. Stoppen Sie Ihre Schritte nur im Ausnahmefall. Ihr Bauchgefühl wird Sie leiten. Bleiben Sie dennoch immer respektvoll und freundlich.

Bei einem Gespräch ist es wie bei einem Vortrag: Der Anfang prägt, der Schluss haftet. Deshalb sollten Sie den Gesprächsabschluss nicht unterschätzen und bis zum Ende Ihren Stil beibehalten – offen, interessiert und aufmerksam. Ein positiver Gesprächsabschluss bereitet den Boden für den nächsten Dialog. Folgende Sätze wirken nach:

* „Gut, dass wir miteinander gesprochen haben."
* „Schön, dass Sie persönlich vorbeigeschaut haben."
* „Vielen Dank für das angenehme Gespräch."

III. Die Gesprächsnachbereitung

Mal provokant gefragt: Wie oft bereiten Sie wichtige Gespräche nach? Meistens werden Sie sich über den guten Verlauf freuen. Der Gedanke nachzubereiten kommt, wenn überhaupt, kurz auf, um vom nächsten Geschehen unterdrückt zu werden. Oft werden Sie ins nächste wichtige Gespräch hetzen. Für eine Rückschau ist keine Zeit. Wer zurückschaut, verpasst die Gegenwart. Stimmt's?

Da bin ich anderer Meinung: Die wertvollen Erkenntnisse, die Sie gewinnen und festhalten, bringen Sie in künftigen Dialogen deutlich voran. Deshalb empfehle ich Ihnen, Gespräche möglichst oft nachzubereiten:

* Halten Sie Manöverkritik. Analysieren Sie Ihren Auftritt.

* Beste Szenen – Verbesserungspotential

* Wie haben Sie Ihren Gesprächspartner erlebt?

* Schreiben Sie, je nach Wichtigkeit, eine Danke-Mail.

* Notieren Sie neue Erkenntnisse für die nächsten Gespräche.

Wenn Du bisher bereits in den „Rückspiegel" schaust, weißt Du um den Nutzen mit überschaubarem Aufwand.

IV. Ausblick

Gute Gespräche führen ist eine Kunst – eine Kunst, die Sie ohne viel Talent erlernen. Mit den drei Gesprächsphasen und dem Willen beide Seiten als gleichwertige Partner zu sehen, werden Sie zum Profi (wenn Sie noch keiner sind). Nehmen Sie eine Portion Humor und Gelassenheit dazu. Ich wünsche Ihnen ein Feuerwerk der Sinne.

So kommen Sie mit emotionaler Gesprächsführung leichter ans Ziel und auf Ihrem Weg zu mehr „Wohl + Fühlen" einen großen Schritt voran.

Wow, Du bist echt gut. Dieses Kapitel ist mit den Praxisphasen eine Herausforderung an Deine Disziplin. Du wirst über die Jahre hin spüren, welches Potential in diesem Thema steckt. Bevor wir gemeinsam den Schnelldurchlauf angehen, lade ich Dich zu einem Blick aus Deinem Fenster ein. Mach es auf und suche Naturbilder in Deiner Umgebung. Verweile in diesen Momenten und danach fassen wir zusammen, was Du im September geschafft hast:

- *Abschied vom Sommer*
- *Rote Karte für Störfaktoren*
- *Selbstbestimmt Feste feiern.*
- *Gesprächsvorbereitung ist wirkungsvoll.*
- *Stimmungs-Check vor Gesprächen*
- *Gestalte die ersten Sekunden mit einem Lächeln.*
- *Ein Feuerwerk der Sinne mit Wechselwirkung*
- *Auf Augenhöhe ohne Vorurteile*
- *Beschwerden und Kritik sind Chancen.*
- *Zauberhutfragen für Deine Gespräche*
- *Beste Szenen und Verbesserungspotential*

Die Lesepause hast Du dir mehr als verdient. Leg mich bitte nicht zu weit weg. Wir sehen uns Anfang Oktober!

Oktober

In einem Fußballspiel sind die letzten 20 Minuten oft hektisch und turbulent. Verbissen wollen die Ballkünstler Versäumtes nachholen. Im Leben bieten die drei Monate am Ende eines Jahres die Chance, nochmal richtig Fahrt aufzunehmen, um möglichst viel zu schaffen. Ich empfehle Ihnen allerdings eine sanftere Variante. Warum?

Wenn Sie auf die vergangenen neun Monate zurückblicken, werden Sie erkennen, was Ihnen diese Zeit bereits abverlangt hat. Gehen Sie daher das vierte Quartal langsam an. Setzen Sie auch in dieser Zeit Ihren Weg zu mehr „Wohl + Fühlen" fort. Gerade der Oktober bietet Ihnen viele Gelegenheiten für Ruhe und Muße.

Für mich ist der Oktober ein allerletztes Aufbäumen vor den dunklen und kühlen Monaten. Der Winter fängt bei mir gefühlt im November an. Eine Studie von Splendid Research aus Hamburg stellte die Frage, welche Jahreszeit den Deutschen am liebsten sei. Dabei machten neun Prozent den Herbst zu ihrem Spitzenreiter, der Winter kam nur auf fünf. Satte 36 Prozent erhielt der Frühling. Die Hälfte der Befragten wählten, wen wundert's, den Sommer auf Platz eins. In der ersten **Übung** sind Sie gefragt:

◊ Wie sieht Ihre persönliche Reihenfolge der Jahreszeiten aus. Stufen Sie spontan ein und verteilen Sie dann 100 Prozent auf die vier Kandidaten.

Bei mir fällt die Reihenfolge wie in der Studie aus. Allerdings verteile ich die Prozente etwas gleichmäßiger. Wie auch immer Ihre Wertung ausfällt, lassen Sie sich in den dunkleren Jahreszeiten von den wunderbaren Momenten überraschen und verwöhnen.

Der erste kommt bereits auf der nächsten Seite …

Friluftsliv

Im Magazin der Süddeutschen Zeitung entdeckte ich einen neuen Begriff: „Friluftsliv". Liest sich wie eine Hängematte von IKEA – geht auch in diese Richtung. In Ihrem Artikel „Thermosflasche" schreibt Verena Mayer: „Er stammt aus Skandinavien und bedeutet, dass man rausgeht, allein oder mit anderen Leuten. Ob es regnet oder schneit, Hauptsache man ist an der frischen Luft. Früher hätte man dazu ‚Es gibt kein schlechtes Wetter, nur schlechte Kleidung' gesagt, aber „Friluftsliv" ist viel besser. Es klingt nach einem Versprechen, nach Freiheit, Luft und Leben."

In diesem Zusammenhang erlebt die Thermosflasche eine wahre Renaissance. Sie kann so vieles warmhalten: Tee, Kaffee, Glühwein, Suppe … Trotzen Sie den kalten Tagen und packen Sie zum ausgedehnten Spaziergang etwas Warmes ein. Mit ein paar Kerzen gestalten Sie einen stimmungsvollen Tagesausklang im Freien. Treffen Sie sich mit Freunden im Park zu einer Tee-Party. Jeder bringt seinen Lieblingstee mit und verteilt Kostenproben. Ein paar Kekse dazu – perfekt.

Wer die Witterung richtig spüren will, geht ohne Schirm eine Stunde im Regen spazieren. Ein tolles Erlebnis – Sie fühlen sich frei und leicht. Ihrer Phantasie sind keine Grenzen gesetzt. Viel Vergnügen!

Moment mal, Anfang Oktober sind die Temperaturen für „Friluftsliv" noch zu warm. Interessant wird es doch erst gegen Ende des Monats. Mach Dir einen Vermerk im Kalender, dann erinnerst Du Dich auch im Novembernebel an die erfreulichen Ideen. Diese Stimmungsaufheller halten Dich bestens bei Laune.

Übrigens, schriftlich festhalten entlastet immer Deine „Festplatte".

Farbenpracht

Die Natur richtet sich langsam auf den Winter ein. Das Laub fällt von den Bäumen, dann ist die Last für die Äste mit Schnee nicht so schwer. Eindrucksvoll – in der Natur hat alles seinen Sinn. Richten Sie sich auch auf den Winter ein? Wer einen Garten hat, macht ihn Ende Oktober winterfest. Nach dem letzten Rasenschnitt werden die Gartenmöbel wehmütig eingelagert. Auf Balkonen ist das Bild oft ebenso trostlos.

Trotz alledem Kopf hoch, nicht umsonst hat der Oktober das Attribut „golden". Dieser Zusatz hat in Deutschland eine jahrhundertlange Tradition. Zurecht, denn viele Sonnenstunden im Oktober bewirken eine stärkere Verfärbung der Blätter. Die Natur malt jeden Baum mit einem anderen rot-goldenen Farbton in die Landschaft. So entsteht eine wunderschöne Farbenpracht – ein Highlight, das Ende August beginnt und im Oktober vollendet ist. Staunen Sie in einer **Übung**:

◊ Beobachten Sie einen Laubbaum in Ihrer Umgebung. Schauen Sie in den nächsten zwei Wochen, wie sich die Färbung der Blätter verändert. Manche Bäume leuchten herrlich.

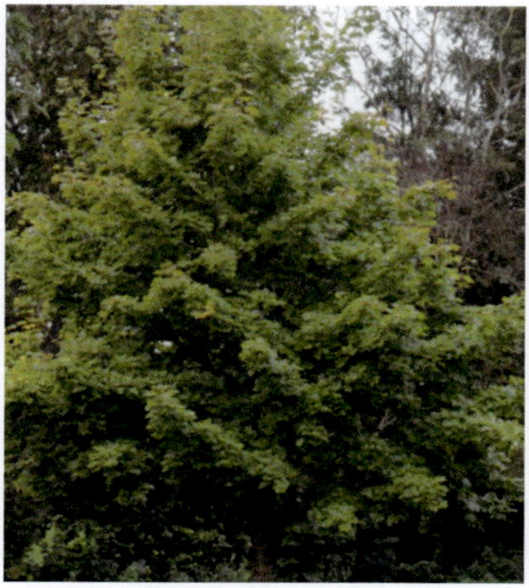

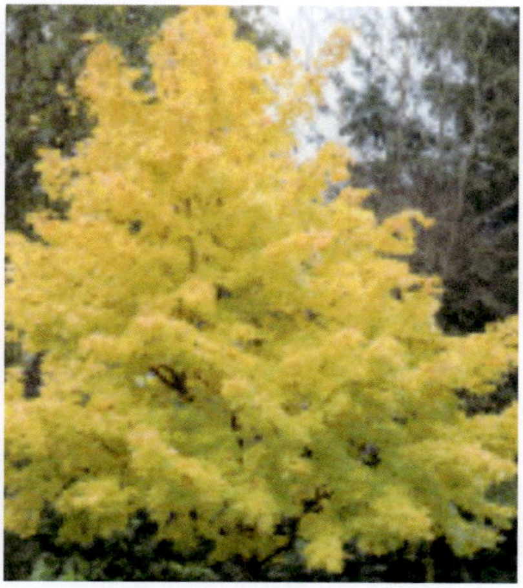

Blick aus dem Fenster meines Autors am 5. und 19. Oktober.

Danke

Anfang Oktober wird ein Fest gefeiert, das meinem Empfinden nach zu wenig gewürdigt wird – Erntedank. In Mitteleuropa ist es nahezu selbstverständlich geworden, alle Güter von „Acker und Feld" jederzeit verfügbar zu haben. Viele Menschen schränken sich unter Last und Mühen ein und sorgen so für unser Wohl. Allein im täglichen Brot steckt vom Korn bis zum Verkauf jede Menge harter Arbeit. Das deutsche Brotregister zählt mittlerweile über 3.200 Brotspezialtäten, die, Tag für Tag angeboten werden – Luxus pur.

Mehr Aufmerksamkeit für den Erntedank würde möglicherweise die Wertschätzung für Lebensmittel steigern. Bereits unsere Vorfahren hatten zu vorchristlichen Zeiten Feiern zum Abschluss der Ernte. Der Mensch war bei seiner Nahrungsbeschaffung in den Naturkreislauf eingebunden und abhängig. Eine gelungene Ernte sicherte das weitere Überleben. Mittlerweile ist diese Nähe kaum erkennbar.

Mach doch mal etwas Überraschendes. Geh zum Beispiel auf Deinen Wochenmarkt und bedanke Dich bei den Landwirten, Gärtnern und bei allen, die für Dich in diesem Bereich arbeiten. Das Bäckerhandwerk freut sich auch über ein Dankeschön von Dir.

Genuss im Oktober

Die Kirchweih Mitte Oktober wurde früher über mehrere Tage lang ausschweifend und genussvoll gefeiert. Allerdings war der Alltag vorwiegend von körperlicher Arbeit geprägt und Feste erfreuten die Menschen nur alle heiligen Zeiten. Kein Vergleich zur Gegenwart, in der die Feiern nur so sprudeln. Der kirchliche Kontext wurde mehr und mehr in den Hintergrund gedrängt. Eine erhaltene Tradition ist die Kirchweihnudel – ein kulinarischer Hochgenuss.

Wenn Sie keine Süße sind, kommen Sie im Oktober trotzdem auf Ihre Kosten. Verwöhnen Sie sich mit Zwiebelkuchen und Federweißen. Das leicht alkoholische Getränk schmeckt sehr süffig, wirkt jedoch auf hinterhältige Art und Weise – plötzlich ist der Rausch da. Haben Sie mit diesem frisch-fruchtigen Gesöff bereits Bekanntschaft gemacht? Dann wissen Sie wovon ich spreche.

Egal ob süß oder pikant, genießen Sie die Köstlichkeiten der Saison. Alles hat seine Zeit. Freuen Sie sich über die leckere Vielfalt, die Ihnen geschenkt wird. Denken Sie ab und zu an die Menschen, die Sie mit allem versorgen. Gerne auch an sich selbst, denn ohne Ihre tägliche Arbeit und Ihrem Beitrag für die Gesellschaft, egal wie dieser aussieht, könnten Sie sich den Genuss nicht leisten. Proficiat – wohl bekomm's.

Nach so viel Genuss will ich eines nüchtern klarstellen: Alles Gelesene will von Deinem Unterbewusstsein verarbeitet werden. Deshalb empfehle ich Dir drei Tage Lesepause.

Übrigens, Genuss hat nichts mit teuren Spezialitäten am Hut. Mein Genuss ist nicht exotisch und auch für schmale Geldbeutel geeignet.

Thema des Monats: Alles hat seine Zeit

Schon in der Bibel steht im Buch Kohelet 3,1: „Alles hat seine Stunde. Für jedes Geschehen unter dem Himmel gibt es eine bestimmte Zeit." Vers 2-8 führen das mit markigen Worten aus. Wenn Sie wollen, lesen Sie die ganze Textstelle. Ich übersetze Ihnen den Bibeltext gemäßigt mit Hilfe eines irischen Segenswunsches:

Da ist eine Zeit zu Arbeiten und eine Zeit zu Ruhen,
eine Zeit zu Pflegen und eine Zeit zu Säen,
eine Zeit zu Sorgen und eine Zeit zu Ernten,
eine Zeit im Stall und eine Zeit für den Markt,
und da ist auch eine Zeit, sich danach zu Sehnen,
dass alles getan ist, und Gott dafür zu danken.

Noch klarer ausgedrückt: Die Kirchweihnudel gehört zur Kirchweih. Federweißen gibt es nur, wenn die Weinlese vorbei ist und das Keltern begonnen hat. Er ist eine Zwischenstufe des Traubenmostes, bevor die Gärung abgeschlossen ist. An diesem Beispiel sehen Sie besonders deutlich, alles hat seine Zeit.

Auf der nächsten Seite laden wir Sie zu einer Gedankenreise mit einer irischen Weisheit ein. Danach legen Sie bitte das Buch für einige Tage zur Seite. Lassen Sie die Worte und Ihre Gedanken wirken.

Natürlich wie es Dir beliebt. Doch Du weißt, reisen macht müde.

Nimm Dir Zeit zum Träumen,
das ist der Weg zu den Sternen.

Nimm Dir Zeit zum Nachdenken,
das ist die Quelle der Klarheit.

Nimm Dir Zeit zum Lachen,
das ist die Musik der Seele.

Nimm Dir Zeit zum Leben,
das ist der Reichtum des Daseins.

Nimm Dir Zeit zum Freundlich sein,
das ist das Tor zum Glück.

Prioritäten setzen

„Mein Tag könnte 48 Stunden haben und ich würde doch nicht fertig werden“, so oder ähnlich höre ich es immer wieder bei meinen Beratungsgesprächen. Ich setze hier provokativ dagegen: Ein Mangel an Zeit ist ein Mangel an Prioritäten. Böse Blicke sind die Ernte. Mit diesen kann ich gut leben, weil ich sie im Laufe der gemeinsamen Arbeit Schritt für Schritt in freundliche Mienen umwandle.

Die zentrale Frage ist: Was ist Ihnen wichtig?
Die Antworten bestimmen Ihr Leben, bestimmen Ihre Zeit. Große Lebensfragen täglich neu zu stellen, macht keinen Sinn – das würde Sie für Ihren Alltag lähmen. Die Richtung allerdings, sollten Sie für eine längere Zeitspanne festlegen. Dennoch spricht nichts dagegen, hin und wieder nachzusteuern und die Spur zu wechseln.

Wollen Sie oft alles auf einmal? Übernehmen Sie sich hoffnungslos und werden dann aus der Bahn geschleudert – nervlich, zeitlich und überhaupt? Das Verhalten in der dunkleren Jahreszeit, ist ein Schlüssel aus dem Dilemma. Der Nebel und die Dunkelheit zwingen Sie häufig auf Sicht zu fahren – zu schnell ist gefährlich, vorsichtig fortbewegen ist angesagt. Wenn dicker Nebel aufsteigt, Dinge unklar sind, lassen Sie den Nebel vorbeiziehen. Vieles lichtet sich mit der Zeit von selbst.

Manches dürfen Sie auch auf sich zukommen lassen und anderes muss erst reifen. Wenn Sie das akzeptieren, entwickeln Sie ein besonderes Zeitgefühl. Sie bringen leichter Geduld auf und können Dinge erwarten.

Verlieren Sie sich nicht in Nebensachen. Setzen Sie Prioritäten richtig. Wägen Sie ab, grenzen Sie ein oder lassen Sie weg. So kommen Sie auf Ihrem Weg zu mehr „Wohl + Fühlen“ entspannt voran.

Beispiele biete ich Dir in einem anderen Kapitel. Alles hat seine Zeit.
Bleib geduldig.

Apropos Zeitgefühl, trainieren Sie Ihr Zeitgefühl mit einer **Übung**:

◊ Ihr Smartphone hat sicher eine Stoppuhrfunktion. Lehnen Sie sich gemütlich zurück. Starten Sie Ihre Stoppuhr und schließen Sie Ihre Augen. Lassen Sie Ihren Gedanken freien Lauf und schauen Sie nach genau fünf Minuten auf Ihre Stoppuhr.

Und wie nah bist Du an die fünf Minuten herangekommen? Du darfst diese Übung gerne zu unterschiedlichen Tages- und Jahreszeiten wiederholen. Variiere dabei die Minuten (Ab 15 Minuten wirst Du vermutlich einschlafen … auch gut).

Schön, wenn Ihr Zeitgefühl bereits entwickelt ist. Besteht noch Luft nach oben, üben Sie weiter. Das geht auch spielerisch. Hören Sie Ihre Lieblingssongs und schätzen Sie die Zeit. Bei der Stoppuhr und den Songs handeln Sie jedoch mit kleinen Einheiten. In der nächsten **Übung** dürfen Sie Ihr Zeitgefühl in größeren Dimensionen testen:

◊ Beantworten Sie in aller Ruhe Sie diese Fragen:

  * Haben Sie das Gefühl in der Arbeit oder bei anderen Tätigkeiten über genügend Zeit zu verfügen?

  * Wie sieht das in der Freizeit aus?
    Hier meine ich „freie Zeit“, also Zeit, die Sie nach Ihrem Gusto gestalten.

Bleiben Sie ehrlich. Schönreden bringt Sie nicht weiter.

Oft ist die „freie Zeit“ unterentwickelt, stimmt's? Nur Mut, das wird besser. Lese als erste Sofortmaßnahme Seite 240 nochmal. Der „Rest“ folgt im Laufe des Jahres. Wir gehen behutsam Schritt für Schritt vor.
Übrigens, das Zeitgefühl im kleinen Maß ist situationsabhängig. Stell Dir fünf Minuten beim Masseur vor und die gleiche Zeit beim Zahnarzt.

Spannende Wartezeit

Diese Zeit verlangt den meisten Menschen jede Menge Geduld ab. Ich konnte früher überhaupt nicht warten. Im Stau zu stehen, war für mich der blanke Horror. Hatte ein Zug Verspätung – gute Laune ade. Lange Schlangen an der Kasse nervten mich tierisch. Saß mir die Angst vor der Langeweile oder Zeitdruck im Nacken?
Mittlerweile komme ich besser klar, weil ich anders auf das vermeintliche Ärgernis schaue. Wie, verrate ich Ihnen gleich. Zuerst klären Sie in der nächsten **Übung**, was Wartezeiten bei Ihnen auslösen:

◊ Bitte erinnern Sie sich an verschiedene Warte-Situationen der vergangenen Wochen. Welche Gefühle kamen in Ihnen hoch?

Falls Sie in Wartesituationen die Ruhe selbst bleiben, herzlichen Glückwunsch. Ich beneide Sie, da will ich auch hin. Überspringen Sie trotzdem die nächsten Zeilen nicht, womöglich ist auch für Sie ein neuer interessanter Impuls dabei.

Der Philosoph Rüdiger Safranski schreibt in seinem Buch „Zeit“:
„Es muss einem beim Warten ja nicht immer langweilig werden, denn immerhin ist man auf ein Ereignis bezogen, und das ergibt eine Spannung. Auch wenn die Zeit lang wird, drängt sie sich doch nicht vor, weil das erwartete Ereignis das Bewusstsein ausfüllt.“ Safranski erläutert im Weiteren seine Ansicht kurz an einem Rendezvous.

Oh wie schön … lass mich eine Szene für Dich verträumt ausschmücken:
Stell Dir vor, du sitzt im Park auf einer Bank und wartest auf Deine neue Liebe. Dir schwirren viele Dinge durch den Kopf, gemischt mit Vorfreude und einer kribbeligen Anspannung. Die neue Liebe ist bereits fünf Minuten über der vereinbarten Zeit. Das ist normal, denkst Du. Nach zehn Minuten wirst Du langsam nervös. Erste Zweifel melden sich. Der Termin ist doch heute, oder?
Nach einer Viertelstunde sitzt Du immer noch alleine. Keine Nachricht auf dem Mobiltelefon. Du fühlst Dich gereizt und … ja, missachtet. Innerhalb

kürzester Zeit zieht ein Feuerwerk an Emotionen in Dir hoch – Du bist gekränkt, verärgert und enttäuscht.

Oder ist doch etwas passiert? Kopfkino mit Unfall und Sirenen treiben Dir Sorgenfalten ins Gesicht. Plötzlich stoppt der Film und Deine Gefühle kehren sich wieder ins Gegenteil. Wut steigt auf, weil Du Dich vor den Kopf gestoßen fühlst. Also, von Langweile keine Spur. Du wirst durch ein Bad der Gefühle gezogen, das sich gewaschen hat. Das Ende der Geschichte überlasse ich meinem Autor …

… sind Sie mit Ihren Gedanken noch im Park? Ist Ihnen beim Warten Ihre Gefühlswelt immer bewusst? Diese Dramatik bietet freilich nicht jede Wartezeit. Trotzdem leidet die Laune beim Wartenden. Was können Sie gegen diese Stimmungsachterbahn im Park tun?

Als erstes, und da bin ich beim Ende der Geschichte, gehen Sie vom Positiven aus. Ihre Liebe stand im Stau und der Akku war leer. Sie beide waren im Warten verbunden. Wie das Kopfkino des Verspäteten ablief, überlasse ich Ihrer Phantasie – die Versöhnung ebenso. Halten Sie allen zu Gute, sich nicht absichtlich verspäten zu wollen.

Damit das Warten seinen Schrecken völlig verliert, kommen Sie an einem Sinneswandel nicht vorbei. Karlheinz A. Geissler und sein Sohn Jonas empfehlen in ihrem Buch „Time is honey“ eine erstaunliche Haltung: „Wechseln Sie Ihre Zeitvorstellung von verlorener Zeit auf gewonnene Zeit. […] Jetzt haben Sie endlich Zeit, sich mal umzuschauen und wahrzunehmen, was Sie vom Zeitdruck gehetzt, immerzu ignoriert und übersehen haben: die Details der Hausfassade gegenüber, die blühenden Linden am Straßenrand, den neuen Buchladen neben dem Supermarkt usw.“

Wartezeit ist Deine Zeit. Du bestimmst die Qualität. Wenn Du nur an Deine „wartenden“ Erledigungen denkst, wird die Warterei zur Qual. Folge lieber der Empfehlung des bayerischen Kabarettisten Gerhard Polt: „Wenn man wartet, soll man nichts anderes tun. Wer das Warten aushält, tut eigentlich genug.“

Sehen Sie immer noch ein wertloses Nichtstun, dann schicke ich meinen Joker, das Buch „Die bessere Hälfte" von Dr. Eckhart Hirschhausen und Dr. Tobias Esch, ins Rennen. Das Buch dreht sich übrigens nicht um Ehepartner, sondern um Lebensphasen. Die Hymne daraus wird Sie überzeugen: „Warten ist eine hohe Lebenskunst". Die beiden Autoren rühmen das Nichtstun und stellen fest: „Phasen der Muße und Entspannung sind nur scheinbar unproduktiv, weil man von außen nichts sieht." Mit anderen Worten, Ihr Gedächtnis braucht diese Zeit, um Wichtiges abzuspeichern und „Müll" zu entfernen.

Sie sehen, alles hat seine Zeit, auch das Warten. Mit der nächsten **Übung** entlasse ich Sie in eine längere Praxisphase:

◊ Beobachten Sie in den nächsten sieben Tagen Ihre Gefühle beim Warten. Versuchen Sie den Sinneswandel umzusetzen.

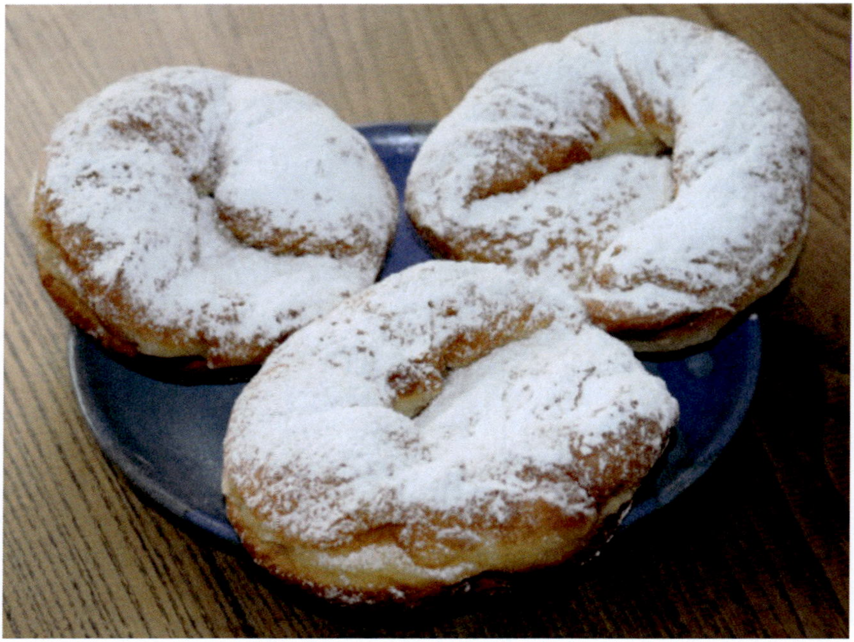

Kirchweihnudeln für Deine Lesepause mit Praxisphase. Bis bald!

Pausen in Jammertal oder Glückstadt

Können Sie mittlerweile kaum erwarten, warten zu dürfen oder sind Sie noch ruhelos? Bleiben Sie frohen Mutes, Sie sind keine Maschine, die sich auf Knopfdruck ändert. Sie wissen – alles hat seine Zeit.

Wie oft machen Sie Pausen am Tag? Sind das feste Bestandteile in Ihrem Alltag oder eher Störfaktoren, die Zeit kosten? Pausen sind zeitliche Zwischenräume, die für Abstand sorgen und dadurch oftmals für den notwendigen Aus- und Durchblick. Sie kennen vielleicht das Phänomen aus dem Sport, wenn eine Mannschaft wie ausgewechselt aus der Halbzeitpause kommt. Dann hat sie Abstand gewonnen und erkannt, was zu ändern ist. Nutzen Sie diese Chance auch für sich.

Pausen sind die Geschwister des „Nichtstuns“ und mit der Wartezeit verwandt. Der richtige Umgang mit diesen lebensnotwendigen Zeiten bereichert Ihren Weg zu mehr „Wohl + Fühlen“. Pausen ist der am meisten unterschätzte Produktivitätsfaktor.

In diesem Sinne ermuntere ich Sie, ausreichend davon einzuplanen. Sorgen Sie für ein Ritual, das machbar ist. Ich genehmige mir zum Beispiel jeden Vormittag eine kleine Auszeit von meiner Arbeit am Schreibtisch mit einem Müsli aus Joghurt, Haferflocken und Obst. Bereits in der Märzsonne sitze ich gemütlich auf der Terrasse – im Sommer gerne auf der Bank im Schatten unseres Kirschbaums und genieße den Garten. Ich hänge meinen Gedanken nach und schalte richtig ab. Diese Viertelstunde ist für mich eine echte Wohlfühlinsel.

Da ist mein Autor wirklich zu beneiden. Du hast vielleicht nicht den Luxus, Deine Pause im Freien zu machen. Suche trotzdem nach Möglichkeiten, ab und zu Deine Auszeit nach Draußen zu verlagern. Schau Dich um und verfolge hartnäckig dieses Ziel. Es tut so gut.

Wenn Du berufstätig bist, warne ich Dich eindringlich vor einer Gefahr: Wähle Deine Pausengenossen umsichtig aus. Bürger aus „Jammertal“ ziehen

Deine Stimmung nach unten – garantiert. Umgebe Dich mit Einwohnern aus „Glückstadt". Das sind heitere Menschen, die gute Laune verbreiten. Zum Lachen gibt's was oben drauf. So kommst Du auf andere Gedanken und erfrischt aus der Pause zurück.

Bei aller Euphorie, muss ich hier auf die Spaßbremse drücken. Richtig abschalten, also „off" sein, werden Sie am besten in Ruhe mit sich alleine. Gerade, wenn Sie eine anspruchsvolle und kreative Tätigkeit ausüben oder von der Fülle der Aufgaben gestresst sind, brauchen Sie eine echte Auszeit – nichts denken, nichts sprechen, nichts tun.

Stopp, Du verführst zu Eigenbrötlerei – das kann nicht Dein Ernst sein.

Keine Sorge Sie werden nicht vereinsamen. „Alleine" ist eine von mehreren Optionen. Ich empfehle Ihnen, machen Sie immer wieder, je nach Befinden eine Pause alleine – wirklich alleine, auch ohne Social Media. Dazu bietet sich die Mittagspause an. Sie werden nach und nach erkennen, wie wertvoll diese „Off-Zeiten" für Sie sind.

Den Firmentratsch bekommen Sie auch während der Arbeitszeit mit. Die Pause ist Ihre Zeit. Ja, ich höre Sie schon widersprechen: „Der hat keine Ahnung, wie es bei mir auf der Arbeit zugeht. Er hat leicht reden, hockt allein in seinem Garten und kann sich die Zeit einteilen, wie er will."

Der Eindruck täuscht, ich hatte über 30 Jahre viele Kolleginnen und Kollegen um mich herum. Deshalb kann ich Ihnen aus eigener Erfahrung sagen, meinen Kopf habe ich alleine besser frei bekommen als in Gesellschaft. Gleichwohl ich viele erfrischende Pausen erlebte, in denen herzhaft gelacht wurde. Verstehen Sie mich richtig, jeder Mensch erholt sich auf seine spezielle Weise. Probieren Sie aus, entdecken Sie neue Rituale und schöpfen Sie wertvolle Energie aus Ihren Pausen.

Damit Ihnen das leichter gelingt, eine **Übung** für die nächste Woche:

◊ Beobachten Sie Ihre Pausen. Sorgen diese für Ruhe und Entspannung oder wird dienstlich weiterdiskutiert?
Was überwiegt „Jammertal“ oder „Glückstadt“?

Sie können die Übung gerne auf mehrere Wochen ausdehnen und im Laufe des Jahres wiederholen. Sie werden überrascht sein! Wer nicht berufstätig ist, ändert die Übung entsprechend ab.

Und was mache ich, wenn mein Partner aus Jammertal ist und nicht nur die Pausen mit mir zu Hause verbringen will? Am besten zusammen nach Glückstadt umziehen.

Spaß beiseite, das mit den Pausenritualen liest sich locker flockig. So einfach ist das nicht. Deshalb überlegen wir beide gemeinsam, was Dich in kurzer Zeit zu neuen Kräften bringt und erfreut:

Ein cremiger Cappuccino oder ein aromatischer Tee? Zehn Minuten mit geschlossenen Augen dösen? Ein Blick auf Deine Urlaubsfotos? Ein kurzer Spaziergang im Freien oder durch das Firmengebäude? Wie sind die äußeren Rahmenbedingungen? Eine Pause nach erledigter Hausarbeit, lässt sich anders gestalten als eine berufliche. Finde zuerst heraus, was Dir wirklich neue Energie gibt. Dann baue diesen Moment als Ritual in Deinen Tagesablauf ein. Du wirst staunen, was alles möglich ist, wenn Du es willst. Sei geduldig und kreativ.

Jetzt ist der ideale Zeitpunkt für eine spontane Pause. Hol Dir einen Tee oder Kaffee. Strecke Dich und atme am offenen Fenster tief durch. Hör Dir einen groovigen Song an. Egal was … mach was für Dich.

In 15 Minuten sehen wir uns wieder. Bis gleich.

Musik der Seele

Alles hat seine Zeit, auch der Humor. Erinnern Sie sich an die irische Weisheit: „Nimm Dir Zeit zum Lachen, das ist die Musik der Seele." „Lachen ist gesund" oder „Lachen ist die beste Medizin" – hinter diesen Weisheiten steckt tatsächlich Wissenschaft. Die Gelotologie beschäftigt sich mit den körperlichen und geistigen Auswirkungen des Lachens.

Humorforscher fanden heraus, 20 Sekunden Lachen fordert den Körper mindestens genauso, wie drei Minuten Joggen. Lachende Menschen beanspruchen ihren Körper und trainieren das Herz-Kreislauf-System. Der sogenannte Zygomaticus-Muskel zieht die Mundwinkel nach oben, die Nasenlöcher weiten sich, der Herzschlag beschleunigt und der Augenmuskel spannt sich an. Nach der kurzen Phase der Anspannung entspannen sich die Gesichtsmuskeln, der Herzschlag bremst ab und der Blutdruck sinkt – ganz ohne Pharmakonzerne!

Das ist doch eine super Nachricht – sollte Dich jedoch nicht dazu ermuntern, am Sofa festzuwachsen und nur noch lustige Bücher zu lesen oder alle Comedians rauf und runter zu schauen.

Geben Sie Ihrer Seele so oft wie möglich diese Musik. Gerade jetzt, wenn die Tage kürzer werden und die Novemberstimmung naht, ist der Humor eine wirksame Strategie sein Wohlbefinden zu stärken. Einen ersten Vorgeschmack hat Ihr Buch auf der nächsten Seite vorbereitet.

Puh, mein Autor überlässt mir die anspruchsvolle Aufgabe. Ich kenne doch Deinen Humor nicht. Können wir uns auf Folgendes einigen: Du sorgst selber dafür, täglich möglichst viel zu lachen. Wenn Dir meine Texte gefallen, nimm sie doch mit zu Deiner Pause in der Firma, denn Lachen ist ansteckend. Viel Vergnügen mit meiner Auswahl:

„Wie viele Leute arbeiten bei Euch in der Firma?“
„Fast die Hälfte!“

„Manche Kollegen hinterlassen eine Lücke, die sie vollständig ersetzt.“

„Chef, darf ich heute zwei Stunden früher Schluss machen? Meine Frau will mit mir einkaufen gehen.“
„Kommt ja überhaupt nicht in Frage!“
„Vielen Dank Chef,
ich wusste, Sie würden mich nicht im Stich lassen.“

Eine junge Frau arbeitet als Personalreferentin in einem aufsteigenden Unternehmen. Sie bildet die Angestellten in richtiger Kleiderordnung und Umgangsformen aus. An ihrem ersten Tag, als sie gerade den Aufzug betritt, steigt ein lässig gekleideter Mann in Jeans und Polohemd mit ihr ein.
Sie will direkt Verantwortungsbewusstsein zeigen und tadelt ihn: „Heute sind Sie aber ein bisschen leger gekleidet, was?“ Der junge Mann zuckt mit den Schultern: „Kann sein, aber das ist einer der Vorzüge, wenn einem die Firma gehört.“

Alles hat seine Zeit, auch meine Zusammenfassung im Oktober:

* *Friluftsliv – gemütliche Stunden in der Natur.*
* *Die rotgoldene Farbenpracht lädt zum Staunen ein.*
* *Danke für die Ernte*
* *Die Köstlichkeiten des Oktobers*
* *Alles hat seine Zeit.*
* *Grenzen und Prioritäten setzen.*
* *Die Wandlung der Wartezeit*
* *Pausen in Glückstadt*
* *Nimm Dir Zeit zum Lachen.*

Das war's im Oktober. Bis bald Anfang November.

Ein trockener Kommentar des Piloten, nachdem die Passagiere zugestiegen waren: „Wie Sie sehen, ist unsere Maschine heute nicht besonders voll. Sie haben freie Sitzplatzwahl. Wir bitten Sie allerdings, wenn möglich einen Fensterplatz einzunehmen, damit die Konkurrenz denkt, wir wären ausgebucht."

November

Was ist schöner, als einen neuen Monat mit einem Feiertag zu beginnen? In den Genuss von Allerheiligen kommen allerdings nicht alle Bundesbürger. Bayern ist mit Feiertagen reich gesegnet. So locken nicht nur die Berge in den Freistaat. Bevor zu viel Neid aufkommt, schauen Sie auf den Reformationstag Ende Oktober – der ist in anderen Bundesländern frei. Alles gleicht sich irgendwie aus.

Trotz aller Freude über den Feiertag überfällt mich Anfang des Monats eine gewisse November-Tristesse. Manche Jahre wäre ich am liebsten in den Advent gesprungen. Die 30 Tage fordern viele Menschen heraus. Manche geraten sogar in kleine Krisen. Wo ist die Lösung?

Seit ich mich bewusst auf die Zeit einlasse und den November nehme, wie er eben ist, komme ich deutlich besser mit ihm klar – nur Sommer, wäre auch nicht ideal. Die Jahreszeiten haben ihren Sinn. Holen mich wieder finstere Gefühle ein, denke ich mir: Auch das geht vorbei.

Und wirklich, das stimmt. Probieren Sie's aus. In der ersten **Übung** tauchen Sie in Ihre Gefühlswelt im November ein:

◊ Lehnen Sie sich gemütlich zurück und beantworten Sie in aller Ruhe folgende Fragen:

  * Welche Gefühle beherrschen mich im November?
  * Was machen Dunkelheit und Nebel mit mir?

Nehmen Sie sich genügend Zeit für diese Fragen. Sie befassen sich mit Ihrem Weg zu mehr „Wohl + Fühlen". Das Phänomen November näher zu betrachten, macht Sinn, um Lösungen für kleine oder größere Krisen zu finden. Wie erwähnt, begegne ich der „Grauen 11" nun offensiv. Ihnen gelingt das sicher auch. Womöglich sind Sie bereits ein stabiler November-Profi. So oder so, bleiben Sie am Ball für Ihr Wohlbefinden.

Trauer und Wehmut

Der November ist naturgegeben mit einem frühen Sonnenuntergang belastet. Zur Dunkelheit gesellen sich noch freudlose Gedenktage. An Allerseelen wird in der katholischen Kirche an die Verstorbenen gedacht. Gerade im ländlichen Raum finden die Familientreffen zur traditionellen Gräbersegnung bereits an Allerheiligen statt. Beim Gräberschmücken Tage zuvor verharrt der Gedanke an den eigenen Tod eine ganze Weile im Hinterkopf. Das ist mit Wehmut und Traurigkeit verbunden. Auch der Totensonntag der evangelischen Kirche belastet in die gleiche Richtung. Wer bis dahin keine Träne vergossen hat, kann dies am Volkstrauertag nachholen. Als Krönung folgt die Sammlung der Kriegsgräberfürsorge.

Kein Wunder, warum die Stimmung in den Keller kippt. Nur eine äußerst stabile Gemütsverfassung wehrt diese Angriffe ab. Die Frage ist allerdings, wieso abwehren? Was halten Sie davon, diese Gefühle der Trauer und Wehmut für eine kurze Phase einfach zu zulassen?
Geben Sie allen Ihren Gefühlen einen Platz in Ihrem Leben, egal ob angenehm oder lästig. Müssen Sie immer „gut drauf" sein? Angst, Trauer, Wehmut gehören zum Leben wie Freude, Frohsinn und Glück.

Für Ihr Wohlbefinden sollen natürlich die positiven überwiegen. Trotzdem rate ich Ihnen, die negativen Gefühle nicht zu verbannen. Tränen befreien und Trauer verbindet. Lassen Sie beides zu.

Der 11. 11.

Vorsicht, knallharter Übergang – so ist das Leben.

Warum dieses Datum der Auftakt für Karneval und Fasching ist, weiß keiner so genau. Die Schnapszahl, auch Narrenzahl, hat wohl damit zu tun. Auf jeden Fall erkannten unsere Vorfahren die Stimmungslage und setzten dem November-Grau einen närrischen Farbklecks entgegen.

Ich verbinde mit dem 11. November den Heiligen Martin. Dabei denke ich an die Laternen bei den Martinsumzügen. Die Kinder tragen sie selig durch die Straßen und singen fröhlich die Ohrwürmer, die wohl immer aktuell bleiben. „Ich geh mit meiner Laterne …“, verbreitet eine wunderschöne Stimmung aus Lichterglanz und Heiterkeit. Das bringt sogar einen dunklen Monat zum Leuchten.

Nicht so weit vorausdenken

Trotz Lichtblicke ist der November, so kommt er mir vor, vom Sterben geprägt. Ebenso zeigt der Blick aus dem Fenster eine trostlose Natur. Der richtige Umgang mit der Endlichkeit fordert jeden heraus. Auch andere „Tode“ können Ihnen so richtig die Füße unter dem Boden wegziehen – ein geliebter Mensch verlässt Sie, Freundschaften brechen, der Beruf überfordert oder Ihr Arbeitsplatz fällt weg. Das hinterlässt tiefe Furchen in der Seele und muss behutsam aufgefangen werden.

Tu's nicht! Denk nicht pausenlos daran, was alles geschehen könnte. Wenn Du zum Beispiel einen Film anschaust, überlegst Du auch nicht ständig, was alles vorkommen wird und wie er ausgeht. Du lässt Dich auf den Inhalt ein, fühlst mit, weinst, lachst und genießt die Zeit. Beim Abspann bist Du leicht geknickt, weil er vorbei ist (bei manchen froh). Für das Leben gilt das Gleiche – lebe und nehme die schönen Seiten wahr. Das Ende kommt irgendwann von selbst.

Stimmt. Doch im November-Grau brauchen Sie ein dickes Fell. Bleiben Sie zuversichtlich: Auch das geht vorbei!
Damit Sie mit düsteren Zeiten besser klarkommen, zielt das Thema des Monats auf Ihre Lebenskraft und Ihre Energiefresser. Sehen Sie darin entweder Vorbeugung oder Soforthilfe. Wenden Sie die Erkenntnisse und Ideen das ganze Jahr über an. So bereichern Sie Ihr Leben. Vorher empfehle ich Ihnen drei Tage Lesepause. Bis bald.

Thema des Monats: Come In And Burn On

Spätestens wenn der Dreiklang von Körper, Seele und Geist aus den Fugen gerät, sollten die Alarmglocken läuten. Noch besser wäre es, die ersten Signale ernst zu nehmen. Bei Energieanzeigen im Auto wird sofort reagiert, der eigene Kräftemangel oft gefährlich verdrängt.

Im routinierten Alltag mag das gerade noch gelingen. Was passiert jedoch, wenn kleine Krisen oder brutale Schicksalsschläge viel Kraft und Nerven kosten. Auch das Tägliche fordert immer mehr. Wo bleibt die Balance von aktiv und passiv? Was ist mit dem Gleichgewicht aus Anspannung und Entspannung?

Manche Menschen reizen Körper, Seele oder Geist aus, bis nichts mehr brennt. Wie gehen Sie mit Ihren Kräften um? Ein erster Schritt für Ihre schonungslose Analyse ist die Momentaufnahme in der **Übung**:

◊ Stellen Sie sich folgende Fragen und notieren Sie die Antworten auf einem Blatt.

  * Wie oft schaue ich auf meinen Energiespeicher?

  * Wie voll ist er aktuell?

  * Wie war das in den vergangenen Monaten?

  * Wie soll das in den kommenden Monaten sein?

Sei bitte ehrlich zu Dir. Schönreden schadet Dir mehr, als Du meinst. Freu Dich, wenn Dein „Dreiklang“ in den höchsten Tönen jubiliert. Misstöne gehen wir hier offensiv an.

Status quo – Bestandsaufnahme

Wenn Sie voller Energie und Tatendrang stecken – Glückwunsch!
Ist Ihr Tank halbvoll, sollten Sie sich langsam nach Kraftstoff umschauen. Fahren Sie bereits auf Reserve, suchen Sie umgehend eine Ihrer Tankstellen auf. Wo Ihre Kraftquellen liegen, werden Sie später herausfinden. Zuerst befassen Sie sich mit Ihrem Verbrauch. Achten Sie in Ihrem Leben auf Ihre Ressourcen? Fahren Sie behutsam? Das klären Sie bitte mit zwei weiteren Fragen in der nächsten **Übung**:

◊ Was macht meinen Energiespeicher leer?
Bitte schreiben Sie die Antworten auf ein Blatt.

Sollte Ihnen nichts einfallen, bringe ich Sie mit ein paar Gedanken und Beispielen in Schwung: In seinem Buch „Wenn Du es eilig hast, gehe langsam" betont Lothar J. Seiwert: „In Ihrem Berufs- und Privatleben haben Sie verschiedene Hüte auf und füllen alle möglichen Rollen aus, in denen Sie Verantwortung tragen."

Wie diese Hüte und Rollen aussehen, wissen Sie selbst am besten. Gehen Sie alle Ihre Aufgaben und Verpflichtungen durch. Hüte können sein: Eltern, Partnerschaft, Familie, Beruf, Hobbys, Vereine, Projekte. Oft werden die Nebenrollen zum Verhängnis. Die schleichen sich nach und nach ein und rauben Ihnen nutzlos Energie. Notieren Sie alles, was Ihnen jetzt spontan einfällt. Suchen Sie noch keine Lösungen, das kommt später. Schreiben Sie zu Ihren Hüten und Rollen die jeweiligen Energiefresser, denken Sie an die zahlreichen Aufgaben, Sorgen und Ängste, die Sie täglich fordern. Versuchen Sie Ihre Bestandsaufnahme ausführlich und detailliert zu machen. Es lohnt sich für das weitere Vorgehen.

Stopp, bitte erst weiterlesen, wenn Du die Übung gründlich erledigt hast. Ich weiß, Du bist neugierig auf das, was kommt, bleib geduldig.

Nehmen Sie bitte Ihr Antwortblatt für die zweite Frage zur Hand:

◊ Warum leeren diese Dinge meinen Energiespeicher?
Schreiben Sie die Ursachen zu den jeweiligen Energiefressern.

Noch ein Wort bevor Du loslegst, damit Dir die Übung richtig nützt:
Du kennst Erledigungen und Aufgaben, die Dir wenig Kraft kosten und andere, die Dich aussaugen. Das Phänomen wird bei allen Deinen Hüten und Rollen auftreten. Nur wenn Dir bewusst ist, was Dir viel Energie raubt, kannst Du überlegen, ob Du das Verhältnis von Aufwand zu Ertrag in Zukunft hinnehmen willst.

Mit einem Beispiel wird es anschaulicher: Stell Dir vor, Du bist in einem Verein ehrenamtlich tätig, als Vorstandsmitglied, Beisitzer oder in einer anderen Funktion. Du hast vor Jahren dieses Engagement bewusst übernommen, spürst jedoch, wie die Freude und Motivation massiv bröckeln. Du fühlst Dich ausgelaugt und matt. Dein „Hut" ist der Verein, Deine Rolle die jeweilige Funktion. Was macht Deinen Tank leer? Der Verein, in Form von Vorstandsitzungen, Veranstaltungen, Neumitgliedergewinnung, einige Vereinsmitglieder, unterschiedliche Ansichten zu Vereinszielen und mehr.

Mit der zweiten Frage, klärst Du die Ursachen. Warum ist das so?
Um Deine Leere herauszufinden, helfen Dir einige Fragen: Fehlt in den Sitzungen die Struktur? Dauern sie zu lang? Erzielen wir zu wenig sinnvolle Ergebnisse? Gibt es zu viele Veranstaltungen und kaum Mithelfer? Ist das Konzept für die Neugewinnung von Mitgliedern nicht geeignet? Stört mich die fordernde Haltung einiger Mitglieder? Macht mich die ständige Diskussion um die Vereinsziele mürbe?

Je detaillierte Du Dich den Gründen näherst, umso aufschlussreicher fällt die Diagnose aus. Mancher Hut passt nicht das ganze Leben.

Die Vereinstätigkeit völlig aufzugeben, ist eine radikale Lösung. Möglicherweise reichen mildere Mittel, um einzelne Energiefresser zu beseitigen. Zum

Beispiel die Effizienz der Sitzungen zu steigern. Wichtig ist bei allem, die Dinge konsequent anzugehen und zu handeln.

Die Vorgehensweise in diesem Beispiel können Sie auf alle anderen Lebensbereiche mit Ihren Hüten und Rollen übertragen. Investieren Sie viel Zeit in die Bestandsaufnahme. Sie erkennen die Ursachen leichter und können sie punktgenau verändern oder ausräumen. Bitte vervollständigen Sie jetzt Ihre Ergebnisse. Lesen Sie erst danach weiter.

Bist Du fertig mit Deinen Antworten zur zweiten Frage? Dann bist Du nach so viel Grübeln sicher reif für eine „Gute-Laune-Übung". Sie steht immer noch auf Seite 7. Ich warte bis sie wirkt …

… und jetzt lege ich Dir diese Fleißaufgabe wärmstens ans Herz: Überlege, wo Deine Kraftquellen sind. Lass Deinen Gedanken freien Lauf. Nimm Dir genügend Zeit. Die beiden Fragen unterstützen Dich dabei:

- *Was mache ich besonders gern?*

- *Was gibt mir Kraft?*

Notiere die Antworten auf einem bunten Papier und lege die „Tankstellenliste" griffbereit in Deine Nähe. Lade sofort nach, wenn Du Energie verlierst. Es lohnt sich.

Bist Du mit drei Tagen Lesepause einverstanden? Ich hoffe ja, denn mein Rücken braucht Entspannung. Schöpfe Du in dieser Zeit aus mindestens zwei Deiner Kraftquellen von der bunten Liste. Viel Vergnügen!

Schaltstelle am Morgen

Sie kennen sicher die Macht der positiven Gedanken. An den Start- und Zielpunkten eines Tages wirkt sie besonders – beim Aufstehen und Schlafengehen. An diesen außergewöhnlichen Schaltstellen können Sie sich quasi für den jeweiligen Abschnitt programmieren. Dann begleiten Sie vorwiegend positive Gefühle in dem Zeitraum. Und so geht's:

Versuchen Sie die Aufstehphase entspannt zu gestalten. Falls Sie bisher vom Wecker aus Ihren Träumen gerissen werden und aus dem Bett hechten, verweilen Sie in Zukunft für kurze Zeit im Bett. Stellen Sie sich, egal was Sie heute erwartet, positiv auf den Tag ein. Das dauert zwei Minuten und zwei Fragen lang:

* Wofür stehe ich heute auf?

* Auf was freue ich mich heute?

Falls Sie bereits ein Morgenritual mit diesem Effekt haben, wunderbar. Behalten Sie es bei oder probieren Sie das Neue aus.

Ja, Du grummelst, es gibt doch Tage, die sind richtig sch … ße.

Stimmt. Trotzdem hat jeder noch so miese Tage angenehme Momente, auf die Du Dich freuen kannst. Zum Beispiel eine Butterbreze bei der sonst nervigen Besprechung, ein fröhlicher Song im Autoradio, fruchtiges Obst, ein kleiner Spaziergang, ein gemütliches Abendessen, eine Umarmung der Lieben, ein paar Leseminuten im spannenden Krimi, die Lieblingsserie und vieles mehr. Mit diesen kleinen Vorfreuden füllst Du Deinen Kraftspeicher auf. Das ist „Schnellladen“.

Gute Gedanken für die Nacht

Was halten Sie von einem Tagesresümee? Oh, Sie machen das schon? Prima. Falls nein, fangen Sie damit an. Dieses zweite Ritual sorgt vor dem Einschlafen für positive Gedanken, die Sie durch die Nacht begleiten. Mit drei kurzen Fragen klingt fast jeder Tag gut aus:

* Wer hat mich heute erfreut?

* Was war schön?

* Wofür bin ich dankbar?

Schon bei der ersten Frage fallen Ihnen freundliche Mitmenschen ein. Das macht warm ums Herz. Ich pflege dieses Ritual seit vielen Jahren (ab und zu schlafe ich vorher ein – ist ja auch ein gutes Zeichen). Die positive Wirkung dieses Rückblicks spüre ich deutlich. Gleichzeitig erfährt jeder Tag seine Wertschätzung.

Erinnern Sie sich zum Beispiel an ein freundliches Wort im Betrieb oder Treppenhaus, ein Lächeln der Nachbarin oder beim Bäcker, ein Lob von der Chefin, ein leckerer Kuchen, aufmunternder Beistand in einem Streit, ein Glas erfrischende Holunderschorle, Beifall im Konzert, eine helfende Hand, eine gute Note der Tochter … und vieles mehr. Die angenehmen Gefühle lassen Sie sanft einschlafen.

Das klingt mir zu sehr nach Himmelblau und Rosarot. Mancher Ärger verfliegt nicht so schnell. Die Wut kocht abends im Bett nochmal richtig hoch und überdeckt die positiven Gedanken. Was hilft dann?

Nehmen Sie Wut, Ärger und Enttäuschungen ernst, sonst kleben diese Emotionen die ganze Nacht über an Ihnen. Hängen Sie diese negativen Gefühle beim Umziehen bewusst an den Kleiderhaken außerhalb Ihres Schlafzimmers. Lenken Sie Ihre Gedanken voll auf das Tagesresümee. Sollte trotzdem ein negativer Gedanke lästig werden, schicken Sie ihn sofort an den Haken zurück. Am nächsten Morgen schauen Sie, was aus dem Ärger am Kleiderhaken geworden ist. Sie werden sehen, ohne Nahrung schrumpft er über Nacht deutlich. Mit einem Lächeln verschwindet er womöglich ganz. Falls er, was selten vorkommt, noch in gleicher Größe dort hängt, packen Sie Ihr Analysepaket aus:

* Was ärgert mich genau?
* Warum?

Gehen Sie lösungsorientiert vor. Legen Sie den wunden Punkt offen und verharren Sie nicht lange im Ist-Zustand. Beantworten Sie die Frage:

* Was muss ich ändern?

Ärger kostet Sie häufig viel Energie und Nerven. Das darf nicht sein. Der richtige Umgang mit negativen Gefühlen schont Ihre Ressourcen. Wie Sie dabei vorgehen, erfahren Sie ausführlich in diesem Kapitel. Ein wesentlicher Punkt gleich vorweg: Fangen Sie nicht an, andere ändern zu wollen. Das ist meistens eine Mammutaufgabe, die Sie frustriert. Schauen Sie auf sich und finden Sie Möglichkeiten, Missstände zu verbessern oder zu lösen. Oft reicht eine gelassenere Einstellung zu der Misere. Schützen Sie sich durch eine innere und äußere Abgrenzung.

Ein erster Schritt ist Dein Morgen- und Abendritual. Damit es sich einschleift, empfehle ich Dir eine kreative Lösung: Gestalte eine kleine Karte mit den fünf Fragen (ohne Analysepaket) und lege sie an Dein Bett. Sie erinnert Dich an Deine wohltuende „Programmierung“.

7 Tage rot – grün

Bisher erinnerten Sie sich spontan an Ihre Energiefresser. In den kommenden sieben Tagen erfolgt das live in der nächsten **Übung**:

◊ Beobachten Sie Ihren Alltag mit der Wochenübersicht auf der nächsten Seite. Tragen Sie alles ein, was Sie Tag für Tag machen. Markieren Sie Ihre „Energiefresser" rot. Alle Zeiten, die Sie für sich selbst gestalten, grün.
Beispiel: Rot – überlange Vereinssitzung / Grün – Buch lesen.

Du wirst jetzt mit Recht sagen: „Heftig, wie soll ich das schaffen?" Ich bin mir sicher, Du packst das. Folge meinem Rat und trage Deine Beobachtungen, wenn möglich, nach einem halben Tag ein, dann kommt nicht so viel auf einmal zusammen. Je genauer Du die Übersicht führst, umso deutlicher wird die Färbung der Liste.

Lass Dich trotzdem von der Aufgabe nicht stressen. Du bestimmst den Rhythmus. Lücken sind erlaubt. Außerdem kannst Du die Übung jederzeit wiederholen, was ich Dir sowieso empfehle.
Übrigens, die Übung macht nur Sinn, wenn Du dich in einer typischen Alltagswoche befindest. Das war Dir sowieso klar, oder?

Viel Erfolg beim Beobachten. Lass Dir vom November-Grau Deine Stimmung nicht vernebeln. Bis bald, in gut einer Woche.

Wochenplan

	Montag	Dienstag	Mittwoch	Donnerstag	Freitag	Samstag	Sonntag
07:00							
08:00							
09:00							
10:00							
11:00							
12:00							
13:00							
14:00							
15:00							
16:00							
17:00							
18:00							
19:00							
20:00							
21:00							
22:00							

Rot: Energiefresser **Grün: Das habe ich für mich getan!**

Sargnagel der Zufriedenheit

Ja, die Wochenübersicht ist mühsam. Trotzdem empfehle ich Ihnen, dieses wertvolle Hilfsmittel immer wieder einzusetzen, vor allem dann, wenn die Kräfte schwinden und die Balance gestört ist. Mit einer gründlichen Bestandsaufnahme, spontan und live, finden Sie die Ursachen und können Lösungen angehen.

Im optimalen Fall sollten in Ihrer aktuellen Analyse mehr grüne als rote Notizen vorhanden sein. Spitze, wenn das bei Ihnen so ist. Halten sich beide Farben die Waage, sind Sie bereits gut unterwegs. Überwiegend rot lässt die Alarmglocken schrillen. Behalten Sie immer Ihre aktuelle Verfassung im Blick. Sie werden schnell spüren, was Ihr Energiehaushalt macht. Bleiben Sie ehrlich zu sich selbst – Sie wissen, schönreden schadet Ihnen heftig. Falls Sie bereits rundum zufrieden sind, doktern Sie nicht weiter herum. Freuen Sie sich darüber und stabilisieren Sie das Erreichte auf Ihrem Weg zu mehr „Wohl + Fühlen".

Die meisten Menschen sind im roten Bereich unterwegs. Zusätzlich belastet sie der neidische Blick auf andere. Meine dringende Warnung gilt für alle, egal ob rot oder grün überwiegt:

Vergleichen Sie sich nicht mit anderen und deren Situation. Es gibt Energiebündel denen selten die Puste ausgeht. Wenn Sie nicht dazu gehören, schauen Sie nur auf sich und Ihre Möglichkeiten. Vergleichen ist der Sargnagel der Zufriedenheit.

Beispielhaft ein Gedanke, der viele „ausgebrannte" Menschen belastet: „Was bin ich nur für eine Pflaume? Freundin Ute hat drei Kinder, geht halbtags arbeiten und bleibt bei jeder Party bis in die Puppen. Dabei wirkt sie jeden Tag frisch und fröhlich. Warum schaffe ich das nicht?" Hüten Sie sich vor diesen Gedanken – die ziehen Sie völlig runter. Vergleiche werden in vieler Hinsicht angestellt: Wohnen, Kinder, Karriere, Einkommen, Ansehen, Aussehen …

Tja ich weiß, das ist nicht einfach. Mir fällt es verdammt schwer. Ich vergleiche mich oft mit anderen Büchern … wunderschöne Bilder, tolle Figur, zauberhafte Poesie, Autoren von Rang und Namen und vieles mehr. Das raubt mir so viel Kraft und ich falle im Regal um. Dabei vergesse ich völlig, welche Qualitäten ich habe.

Und das ist auch für Dich die Lösung. Mach Dir ein für alle Mal klar: Es wird immer eine geben, die besser verdient, größer wohnt, weniger Schlaf braucht, entfernter reist, erfolgreichere Kinder hat, lässiger wirkt und vieles mehr.

So ist es. Der neidische Blick auf andere ist ein riesiger Energiefresser. „Ich wäre so gern wie …" verbannen Sie diese Gedanken. Betrachten Sie Ihr Leben, Ihr Umfeld, das viele Positive, das Sie haben. Wenn Sie meinen, es steigern zu müssen, geben Sie sich mit kleinen Fortschritten zufrieden. Der deutsche Schriftsteller aus dem 19. Jahrhundert Berthold Auerbach ist der Ansicht:

**„Wer nicht mit dem zufrieden ist, was er hat,
wäre auch nicht mit dem zufrieden, was er haben möchte."**

Das sehe ich genauso. In diesem Sinne verabschieden Sie sich vom Vergleichen – ja das ist schwer, doch Sie sind lernfähig und müssen sich nicht auf Kommando ändern. Mit der Zeit wird Ihnen das gelingen. Ich werde Sie daran erinnern. So gehen Sie schonender mit Ihren Ressourcen um und steigern ganz nebenbei Ihr Wohlbefinden.

Wie Sie Ihren Energieverbrauch zusätzlich positiv beeinflussen können, lesen Sie auf den nächsten Seiten.

Loslassen

Auf Ihrer Wochenübersicht stehen Erledigungen und Aufgaben, die Ihnen wenig Energie entziehen und andere, die Sie auslaugen. Warum ist das so? Weil Sie bei den einen begeistert zur Sache gehen und bei den anderen mit innerem Widerstand kämpfen. Das verbraucht viel Energie. Auch eine bisher angenehme Aufgabe kann sich im Laufe der Zeit zu einer kraftraubenden Belastung entwickeln.

Erinnern Sie sich an das Beispiel der Vereinstätigkeit. Anfangs sind Sie mit Freude an die neue Aufgabe gegangen. Sie konnten Ihre kreativen Ideen und Vorstellungen umsetzen und den Verein voranbringen. Den Energieverbrauch nahmen Sie kaum wahr. Mit der Zeit schlichen sich heimlich, still und leise Bremser ein.

Wenn Du beim Fahrradfahren nicht merkst, wie die Bremsbacken leicht an der Felge blockieren, wird das Fahren deutlich anstrengender.

Erst durch die Bestandsaufnahme erkennen Sie die Situation und den schädlichen Kräfteverschleiß. Der Flow ist verpufft. Sie brennen nicht mehr für diese Aufgabe, im Gegenteil, sie wird Ihnen zur Last. So kann sich das in vielen Ihrer Lebensbereiche entwickeln. In der nächsten **Übung** rücken Sie den Bremsern auf die Pelle:

◊ Nehmen Sie bitte Ihr Blatt mit den Antworten aus der Bestandsaufnahme. Stellen Sie sich die beiden Fragen:

  * Was muss *sich* ändern?

  * Was muss *ich* ändern?
    … damit mein Tank nicht so schnell leer wird.

Lesen Sie bitte die nächsten beiden Seiten, bevor Sie loslegen.

Die Übung liest sich harmloser, als sie ist. Deshalb verdeutliche ich Ihnen am Beispiel der Vereinstätigkeit die Vorgehensweise.

Mal angenommen, Sie fanden folgende Ursachen heraus:

* Strukturlose, zu lange Sitzungen.
* Fehlender Einsatz der Mitglieder bei Aktionen.
* Ständige Diskussionen über Ausrichtung und Ziele des Vereins zermürben.

Damit Sie Ihre Kräfte schonen und Freude gewinnen, muss sich was ändern – die äußeren Bedingungen und Sie selbst.

Als erstes überlegen Sie, alles hinzuwerfen und die Vereinstätigkeit niederzulegen. Der Energiefresser wäre radikal beseitigt und Sie hätten viel Zeit für sich selbst oder eine neue „Nebenrolle". Lothar J. Seiwert stellt in seinem Buch fest:

„Der Mensch ist nun einmal ein Gewohnheitstier. Vielen fällt es äußerst schwer, sich von langjährigen Ehrenämtern, Pöstchen und ähnlichen Verpflichtungen zu lösen und damit einhergehende, liebgewonnene Rituale aufzugeben."

Viele Menschen klammern sich aus Gewohnheit an Dinge, die sie spürbar aufreiben. Wie sieht das bei Dir aus?

Ich halte mit einem chinesischen Sprichwort dagegen:
„Wenn Du loslässt, hast Du zwei Hände frei."

Alles immer gleich loszulassen, ist sicher der falsche Weg. Oft reicht eine Feinjustierung oder das bewusste Annehmen der Situation. Dennoch hilft Loslassen bei manchen Umständen weiter. Zwei freie Hände sind verlockend. Wägen Sie sorgsam ab und lassen Sie sich nicht zu schnell verführen. Vertrauen Sie auf Ihr Bauchgefühl.

Auf das Beispiel bezogen sind folgende Lösungen sinnvoll:

Wirken Sie darauf ein, die Struktur der Sitzungen neuzugestalten. Klare Tagesordnung, Diskussionsbeiträge anderer Mitglieder einbremsen, zeitliche Begrenzung der Sitzungen einführen. Das mangelnde Engagement der Mitglieder könnte der Verein mit einem sinnvollen Konzept angehen. Sollten die Maßnahmen ergebnislos bleiben, ist eine deutliche Reduzierung der Veranstaltungen eine Option. Bei der leidigen Diskussion um die Vereinsziele wäre eine eindeutige Festlegung in der Satzung, falls noch nicht erfolgt, zielführend.

Machen Sie Ihren Ärger deutlich. Bieten Sie Lösungen an. Vor allem, darf der Energiefresser Vereinstätigkeit in Zukunft keine negativen Spuren bei Ihnen hinterlassen. Das werden Sie mit der Frage „Was muss ich ändern?“ für sich herausfinden.

Legen Sie jetzt mit der Übung los. Nehmen Sie die roten Stellen Ihrer Bestandsaufnahme unter die Lupe. Hinterfragen Sie auch die grünen Punkte. Ich wünsche Ihnen eine interessante Ursachenforschung, kreative Ideen und Lösungen für einen sinnvollen und schonenden Energieverbrauch in Ihren Hüten und Rollen. Denken Sie bitte daran:

Sie sind nicht dazu geboren, alle Erwartungen zu erfüllen.

Die Übung ist echt heftig. Nimm Dir Zeit und Muße dafür. Mach es Dir gemütlich, wenn Du Dich mit Deinen Energiefressern beschäftigst. Ein warmes Getränk dazu ist eine Wohltat. In der Woche Lesepause hast Du Zeit, die Lage zu ergründen. Du wirst allerdings die roten Stellen nicht in einem Aufwasch beseitigen oder wandeln. An der Oberfläche zu kratzen, bringt Dich auf Deinem Weg zu mehr „Wohl + Fühlen“ kaum weiter. Ein komfortabler Energiehaushalt ist eine Daueraufgabe, die viele Bereiche Deines Lebens maßgeblich beeinflusst.

Wir sehen uns, so wie es Dir passt, in rund einer Woche.

Meine Tankstellen

In der Übung sind Sie hoffentlich auf Ihre Baustellen aufmerksam geworden. Verzweifeln Sie nicht, wenn Sie viele entdeckt haben. Jeder Berg wird immer mit dem ersten Schritt begonnen, egal wie hoch er ist. Starten Sie bald. Packen Sie einen Energiefresser an, den Sie rasch beseitigen können. So bleibt Ihnen mehr Energie im Tank, um den nächsten anzugehen. Schneller Erfolg macht Laune. Dann knacken Sie die härteren Nüsse und kommen Schritt für Schritt am Gipfel an.

Sind Sie bereit? Dann legen Sie los. Falls Ihnen der Schwung fehlt, bleiben Sie trotzdem gelassen. Die Jahreszeit nötigt Ihnen bereits genug Kraftreserven ab. Achten Sie dennoch auf alles, was Ihr Wohlbefinden steigert. In der nächsten **Übung** finden Sie heraus, wie Sie momentan auf sich schauen:

- ◊ Was tue ich aktuell in meinem Leben, damit es mir gut geht?
  Halten Sie alle Antworten zu dieser Frage schriftlich fest.

Sie können Ihren Energiehaushalt auf zweierlei Art führen:
Wenig Kraftstoff verbrauchen oder viel Auftanken. Alles andere wird Sie auf Dauer zerlegen. Auch wer sich sparsam verhält, sollte seine Tankstellen kennen und nachladen. Ihr Kraftspeicher wird nie überlaufen. Kennen Sie Ihre Kraftquellen? Nach der nächsten **Übung** bestimmt:

- ◊ Notieren Sie, woraus Sie Kraft und Motivation schöpfen.

Wenn Du aufmerksam mitgemacht hast, holst Du jetzt das bunte Blatt mit Deinen Kraftquellen. Du erinnerst Dich, wie ich Dir vor Tagen ans Herz gelegt habe, die Liste zu schreiben. Die Mühe hat sich gelohnt. Überlege nochmal in Ruhe und Muße, womit Du Deine Übersicht ergänzen kannst. Je mehr Tankstellen Du hast, umso besser für Dich.

Sind Sie überrascht, wie viele Tankstellen für Ihren Kraftstoff sorgen könnten? Pflegen Sie Ihre Kraftquellen, damit sie lange sprudeln. Fahren Sie sparsam und tanken Sie häufig auf. Leeren Sie Ihren Energiespeicher niemals völlig, denn Sie bleiben orientierungslos im Niemandsland liegen. Mit einem Burn-out oder milderen Krisen ist nicht zu spaßen. Das Tückische ist der schleichende Energieverlust, den viele Menschen nicht wahrhaben wollen. Sie können nahezu jede Form eines Kräfteschwundes verhindern. Ich zeige Ihnen wie:

Signale erkennen und handeln

Viele Menschen fahren längere Zeit auf Reserve – drastisch gesagt, sie kommen auf dem Zahnfleisch daher. Stress im Job, Ärger in der Familie und zu hohe Erwartungen an sich selbst, führen sie an die Grenzen der Belastbarkeit. Das Fatale daran, die meisten verdrängen den Zustand. Trotz aller Ratgeber und einzigartiger Erfolgsversprechen brennen viele Zeitgenossen aus – die hochgelobte „Work-Life-Balance" kommt nie ins Gleichgewicht. Wie kann das passieren?

Gute Frage. Du kannst Dir noch so viele Infos zu diesem Thema reinziehen, das Wichtigste bei allem, und das wird gerne übersehen, bist Du selbst. Du bist der Garant für den Erfolg. Du setzt den Rat und die Tipps in Deinem Alltag um. Das geht nicht von selbst. Was nützt Dir ein Wochenendseminar mit super Impulsen, wenn sie in Deinem Leben nicht ankommen. Ich bleibe an Deiner Seite – Dein Leben lang.

Doch ich bin offen zu Dir, mein Beistand stößt an Grenzen. Ich empfehle Dir dringend, hole Dir bei psychischen Erkrankungen zusätzlich professionelle Unterstützung von Experten, denen Du vertraust. Und lass Dich nicht hetzen – von niemandem, auch nicht von Dir selbst. Achte rechtzeitig auf die Signale Deines Körpers. Nimm bereits die ersten Anzeichen ernst und lade Deinen Akku rechtzeitig auf.

Stimmt und ist absolut wichtig. Das sage ich Ihnen aus eigener Erfahrung. Ich ignorierte die ersten Anzeichen und nahm massivere Beschwerden hin. Alles in der Hoffnung, die Ruhe wird schon wieder einkehren. Pustekuchen – ab einem bestimmten Punkt, dem „Point of no return“ kehrt keine Entspannung mehr ein. Der Körper schaltet auf Notbetrieb oder er streikt. Ein langes, antriebsloses, trübsinniges und wehmütiges Tal folgt. „Ach hätte ich doch nur früher reagiert und die Warnsignale ernst genommen.“ Die Einsicht kommt oft zu spät.

Leider lassen sich die ersten Anzeichen einer Erschöpfung nicht verallgemeinern. Jeder Mensch ist einzigartig und hat seine eigenen Schwachstellen. Achten Sie genau auf Ihren Körper und nehmen Sie Ihre Gefühle bewusst wahr, dann sehen Sie die Warnschilder. Beispielhaft erwähne ich trotzdem einige, der möglichen Signale: Kopfschmerzen, Schlafstörungen, Kurzatmigkeit, Rückenbeschwerden, abrupte Gefühlsschwankungen, Schwindel, Verspannungen. Nehmen Sie die Hilferufe Ihres Körpers wirklich ernst und tanken Sie auf. Warten Sie nicht auf Warnschüsse – auch ein solcher kann treffen.

So weit wollen wir es nicht kommen lassen und beugen vor:
Auf diesen Moment freue ich mich von der ersten Seite an. Ich wende mich an Euch, meine große Leserschar und werde leicht pathetisch:

Meine Lieben, die folgenden Impulse lege ich Euch allen wärmstens ans Herz. Sie sind für mich das große „EIN MAL EINS“, Kraft zu schöpfen und Ressourcen zu schonen. Setze sie in Deinem Alltag so oft wie möglich um. Mache ein Eselsohr oder eine Klammer in die Seite, damit Du sie schnell findest, wenn Dein Dreiklang aus Körper, Seele und Geist „schräge“ Töne von sich gibt. Lass die Zeilen wirken und gönne Dir eine Lesepause. Wir sehen uns in drei Tagen.

Impulse für Dich

- ◊ ***Sei im Moment!***
- ◊ ***Schau nicht zu weit nach vorne. Was steht*** **heute** ***an?***
- ◊ ***Nehme kraftlose Phasen an.***
- ◊ ***Lache so oft wie möglich.***
- ◊ ***Nimm die Situation an – dann ist es so!***
- ◊ ***Kommt's mal Dicke – auch das geht vorbei.***
- ◊ ***Lass Dir Zeit.***
- ◊ ***Sei dankbar und geduldig.***
- ◊ ***Freue Dich an kleinen Schritten.***
- ◊ ***Schaffe Dir wohltuende Rituale.***
- ◊ ***Lass los!***
- ◊ ***Verwöhne Dich täglich mit einem kleinen Zuckerl.***

Nimm Dich wichtig – aber nicht zu wichtig!

Lieben – Ändern – Verlassen

Das große „EIN MAL EINS" der Lebensenergie lernen Sie nicht in einem Monat. Das ist Ihre Lebensaufgabe. Einiges läuft sicher wie geschmiert, bei anderem haben Sie Luft nach oben. Verändern Sie Ihre Verhaltensweisen mit Ruhe und Muße. Das Buch begleitet Sie Ihr ganzes Leben und freut sich, wenn es nicht im Regal verstaubt.

Holen Sie sich immer wieder Anregungen. Wiederholen Sie die Übungen. Sie werden häufig andere Ergebnisse erzielen, denn Ihr Dasein wandelt sich auch ohne Ihr Zutun. Sie können zum Beispiel in drei Jahren ein Jahr der Impulse ausrufen und jeden Monat einen Impuls des großen „EIN MAL EINS" in den Mittelpunkt stellen.

(Du darfst gerne nachzählen, sie reichen genau.)

Zurück zum Beispiel der Vereinstätigkeit, einer Situation, die jede Menge Kraft und Nerven kostet. Isoliert betrachtet, ist so manches auszuhalten. Da Sie jedoch mitten im Leben stehen, verbrauchen Sie Ihre Energie mit vielen anderen Hüten und Rollen. Bekennen Sie Farbe, besser früher als später, und finden Sie eine sinnvolle Einstellung zu der Misere. Mit drei Optionen lösen Sie diese Belastung:

1. Sie lassen es wie bisher laufen und wandeln Ihren Ärger um, in Freude über die „lebendigen" Diskussionen *(ich könnte das nicht)*.

2. Sie finden Gleichgesinnte, um auf die Struktur und Dauer der Sitzungen einzuwirken.

3. Sie legen das Ehrenamt nieder und verlassen die nervige Situation.

Liebe das „Nervige", verändere die Last oder mach Dich vom Acker. Die Auswahl liegt in Deinen Händen!

Mein idealer Tag

Den November haben Sie fast geschafft. Schauen Sie genau hin, er bietet mehr als Grau – ein interessantes Farbspektrum der dunklen Töne, wie das erdige Braun, das satte Grün der Nadelbäume und ein glanzvolles Nachtblau. Farben, die Ruhe und Entspannung ausstrahlen.

Die Wochen sind vorbeigerauscht, denn Sie waren mit Ihren Gedanken und Übungen rund um Ihren Energiehaushalt beschäftigt. Sie haben erkannt, wie Sie Ihr Feuer noch besser am Lodern halten. Droht doch ein Erlöschen, steuern Sie bitte gleich Ihre Kraftquellen an. Bleiben Sie gelassen, wenn der neue Brennstoff nicht sofort wirkt. Manchmal braucht das Auftanken Zeit und Geduld. Hin und wieder werden Sie das Nachladen übersehen und die Tage erscheinen endlos trüb und grau. Sie wissen: Kommt's mal Dicke, auch das geht vorbei!

Am Ende des Kapitels präsentiere ich Ihnen einen „Power-Riegel“ für Ihren Weg zu mehr „Wohl + Fühlen“. Ihr Alltag fordert Sie voll und ganz. Ihre freie Zeit ist ebenfalls begrenzt. Was halten Sie davon, wenn Sie alles für einen Tag einfach wegschieben? Ich lade Sie zu einer außergewöhnlichen **Übung** ein:

◊ Überlegen Sie, wie Ihr idealer Tag, frei von Terminen und Verpflichtungen aussehen würde. Eine Bedingung gibt es allerdings: Sie können sich nicht hin und her „Beamen“, der Tag sollte in Ihrer näheren Umgebung machbar sein. Die Jahreszeit dürfen Sie allerdings frei wählen. Schreiben Sie möglichst genau auf, wie Sie diesen Tag von morgens bis abends verbringen wollen.

Auf der nächsten Seite steht der „Ideale Tag“ meines Autors. Ich will ja nicht lästern, aber unter uns gesagt, mir wäre der Tag ein bisschen zu dröge. Doch es gilt, jedem das seine. Schau Dir das Muster an und gestalte den Tag möglichst detailliert nach DEINEN Vorstellungen.

Mein idealer Tag

8.00 Uhr	Aufstehen und den Tag am offenen Fenster begrüßen.
9.00 Uhr	Ausgiebig auf der Terrasse frühstücken, mit frischen Semmeln, Croissants, Müsli und Obstsalat.
10.00 Uhr	Interessante Lektüre lesen.
11.00 Uhr	Im Park oder am Weiher spazieren, auf einer Bank verweilen und die Sonne genießen.
12.00 Uhr	Musik von ABBA anhören, meine früheren Ohrwürmer.
13.00 Uhr	Ein leichtes Mittagessen, Bruschetta oder Flammkuchen, an einem schön dekorierten Tisch.
14.00 Uhr	Im Liegestuhl in die Welt der Träume eintauchen.
14.30 Uhr	Eine kleine Radtour am Stadtrand.
16.00 Uhr	Eine Tasse Cappuccino mit cremigem Milchschaum und dazu ein Stück selbstgebackener Erdbeerkuchen mit Sahne.
17.00 Uhr	Zeit für Nichts tun und Schlagzeug spielen.
18.30 Uhr	Ein kleiner Abendspaziergang über die Felder.
19.30 Uhr	Mit Baguette, Schinken und Käse in den Abend starten.
21.00 Uhr	Den Sommerabend mit einem Glas Wein auf der Terrasse ausklingen lassen.
23.00 Uhr	Zeit für die Nachtruhe.

So sieht mein idealer Tag aus. Ein Tag ist natürlich für alles, was mir gefällt, zu kurz. Eine Woche wäre besser. Selbstverständlich verbringe ich auch wunderschöne Tage mit meiner Frau, meiner Familie und mit Freunden. Doch in dieser Übung dreht sich alles nur um die eigene Person. Ihr idealer Tag wäre möglicherweise auf einem Berg oder in einem anderen Land am Meer. Sie werden später erkennen, warum für diese Übung Beamen nicht zielführend ist. Bleiben Sie also in der Nähe.

Schluss mit Erklärungen – leg bitte los und gestalte Deinen Tag. Lese erst weiter, wenn Dein Programm steht. Danke.

Wohlfühlinseln

Die Übung macht Spaß, oder? Jetzt verstehen Sie mich, ein Tag ist zu wenig. Hauptsache, alles bereitet Ihnen Freude. Vergleichen Sie nun Ihre „Rotgrün-Liste" mit Ihrem idealen Tag. Weicht Ihr Alltag meilenweit vom Ideal ab, verzweifeln Sie nicht – Theorie und Praxis, wie so oft. Das Argument gehört allerdings der Vergangenheit an. Denn Sie nehmen in Zukunft Elemente aus dem Ideal heraus und bauen diese in Ihren Alltag ein. Fangen Sie mit dem Vergnügen an, das schnell zum Erfolg führt. So schaffen Sie sich eine Wohlfühlinsel am Tag. Zuerst eine und mit der Zeit kommen weitere hinzu. Über die Woche verteilt, warten zahlreiche wohlige Auszeiten auf Sie. Jetzt verstehen Sie sicher, warum Beamen nicht sinnvoll war.

Auf diesen Inseln hat häufig nur eine Person Platz – genau SIE!

In diesen Momenten machen Sie etwas für sich und schalten ab. Bleiben Sie geduldig und genügsam. Sie werden den Alltag nicht zu 100 Prozent in einen idealen Tag umwandeln können. Versuchen Sie trotzdem, so weit wie möglich zu kommen.

Mit einigen Beispielen will ich Sie ermuntern, kreativ zu sein: Lesen Sie Presseartikel oder Romane in der Mittagspause. Das ist besser, als über die Arbeit zu schwafeln. Schieben Sie Ihren Arbeitsbeginn nach hinten und frühstücken Sie ausführlich, wenn das Ihr Wohlbefinden steigert. Nehmen

Sie Musik und Kopfhörer in die Bahn. Ziehen Sie Ihren Feierabend für Ihre sportlichen Aktivitäten vor. Die Arbeit läuft nicht davon. Hängen Sie Ihren Gedanken immer wieder bewusst absichtslos nach.

Achten Sie bitte auch auf die kleinen Glücksmomente am Tag. Genießen Sie gerade jetzt in der dunklen Jahreszeit eine gute Tasse Tee auf Ihrer gemütlichen Couch. Lassen Sie im Kerzenschein eine köstliche Praline auf der Zunge zergehen. Wunderbar! Ein kurzer Spaziergang, warm eingepackt, in der freien Natur oder im Park ist eine hervorragende Möglichkeit zum Auftanken. Und danach geht's auf die Couch … wie oben.

Steuern Sie die Inseln konsequent an, dann strahlt ein Stück des idealen Tages in Ihren Alltag hinein. Naschen Sie von Ihrem „Powerriegel" so oft wie möglich. Er ist ein Dauerbrenner und beugt Katastrophen vor.

Ich empfehle Dir die Übung „Mein idealer Tag" immer nach Deinem Geburtstag zu machen. Du wirst sehen, wie sich Deine Vorlieben ändern. Dadurch bleiben Deine Wohlfühlinseln stets aktuell.

Übrigens, Du wirst nicht vereinsamen, nur weil Du Dich ab und zu alleine erholst und entspannst. Natürlich gibt es wunderbare Erlebnisse mit anderen gemeinsam. Trotzdem brauchst Du Phasen mit Dir alleine. Das sind einzigartige Kraftquellen, vor allem dann, wenn Du über längere Zeit auf Reserve unterwegs warst – Zahnfleisch, capito?

Sie werden in Ihrem Umfeld neue Wohlfühlinseln entdecken und erleben. Bleiben Sie insgesamt aufmerksam – schauen Sie auf sich.

Ausbrennen sollte für Sie kein Thema mehr sein. Das Wissen allein reicht jedoch nicht aus. Handeln Sie entschlossen bereits bei den ersten leichten Warnzeichen, noch besser, sorgen Sie für Ihr Wohlergehen und beherzigen Sie das große „EIN MAL EINS". Viel Erfolg!

Ich freue mich jetzt auf das erste Türchen an meinem Adventskalender.

Fassen wir den intensiven Monat November zusammen:

* *Der November hat eine besondere Stimmung.*
* *Biete Trauer und Wehmut ausreichend Platz.*
* *Wohltuender Dreiklang von Körper, Seele und Geist*
* *Deine Hüte und Rollen haben Grenzen.*
* *Programmiere Deine Schaltstellen positiv.*
* *Mehr Grün auf dem Wochenplan – Deine Tankstellen*
* *Vergleichen ist der Sargnagel Deiner Zufriedenheit.*
* *Das große „EIN MAL EINS“ – Impulse für Dich*
* *Lieben – ändern – verlassen – Du hast die Wahl.*
* *Besuche Deine Wohlfühlinseln so oft wie möglich.*

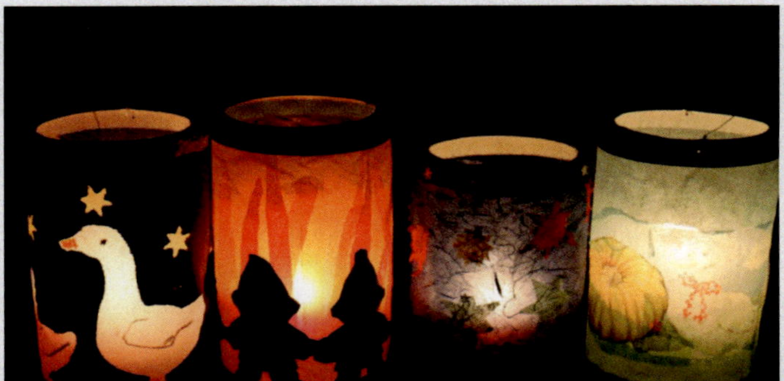

Sankt Martin – ein Lichtblick im November

Dezember

Finale oho, Finale ohohoho … Sie starten in den Endspurt des Jahres. Der Dezember hat einen besonderen Charakter. Was meinen Sie?

In vielen Firmen kommt zum Jahresschluss noch mal richtig Stress auf. Die Wochen vor den Weihnachtsferien sind in den Schulen mit Proben und Klausuren vollgestopft. In Familien und Haushalten herrscht oft eine gereizte Grundstimmung. Halten Sie bitte in der nächsten **Übung** Ihre Gedanken dazu fest:

◊ Erinnern Sie sich und notieren Sie möglichst ausführlich, was Sie in Ihrem Umfeld im Dezember üblicherweise erleben und zu erledigen haben. Hängen Sie die Liste an Ihre Pinnwand.

Stade Zeit

Sind Sie überrascht über das volle Blatt oder war Ihnen die Fülle bewusst? Dabei sollte dieser Monat eine Zeit des Ankommens, der Stille und Beschaulichkeit sein – das bedeutet Advent. Karl Valentin, ein Münchner Original, hat seine eigene Ansicht und macht Hoffnung: „Wenn die stade Zeit vorüber ist, dann wird's auch wieder ruhiger."

Sie könnten jetzt stundenlang über das Dilemma dieser stressigen Vorweihnachtszeit klagen und tausend Ausreden finden, warum Ihnen jedes Jahr die stade Zeit durch die Finger rinnt. Das bringt Sie auf Ihrem Weg zu mehr „Wohl + Fühlen" nicht weiter. Löschen Sie als erstes den Satz „Es ist wie verhext, ich komme zu nichts".

Er stimmt nicht. Loben Sie sich für das enorme Pensum, das Sie täglich meistern – Schulterklopfen tut gut. Die Vorweihnachtszeit ist nicht zum Füße hochlegen geeignet. Wie soll mehr Entspannung einziehen, wenn zum

Jahresende der Beruf größeren Einsatz fordert und die Kinder an ihre Grenzen kommen und verstärkt Beistand brauchen.

Und für Advent und Weihnachten prasselt auch noch alles auf Sie ein: Nikolaus, Christbaumkauf, Geschenke, Plätzchen, Heim und Hof schmücken und, und, und – von den Aufgaben an den Festtagen ganz zu schweigen. Nehmen Sie die zusätzlichen Kraftanstrengungen bewusst an, indem Sie von der staden Zeit nicht zu viel erwarten. Die eindrucksvollen Bilder der Werbung mit Kaminfeuer und Muße sind von der Realität weit entfernt.

Einzelne Phasen im Jahr fordern mehr Einsatz und der Advent ist ein Paradebeispiel. Manches können Sie mit frühzeitiger Planung entzerren. Meine Frau zum Beispiel strapaziert mich bereits Anfang November mit der Frage, was wir Weihnachten verschenken wollen. Aber sie hat Recht! Ruckzuck brennt die erste Kerze am Adventskranz und die Wochen rasen dahin. Kaufen Sie die Geschenke bei Zeiten.

Versuchen Sie Freude an dem Mehraufwand zu finden. Ja, Sie haben richtig gelesen – das geht. Freude kommt jedoch nur auf, wenn Sie nicht überfordert werden und Ihre Aufgaben überschaubar bleiben. Wie das gelingt, erfahren Sie auf den nächsten Seiten.

Gehören Sie bereits zu den Glücklichen, die eine echte stade Zeit erleben, bleiben Sie wachsam, überall lauern Zeiträuber. Bitte lesen auch Sie aufmerksam weiter. Wohlbefinden steigern ist immer möglich.

„Überschaubar bleiben“, der hat keine Ahnung, was bei Dir momentan abgeht. Ich bin gespannt, wie er Dich dazu bringt, den Stress in der Vorweihnachtszeit in Freude zu wandeln. Simsalabim und Hokus-Pokus helfen sicher nicht weiter. Die Erwartungen zu senken, das muss ich zugeben, ist wirklich ein guter Ansatz. Lassen wir uns überraschen.

Selbst-bewusst kürzen

Um die Spannung aufzulösen, stelle ich gleich eine knallharte These in den Raum. Ich behaupte verwegen, Sie stehen keineswegs ohnmächtig vor der Dezember-Lawine. Sie brauchen eine sinnvolle Strategie, dann werden Sie nicht überrollt: Kürzen Sie bewusst Ihren Aufwand. An zwei Beispielen zeige ich Ihnen, wie Sie das umsetzen.

Beispiel 1: Weihnachtsplätzchen
Das Backen und Verzieren der wunderbaren Leckereien kostet viel Zeit, die an anderer Stelle fehlt. Mal angenommen, Sie pflegen die Tradition mit sehr vielen Sorten. Sind wirklich alle Sorten jedes Jahr erforderlich? Was halten Sie davon hier Prioritäten zu setzen und ein Drittel zu reduzieren? Das entlastet Sie deutlich und reicht immer noch.

Dazu fällt mir was Ketzerisches ein. Probier doch mal folgendes aus: Lass Deine Vanillekipferl, Spitzbuben und Co richtig durchreifen und biete Deinen Lieben nur an den Adventsonntagen eine Kostprobe an. Du wirst einen Doppeleffekt spüren. Erstens brauchst Du weniger und zweitens schmecken sie an Weihnachten noch besser. Wenn Deine Lieben maulen, vertröste Sie mit gekauften Lebkuchen und Spekulatius. Deine zeitaufwendigen Kostbarkeiten sind viel zu schade für den Massenverzehr. Vorfreude ist ein wunderbares Gefühl. Außerdem heißen sie nicht umsonst Weihnachtsplätzchen.

Beispiel 2: Weihnachtsfeiern
Hyperaktive Zeitgenossen touren im Dezember zu den zahlreichen Weihnachtsfeiern in Betrieben, Vereinen und „Wichtighausen“. Dann wundern sie sich, wenn ihnen die Puste ausgeht – dem beugen Sie vor: Gehen Sie nur auf die Feier, die Ihnen besonders am Herzen liegt. Machen Sie sich eine Liste mit allen anstehenden Weihnachtsfeiern und streichen Sie radikal runter. Dadurch bleibt Ihnen mehr Freiraum für andere Erledigungen oder für die Kaminfeuer-Idylle.

Nehmen Sie die Liste von der Pinnwand zur Hand. Kommen Sie beim Kürzen richtig in Fahrt, stürzen Sie sich auf die Themen „Geschenkeflut“

und „Weihnachts-Kochorgien“. Stellen Sie alles auf den Prüfstand und entschlacken Sie Ihre „to do-Listen“. Und bevor Sie sich im Getümmel des 7. Weihnachtsmarktes verlieren, schauen Sie lieber mit mir auf die Besonderheiten des Monats.

Türchen für Türchen

Der Dezember wird auf eine außergewöhnliche Art zelebriert. Tag für Tag wartet ein Türchen des Adventskalenders. Seit Mitte des 19. Jahrhunderts wird auf diese Weise den aufgeregten Kindern Freude bereitet.

Wie pflegen Sie die liebgewonnene Tradition aus Kindertagen? Ich bin hier voll in meinem Element – allerdings mit maßvollen Variationen und ohne „Geschenkeburg“ mit 24 Toren. Mir reicht eine kleine Süßigkeit, die ich mit Muße auf der Zunge zergehen lasse. Machen Sie doch mit. Das trägt zu Ihrem Wohlbefinden bei und lässt Sie zur Ruhe kommen. Eine Alternative sind Kalender mit Sprüchen und Texten. Sie regen zu einer Gedankenreise an und begleiten Sie durch die Wochen. Gönnen Sie sich jeden Tag diese kleine Auszeit, egal ob süß, wortreich oder beides.

Zeit der Düfte

Der Dezember duftet, wie kein anderer Monat. Sie müssen für die besonderen Aromen nicht mal aus dem Haus. Ein Bratapfel duftet wunderbar – Orangen und Mandarinen ebenfalls. Feine Lebkuchen riechen herrlich. Die Weihnachtsbäckerei erfüllt den Raum mit Zimt und Nelken intensiv und aromatisch. Auch bei einem Bummel über den Christkindlmarkt erleben Sie ein Festival der Düfte. Lassen Sie sich auf die Wohlgerüche ein und verzweifeln Sie nicht an den stressigen „to do’s“. Die Aromen sollen Sie entspannen. Versuchen Sie jeden Tag bewusst, Momente für sich freizuschaufeln. So kommen Sie zufrieden am Heiligen Abend mit Tannenduft und Kerzenschein an.

Ich muss noch was loswerden: Du gehst mit mir eine weitere Belastung in einer an sich schon intensiven Zeit ein – das ist mir total bewusst. Trotzdem ermuntere ich Dich, das Thema des Monats tatkräftig mitzumachen. Setz Dich dennoch nicht unter Druck. Leg mich zur Seite, wenn Du keinen Nerv für mich hast. Nächstes Jahr munkelt man, hat der Kalender wieder einen Dezember. Dann hast Du bereits bewusst gekürzt und für mich entspannter Zeit. Natürlich wäre ich froh, gleich mit Dir sinnvoll zu shoppen … ups, ich hab mich verplappert. Geh so vor, wie Du meinst. Jetzt empfehle ich Dir drei Tage Lesepause. Mit meinem „Traumhaus" lotse ich Dich in den Advent. Bis bald oder bis Januar!

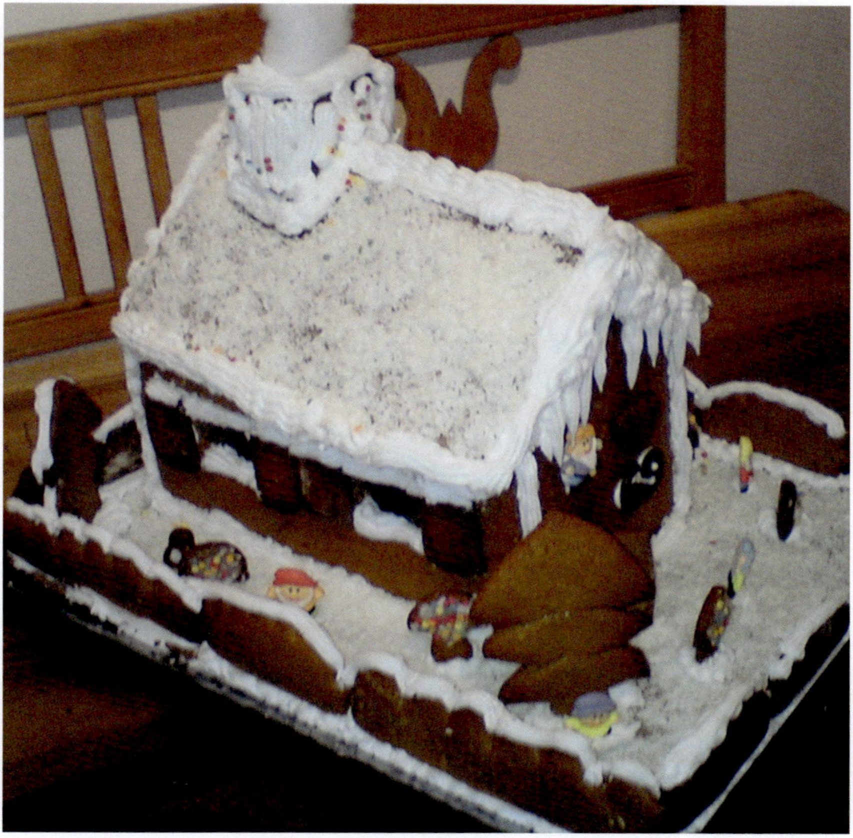

Ein Lebkuchenhaus duftet herrlich

Thema des Monats: Sinnvoll Shoppen

Herzlich willkommen zurück. Wie duftet Ihr Advent momentan?

Das Thema des Monats ist kein romantisches Lichterglanz-und-Sternenstaub-Thema. Sie werden eh von allen Seiten zugesäuselt mit „Last Christmas" und „Driving Home for Christmas". Dennoch passt der Inhalt gut in diese emotionale Zeit. Die Nation befindet sich im Kaufrausch. Ihre Sinne werden von früh bis spät bedrängt, den Weihnachtsumsatz in die Höhe zu treiben. Sich dem Sog zu entziehen fällt schwer. Trotzdem, wagen Sie mit mir einen Versuch und weiten den Blick auf das ganze Jahr und Ihre gesamten Finanzen. Los geht's!

Stellen Sie sich bitte vor, Sie können jeden Monat über 10.000 Euro verfügen. Super, oder? Das würde Ihr Wohlbefinden deutlich steigern, denn Geldsorgen belasten erheblich. Traum beendet, die Realität sieht oft völlig anders aus. Häufig bleibt am Ende des Geldes zu viel Monat übrig. Eine sinnvolle Finanzstruktur mit vorausschauender Planung ist ein geeigneter Weg aus der Misere. Dieses Kapitel unterstützt Sie, mehr finanzielle Souveränität zu erreichen. Ein Zuviel ist selten vorhanden.

Glaubenssätze zum Geld

Ich sehe in jedem Haushalt ein kleines Unternehmen, das nur so viel ausgeben kann, wie reinkommt. Sonst geraten die Finanzen früher oder später in Schieflage. Um stabile finanzielle Verhältnisse zu erhalten, brauchen Sie einen Überblick und eine ausgefeilte Struktur.

„Warum das denn? Hauptsache es reicht", könnten Sie erwidern.

Ja, das ist eine weitverbreitete Einstellung. Ich bezweifle jedoch, ob sie für Ihren Weg zu mehr „Wohl + Fühlen" hilfreich ist. Ständige Geldnöte drücken die Stimmung massiv. Stabile Finanzen dagegen vermitteln Ihnen ein sicheres Gefühl, das allerdings individuell wahrgenommen wird. Jeder

Mensch sollte zum Thema Geld und materielle Sicherheit seine eigenen Vorstellungen entwickeln.

Talane Miedaner gibt in ihrem Buch „Coach dich selbst sonst coacht dich keiner“ folgenden Tipp: „Machen Sie sich zunächst einmal klar, wie Sie über Geld denken. Unsere Meinung zu einem Thema bestimmt unser Handeln …“ In die gleiche Richtung tendiert Natascha Wegelin. Sie fordert in ihrem Buch „Wie Frauen ihre Finanzen selbst in die Hand nehmen können“ ihre Leserschaft auf, die sogenannten Glaubenssätze näher anzuschauen. Das sind Prägungen, die wir in unserer Kindheit in Bezug auf Geld kennengelernt haben. Diese Glaubenssätze, so die Autorin, halten wir für wahr. Im Unterbewusstsein wirken Sie auf den Umgang mit Geld und beeinflussen das Verhalten erheblich. Finden Sie in der nächsten **Übung** heraus, wie Sie über Geld denken:

◊ Wer oder was hat Ihre Einstellung geprägt? Wie lauten Ihre Glaubenssätze? Überdenken Sie die negativen Aussagen, falls welche vorhanden sind.

Als kleine Hilfestellung stelle ich Ihnen Glaubenssätze vor und Sie überlegen, bei welchem Sie sich wiederfinden:

* Ich bin reich und andere hungern. Das ist nicht gerecht.
* Geld macht nicht glücklich, aber es beruhigt.
* Durch Reichtum kommt Neid auf.
* Ich gebe das Geld aus, solange ich es habe.
* Reiche Menschen sind einsam.

Welchem dieser Sätze stimmen Sie am ehesten zu? Daraus ergibt sich eine tiefe Wurzel zu Ihren Ansichten über Geld. Dieser Glaubenssatz kann Sie auf Ihrem Weg zu finanzieller Souveränität beflügeln, aber auch gravierend behindern.

Oh je, ich sehe ein paar Fragezeichen in Deinem Gesicht. Komm, wir machen ein Beispiel, dann löst sich der Nebel:

Nehmen wir an, Du stimmst dem ersten Satz am ehesten zu.

„Ich bin reich und andere hungern", bedeutet nichts anderes als „Ich darf kein Vermögen aufbauen, sonst bin ich ungerecht". Dieser Glaubenssatz stört Dich gewaltig, mehr finanzielle Souveränität zu erlangen. Würde dieser Satz nicht existieren, könntest Du leichter Sicherheiten schaffen. Folgender Kniff wirkt: Versuche diesen Glaubenssatz positiv zu formulieren. „Es ist gut Vermögen aufzubauen. Dann kann ich anderen Menschen helfen, damit sie nicht hungern."

Du kennst den wichtigen Sicherheitshinweis im Flugzeug, zuerst die eigene Sauerstoffmaske aufsetzen und erst dann dem Sitznachbarn helfen. Zahlreiche vermögende Menschen spenden großzügig und lindern die Not vieler Mitmenschen. Schau auf diesen Aspekt und die Blockade bei Deinem Vermögensaufbau löst sich.

Falls bei Ihnen ein anderer der oben aufgeführten Glaubenssätze zutrifft, formulieren Sie ihn ebenfalls positiv um. Möglicherweise ist der Satz, der Sie geprägt hat, nicht dabei. Sollte dieser negative Elemente enthalten, kehren Sie die Aussage in eine positive um. Mit der Maßnahme programmieren Sie Ihr Unterbewusstsein neu und legen den Grundstein für mehr finanzielle Souveränität.

Wenn Ihnen jetzt der Kopf schwirrt und Sie nicht sicher sind, ob Ihr Glaubenssatz hilfreich ist, diskutieren Sie mit einer vertrauten Person die offenen Punkte. Im Gespräch kommen Sie Ihrer Prägung näher und können die positive Wende erreichen. Womöglich bringen Sie sogar den Glaubenssatz der vertrauten Person ins Wanken. Trauen Sie sich. Blockaden sind häufig tief verwurzelt und warten auf eine Lösung.

Ein Kommen und Gehen

Das Thema „Sinnvoll Shoppen“ soll mehr als den Bereich Einkaufen abdecken. Ihr Wohlbefinden wird von sämtlichen finanziellen Belangen in beide Richtungen beeinträchtigt. Eine grundlegende Frage stellt sich Ihnen in der nächsten **Übung**:

◊ Wie hoch ist mein Einkommen?
  Notieren Sie Ihre gesamten Nettoeinkünfte. Denken Sie dabei auch an sonstige regelmäßige Einkünfte wie Kindergeld, Zinsen, Dividenden etc..

Sind Sie überrascht, „Wow ist doch ganz ordentlich“ oder enttäuscht, „Oh, ich hätte gedacht, es ist mehr “? Vermutlich sind Sie bereits gut über Ihre Einnahmen informiert gewesen. Deshalb machen Sie gleich die nächste **Übung**:

◊ Wofür gebe ich Geld aus?
  Schreiben Sie alle Ausgaben auf, die Ihnen spontan einfallen.

Lass Dir Zeit und lese erst weiter, wenn Du die Übung erledigt hast!

Vor Ihnen liegt eine bunt gemischte Liste mit vielen Ausgaben. Sie ist aus Ihrer Erinnerung heraus entstanden und daher nicht vollständig. Für Ihre finanzielle Souveränität ist jedoch eine lückenlose Aufstellung erforderlich. Woher kommt und vor allem wohin geht Ihr Geld Monat für Monat. Außerdem braucht die Ausgabenseite eine klare Struktur. Sie dürfen gerne meine feinmaschige Übersicht auf der nächsten Seite verwenden. Sie finden auch im Internet zahlreiche Muster. Sie können sich selbst eine Vorlage mit Ihrem PC erstellen, die exakt auf Ihre Bedürfnisse abgestimmt ist. Probieren Sie aus, was Ihnen zugesagt. Wichtig ist nur, die Ausgaben schriftlich festzuhalten, sonst laufen Ihre Finanzen aus dem Ruder mit schädlichen Folgen für Ihr Wohlergehen.

Etatübersicht:

Wohnen	Nebenkosten Wohnen	Lebens-mittel	Sonstiger täglicher Bedarf	ÖPNV Benzin	Gesundheit	Sport+ Kultur	Geschenke	KFZ	Versicherungen	Kinder
Miete Zins&Tilgung	Strom Gas, Wasser Heizöl Telefon Internet NK-Miete TV, GEZ Müll		Drogerie Putzen Waschen Schreibwaren		Arzt, Apotheke	Fitness Sport Vereine Zeitung Spenden Bücher Bildung		Reparaturen Kfz-Steuer Autopflege	KFZ Haftpflicht Hausrat Unfall Rechtsschutz Pflege-Zusatz Kranken-Zusatz Leben	Windeln Kita Schule Kleidung Freizeit Sonstiges

Freizeit	Urlaub	Sonderinvestitionen	Kleidung	Sonstiges	Rücklagen	Sparen			
Hobbys Konzerte Kino Gastronomie	Reisen Tagesfahrten	Elektrokleingeräte Kleinteile Kleinmöbel Gartenbedarf		Kontogebühren Gäste Frisör Steuern Haustiere	Ersatzanschaffungen Möbel KFZ „Besonderes"	Notgroschen Immobilie Aktienfonds Zukunft Zusatz-Rente			

Nehmen Sie bitte für die nächste **Übung** meine Übersicht. Sie können die Vorlage größer kopieren oder auf ein anderes Blatt übernehmen:

- ◊ Tragen Sie Ihre Ausgaben von Ihrer Spontanliste in die Rubriken ein. Verwenden Sie dabei die Monatsbeträge. Ihr Einkommen wird ebenfalls monatlich berechnet, oder? Ihre jährlichen Ausgaben, wie zum Beispiel Versicherungen teilen Sie durch zwölf. So erkennen Sie leichter, was Sie monatlich für Ihren Lebensunterhalt aufwenden.

- ◊ Blättern Sie im weiteren Schritt Ihre Kontoauszüge aus den vergangenen drei Monaten durch. Ergänzen Sie die Übersicht mit den neu entdeckten Kosten. Dann überlegen Sie nochmal intensiv, was fehlen könnte und vervollständigen die Liste. Womöglich finden Sie neue Kategorien.

Lass Dir für diese Übung ausreichend Zeit. Ja, ich weiß sie nervt. Doch die Monsterarbeit ist nur ein Mal so krass. Der Aufwand wird im Laufe der Jahre weniger. Falls Du bereits gut strukturiert bist, überspringe diese Übung oder nutze die Gelegenheit neue Impulse zu erhalten, um Dein System zu verfeinern. Falls Du Neuland betrittst, verzweifle nicht. Das ist wirklich die Basis für das große Ganze. Solltest Du Dich fragen, wir wollten doch Shoppen – Geduld, dazu kommen wir gleich.

Nach dieser Übung hast Du Dir drei Tage Lesepause und einen leckeren Lebkuchen mehr als verdient. Bis bald.

Mein Überblick

Zahlen, Zahlen ... zahlen. Trotzdem schön alles schwarz auf weiß und glasklar zu sehen, wie teuer Ihr Leben ist. Nochmal, die Vorlage ist nicht in Beton gegossen. Passen Sie die Übersicht auf Ihre Verhältnisse an. Auf dem Weg zu stabilen Finanzen brauchen Sie ein System für Ihre Abrechnung. Sie wollen Ihr Wohlbefinden steigern und das gelingt Ihnen in einem Finanzchaos auf keinen Fall. Der Anfang ist gemacht.

Notgroschen

Neben einer detaillierten Buchhaltung entlastet Sie eine weitere Maßnahme bei Ihren finanziellen Sorgen deutlich:

Sparen Sie einen Notgroschen an – Groschen nicht zu wörtlich nehmen. Die Notfallreserve sollte, je nach Lebenssituation, mindestens drei Monatsgehälter netto umfassen. Sie federt missliche Lagen ab, wenn die Waschmaschine plötzlich Ihren Geist aufgibt oder der PC streikt, der sicher geglaubte Arbeitsplatz wegfällt oder Krankengeld das monatliche Einkommen schmälert. Parken Sie den Notgroschen auf einem Tagesgeldkonto, dort ist er rasch verfügbar.

Falls Du diese Rücklagen noch nicht bilden konntest, lass den Kopf nicht hängen. Jeder Geldbeutel, ist er auch noch so schmal, kann Sparen. Hier zählt beim Sparen jeder Groschen und so hast Du in absehbarer Zeit ein „Sümmchen" zusammen – sicher nicht den vollen Notgroschen, doch zumindest einen Grundstock, auf dem Du aufbauen kannst. Wie Du das anstellst, erfährst Du in diesem Kapitel. Mach aufmerksam mit und sei geduldig, mit Dir und deiner finanziellen Lage. Das wird schon.

Waren Sie in der glücklichen Lage einen Notgroschen in voller Höhe anzusparen, füllen Sie ihn nach einem Notfall beharrlich auf. So bewahren Sie stets Ihr beruhigendes Polster.

Konsumverhalten

Ihr Geld und Ihr Konsum sind eng miteinander verknüpft. Ständig wird Ihnen Kohle aus der Tasche gelockt. Die Firmen etablieren neue Trends am laufenden Band. Der Einzelhandel verführt Sie mit sensationellen Rabatten zu mehr Verbrauch. Ihr Umfeld, wie Freunde Ute und Hans, Arbeitskollegen, die eigene Familie, drängt Sie, auf den Konsumzug aufzuspringen, um nicht „out" zu sein. Ihr Kaufverhalten wird extrem manipuliert. Das ist Ihnen sicher bewusst. Sich wehren ist mühsam und die Lust am Shoppen reizt zusätzlich. In der nächsten **Übung** finden Sie heraus, was speziell auf Sie einwirkt:

◊ Was beeinflusst mein Konsumverhalten?
Notieren Sie alles querbeet, was Ihnen einfällt.

Erledige bitte zuerst die Übung. Danach werde ich philosophisch. Ist Dir das zu tiefschürfend, darfst Du gerne zum nächsten Abschnitt springen. Wie Du magst.

Der Soziologe und Philosoph Zygmunt Bauman beschreibt in seinem Buch „Wir Lebenskünstler" sehr anschaulich, wie die Verbraucher auf der Suche nach Glück und Zufriedenheit über die Ladentheke umgeleitet werden. Das ständig steigende Bruttosozialprodukt soll einen direkten Zusammenhang von wachsendem Wohlstand und Glück vorgaukeln. Seiner Meinung nach, ist das Bruttosozialprodukt (BSP) der falsche Indikator den Wohlstand und die Zufriedenheit einer Gesellschaft zu messen. So fließen zum Beispiel auch Anti-Depressiva und andere Arzneimittel, Kosten für aufwendige Unfallreparaturen und Versicherungsleistungen nach Wohnungseinbrüchen mit ein, die keineswegs Wohlstand und Glück ausdrücken. Zudem, so Bauman, werden wir verleitet, dem Mantra nach Steigerung des Glücks durch Steigerung des Konsums zu folgen. Mit einem Originalzitat will ich Dich zum Nachdenken anregen:

„Nicht der Besitz des gekauften Gegenstandes wird uns glücklich machen, sondern der Kaufakt allein, der doch eigentlich nur Mittel zum Zweck war und jetzt zu einem Moment seliger Erwartung wird, in dem unsere Hoffnungen noch ungetrübt und unverdorben sind."

Du darfst den Satz gerne nochmal lesen. Der hat es voll in sich und hilft Dir auf Deinem Weg zu finanzieller Souveränität. Ich warte gerne …

Und jetzt locke ich Dich mit einer Frage aus der Reserve:
Kannst Du Dich an einen Kauf erinnern, bei dem die Vorfreude riesig war und sich das Glück über den Besitz in Grenzen hielt? Ich hoffe, Du denkst dabei nicht an mich und meinen Kauf …

Noch ein Wort zum BSP: Treibt es Dir nicht die Schweißperlen auf die Stirn, wenn Du hörst, das BSP ist um fünf Prozent gesunken. Wie groß ist im Gegensatz dazu die Freude, wenn die Kurve nach oben geht. In Zukunft kannst Du gelassener bleiben, die Zahlen alleine sagen nichts.

Kaufmotive

Die Liste Ihrer „Influencer" ist sicher lang. Was halten Sie davon, diese Reize ins Leere laufen zu lassen? Wo werden Sie schwach? Achten Sie genau auf Ihre Angriffsfläche. Ihre Kaufmotive sind Einfallstore, die Ihr Konsumverhalten gnadenlos beeinflussen. Halten Sie dagegen. Überlegen Sie, was Sie widerstandsfähiger macht. Mit einem geänderten Verhalten wehren Sie in Zukunft sämtliche Attacken auf Ihren Geldbeutel ab und steigern Ihre materielle Zufriedenheit.

Das ist mir zu allgemein. Lieber Autor, mach eine Übung mit Beispielen.

Sehr gerne. Die Kaufmotive sind bedeutsame Faktoren im gesamten Marketing. Sie werden von den Verbrauchern zu wenig berücksichtigt. Damit Sie bestens gewappnet sind, machen Sie diese **Übung**:

- ◊ Führen Sie eine Selbsteinschätzung durch. Was ist bei Ihnen besonders ausgeprägt? Diskutieren Sie Ihr Ergebnis mit einer vertrauten Person. Noch besser – machen Sie jeder für sich eine Selbsteinschätzung und besprechen Sie danach die Ansichten.

Kaufmotive:

* Gewinnstreben
* Sparsamkeit
* Sicherheit
* Image / Ansehen / Prestige
* Bequemlichkeit
* Soziales
* Neugier / Risikobereitschaft
* Gesundheit
* Genuss

Ich hab mich so für die Übung eingesetzt. Bitte erledigen, danach lesen.

Eine glasklare Zuordnung fällt schwer. Daher ist die Tendenz wichtig. Überwiegt die Sicherheit, ist die Risikobereitschaft weniger ausgeprägt. Diese Personen sind zum Beispiel offen für teure Alarmsysteme und überflüssigen Schnick-Schnack – alles, was ihnen vermeintliche oder wahre Sicherheit vermittelt.

Das Gewinnstreben ist bei Schnäppchenjägern ausgeprägt. Monat für Monat häufen sie günstige Konsumgüter an, die sie, objektiv betrachtet, nicht brauchen. Sie stopfen Ihr Heim mit Krimskrams voll, der Geld kostet, das an anderer Stelle fehlt – überspitzt dargestellt.

Eine Formel wird Sie überzeugen, nur sinnvoll zu shoppen:

Mehr Gegenstände bedeuten mehr Staumöbel. Ihr zu Hause platzt aus allen Nähten. Eine größere Wohnfläche würde eine gemütliche Atmosphäre zurückbringen. Mehr Quadratmeter bedeutet mehr Kosten. Ihr Schnickschnack nötigt Sie zu höheren Ausgaben, ohne spürbaren Mehrwert. Wollen Sie das wirklich?

Fühlst Du Dich angesprochen? Überlege Dir zu Deinen Kaufmotiven überflüssige Konsumausgaben, die Du in letzter Zeit getätigt hast. Wenn Dir überhaupt nichts einfällt, Hut ab, mach weiter so. Die Feuerprobe kommt später für Dich. Mehr verrate ich jetzt nicht.

Bitte verstehen Sie mich richtig: Bestimmte Lebensumstände erfordern viel Raum. Das habe ich selbst erfahren. Fünf Personen im Haushalt, da kommt einiges zusammen. Fünf Winterjacken brauchen Platz und mit einem Exemplar pro Person ist es nicht getan.

Ich bin auch kein Heiliger, versuche aber seit einigen Jahren ein Konsumheiliger zu werden. Ich hatte Spontankäufe, die ich später bereute. Kommt das hin und wieder vor, lässt sich damit leben und ruiniert den Geldbeutel nicht. Sollte sich allerdings der Inventarzuwachs verselbständigen und die Finanzen und damit Ihr Wohlbefinden gefährden, ist schnellstens die Notbremse zu ziehen.

Tun Sie alles um Ihre finanzielle Balance im Gleichgewicht zu halten. Geben Sie Ihr Geld in Zukunft sinnvoll und gezielt aus. Wehren Sie die Angriffe auf Ihre Kaufmotive ab. Dieser Triumpf macht Sie glücklicher als ein überflüssiges Produkt. Die Rückbesinnung auf die wahren Bedürfnisse hilft Ihnen dabei, ein verrutschtes Konsumverhalten in den Griff zu bekommen. Falls Sie bereits Ihren Konsum souverän und sinnvoll gestalten, gratuliere ich Ihnen herzlich. Trotzen Sie weiterhin der Werbemühle. Genießen Sie das wunderbare Gefühl der Zufriedenheit.

Grundbedürfnisse

Der US-amerikanische Psychologe Abraham Maslow hat die nach ihm benannte Bedürfnispyramide aufgestellt. Nach seiner Lehre hat der Mensch folgende Bedürfnisse:

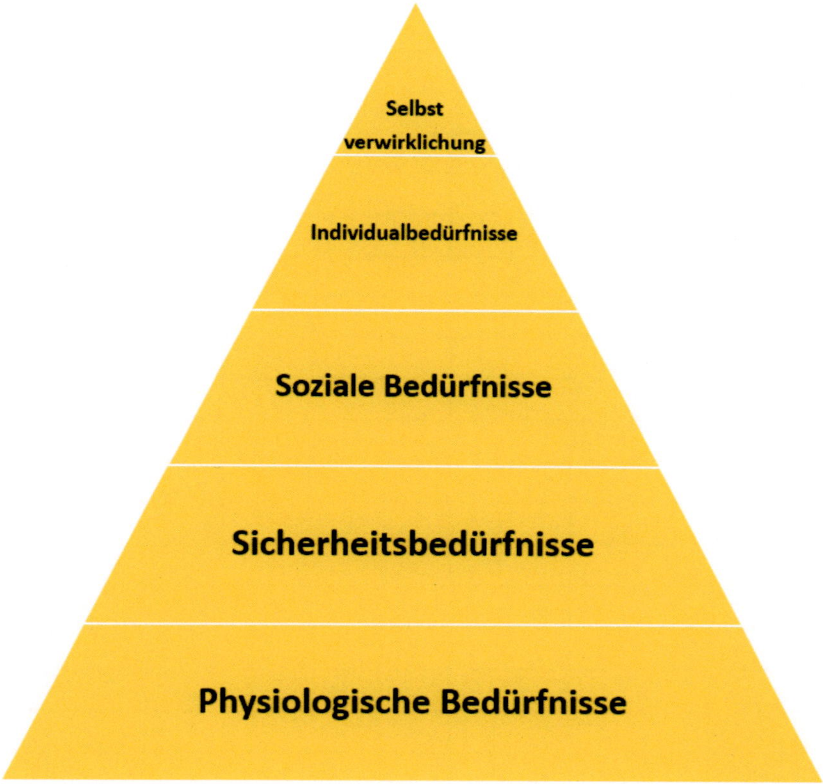

Für unser Thema ist die Basis, also die physiologischen Bedürfnisse Maslows interessant: Luft zum Atmen, Essen und Trinken, ein Dach über dem Kopf und Wärme, in Form von Kleidung und Heizung. Finanziell gesehen, ist Luft das einzige kostenneutrale Grundbedürfnis. Ich will Sie nicht zu Konsumgegnern anstacheln, sondern Ihren Blick auf die Basis Ihres Daseins steuern. Was brauchen Sie wirklich, auch wenn Sie sich mehr leisten könnten? Eine aufschlussreiche Praxisphase wartet auf Sie:

Auf dem Weg zu finanzieller Souveränität

Meine Ausgaben in einer Woche:

Konsumartikel/Kosten	Euro	Rubrik/Etatposten	notwendig ja/nein

Die Liste ist ein weiterer Meilenstein, um Ihre finanzielle Souveränität zu erreichen oder zu festigen. Wie Sie damit umgehen, erfahren Sie in der nächsten **Übung**:

◊ Kopieren Sie bitte als erstes die Vorlage mehrmals oder gestalten Sie Blätter mit gleichem Inhalt. Notieren Sie eine Woche, möglichst genau, alle Ausgaben und ordnen Sie diese einer Rubrik aus Ihrer Etatübersicht zu. Bei Butter, Milch, Brot, Nudeln und mehr schreiben Sie einen Betrag pro Einkauf unter der Rubrik „Lebensmittel". Kleidung, ÖPNV, Elektroartikel, Geschenke, Freizeitkosten und Ähnliches führen Sie einzeln auf. So erhalten Sie für jeden Gegenstand oder jede Ausgabe Ihre eigene Einschätzung „notwendig, ja oder nein". Das ist mühsam, doch sehr aussagekräftig. Forschen Sie bei Ihrem Konsum nach Ihren Kaufmotiven und die jeweilige Ausprägung. Gutes Gelingen!
Bitte lesen Sie erst nach der Praxiswoche weiter. Danke.

Sieben Tage später …
Bist Du schon genervt von der Liste? Glaub mir, es lohnt sich. Ich setze noch einen drauf und reize Dich mit diesem Gedanken:

„Wer sein Einkommen verdoppeln will,
muss seine Ausgaben halbieren."

Du darfst den Satz gerne mehrmals lesen, damit Du richtig wütend wirst. Ich höre schon Deine Proteste: „Wie soll das gehen? Mein Leben wird immer teurer statt billiger. Das ist auf keinen Fall möglich. Basta."

Ganz ruhig – wir können über alles reden. Die Ausgaben zu halbieren, geht sicher nicht von heute auf morgen. Vermutlich gelingt das nie. Doch die Tendenz zu weniger Ausgaben durch sinnvolles Shoppen ist ein erreichbares Ziel – für Deinen Weg zu mehr „Wohl + Fühlen" sogar ein zwingend erforderliches. Die Freiheiten, die sich aus Deinem geänderten Konsumverhalten ergeben, erfährst Du hier – bald!

Wer nicht kauft, spart 100 %

Sie haben die Liste mit Ihren Ausgaben gefüllt. Sind Sie schockiert wie viel Geld abfließt? Oder erleichtert, weil Sie schwarz auf weiß sehen, wo Ihre Kröten hinwandern? Machen Sie die Listen immer wieder, um ein Gespür für Ihr Konsumverhalten zu bekommen. Welche Erkenntnisse ziehen Sie aus der Frage nach der Notwendigkeit?

Das ist übrigens die Feuerprobe, Du erinnerst Dich? Bin gespannt, wie die Praxis bei Dir aussieht. Womöglich ziehe ich nochmal den Hut.

Wenn Sie mehrmals „nein“ in der Liste finden, haben Sie in Sachen finanzielles Wohlbefinden Luft nach oben – prima, da stecken jede Menge Chancen drin. Viele Verbraucher wundern sich, wie das Geld durch die Finger rinnt. Ihnen wird das nicht mehr passieren.

Was ist das Fatale mit dem Zaster? Richtig, überall lauern Konsumfallen, teilweise heimtückisch versteckt. Damit Sie nicht (mehr) hineintappen, zeige ich Ihnen folgende auf:

1. Verborgene Kaufmotive

Wer seine Kaufmotive nicht kennt, lässt sich leichter manipulieren. Sie erinnern sich, an die Übung zu den Kaufmotiven. Bei der „Sicherheit“ reicht zum Beispiel ein cleverer Agent, um Ihnen eine überflüssige Versicherung für Ihr Reisegepäck anzudrehen. Wenn Sie Ihr Motiv bewusst einbinden, bremsen Sie Ihr Sicherheitsverlangen und gehen überlegter vor. Sicherheit ja, aber sinnvoll und nicht um jeden Preis.

2. Finanzieller Überblick

Vielen Verbrauchern fehlt das Gespür für Ihre finanzielle Lage. Sie wurschteln vor sich hin und kaufen dieses und jenes, oft ohne Sinn und Verstand. Nach einer gewissen Zeit beginnt das große Jammern, weil die Kasse leer ist. Die Einnahmen decken die Ausgaben nicht mehr ab. Reserven sind keine vorhanden und in den letzten Urlaub wurde bereits auf Pump geflogen. Auch bei der Waschmaschine sind noch fünf Raten offen, obwohl die erste Reparatur fällig ist. Der Kreditkauf wurde doch als Nullfinanzierung angepriesen. Besonders schlimm wird die Lage, wenn größere Katastrophen auf der Einnahmenseite dazukommen. In dieser Not werden Opfer für hinterlistige Werbefüchse geboren. Ein Ratenkauf kann zum Sargnagel der finanziellen Souveränität werden. Ich empfehle Ihnen, sorgen Sie rechtzeitig für einen umfassenden finanziellen Überblick. So wird Ihr Shoppen sinnvoll.

3. Haushaltsplan

Ohne Plan fahren Sie im dichten Nebel, ohne Blick auf das Ganze. Am besten gelingt Ihnen der finanzielle Überblick mit einem feingliedrigen Abrechnungssystem in Ihrem Haushalt. Mit der Etatübersicht als Basis stellen Sie zu Jahresbeginn einen Haushaltsplan mit den erwarteten Einnahmen und geplanten Ausgaben auf.

Ja, Sie haben richtig gelesen, wie jeder Unternehmer oder Staat einen Etat pro Jahr als Grundlage für sein Handeln entwirft. Brechen Sie den Plan auf monatlich herunter und beobachten Sie wöchentlich und am jeweiligen Monatsende, ob Sie planmäßig unterwegs sind. So erkennen Sie zeitnah, was aus dem Ruder zu laufen droht. Steuern Sie nach und sparen Sie ein, falls erforderlich.

4. Finanzielle Ziele

In eine ähnliche Richtung zeigt die nächste Konsumfalle. Wenn Sie nicht wissen, wo Sie finanziell hinwollen, sind Sie empfänglich für überflüssigen Konsum. Stecken Sie sich klare Ziele, dann werden Sie entschlossen darauf zugehen. Zum Beispiel gehört eine Menge Selbstdisziplin dazu, die neueste Technik in der Unterhaltungsindustrie links liegen zu lassen. Mit einem konkreten Sparziel, wie einer teuren Fernreise, fällt der Verzicht auf die Technik deutlich leichter. Diese Konsumfalle ist eng mit Ihren Lebenszielen verbunden. Dazu dürfen Sie sich später ausführlich Gedanken machen.

5. Mein Konsumverhalten

Diese Falle haben wir bereits besprochen. Hier zeige ich Ihnen an einem Beispiel, welche immense Gefahr auf Sie lauert:

Sie gehen gerne mit Freundin Ute zum Shoppen. Ute kauft nur in sehr teuren Läden. Bei einem gemeinsamen Einkaufsbummel finden Sie in einer Nobelboutique ein Kleid für sich, zu einem astronomischen Preis. Es kleidet Sie ausgezeichnet. Sie sind sehr unsicher und überlegen hin und her, vor allem weil der Umtausch ausdrücklich verwehrt ist. Für gewöhnlich hören Sie leichtgläubig auf die Meinung Ihrer Freundin. Das ist Ihnen jedoch nicht bewusst. Ute überredet Sie prompt, das Kleid zu nehmen und fegt mit den Worten „man gönnt sich ja sonst nichts" den Preis aus Ihren Zweifeln. Als Sie, Tage später, Ihren Kontoauszug betrachten, steigt in Ihnen mächtiger Ärger über den „Wahnsinns-Preis" auf. Für das Geld wäre ein Wellness-Wochenende vom Feinsten für zwei Personen möglich gewesen.

Was ist hier passiert? An dieser kleinen Szene sehen Sie, welche gewaltigen Einflüsse auf Ihr Konsumverhalten wirken. Machen Sie sich diese Manipulationen immer bewusst. Sie prasseln auch von vertrauter Seite auf Sie ein. Bleiben Sie wachsam. Hören Sie auf Ihr Bauchgefühl, nicht auf andere. In der Boutique hätten Sie so Ihre Finanzen geschont.

Der teure Fummel ist ein herber Dämpfer auf dem Weg zu Deiner finanziellen Souveränität. Sei froh, ist nur ein Beispiel.

6. Schnäppchen

Sie werden möglicherweise überrascht sein und sich fragen, warum wir hier von Konsumfallen sprechen. Ein reduzierter Preis ist doch nur positiv und keine List – weit gefehlt. In meinen Vorträgen laufe ich bei diesem Teufelszeug zu wahrer Höchstform auf. Ja, Teufelszeug, weil gerade die sogenannten Schnäppchen manche Verbraucher in Schulden treiben – von einer sinnvollen Wertschätzung der Waren ganz zu schweigen.

Stopp, mein lieber Autor, schreib Dich nicht in Rage, bist doch sonst auch ruhig und gelassen. Mach eine „Gute-Laune-Übung", die bringt Dich wieder in sanftes Wasser. Aufbrausen hilft hier nicht. An einem Beispiel zeige ich Dir, warum mein Autor so wütend ist:

Stell Dir vor, Du bist in einem Backshop. Die Kundin vor Dir sagt: „Ich hätte gern zwei Croissants." Darauf die Verkäuferin: „Heute sind fünf im Angebot." „Oh, dann nehme ich fünf." Kommt Dir das bekannt vor?

Danke für das passende Beispiel. Um eines klarzustellen, ich nutze natürlich auch Angebote, allerdings nur, wenn sie sinnvoll sind. Die Kundin wollte ursprünglich zwei Croissants und das hat sicher seinen Grund. Fünf machen keinen Sinn, auch wenn sie im Angebot sind. Erstens kosten die fünf im Angebot trotzdem mehr als die zwei. Zweitens isst sie mehr als vorgesehen und drittens, die schlimmere Alternative, die Überflüssigen landen im Müll. Natürlich könnte es auch ein Happy End für die Übrigen geben. Wobei die vielen Tonnen Lebensmittel, die pro Jahr weggeworfen werden, auf „Drama" deuten.

Das ist aber nicht der einzige Grund, warum ich auf „Sale"-Attacken allergisch reagiere. Sie kennen sicher …

* Solange der Vorrat reicht
* Mega-Angebot
* Alles muss raus
* Letzte Chance
* Bis zu 75 % reduziert
* Alle Preisvorteile nur für begrenzte Zeit gültig

Ein Mega-Angebot ist nur dann eine super Sache, wenn es genau auf mich passt. Brauche ich gerade einen neuen Fernseher, dann könnte das ein Mega-Angebot sein. Die zehnte Winterjacke nützt mir nichts, obwohl „alles raus muss" und mit hohen Rabatten schmackhaft gemacht wird.

Mit „solange der Vorrat reicht“ wird Druck aufgebaut, der so manchem den Verstand wegfegt und den Geldbeutel weit öffnet. Häufig entpuppen sich die „letzten Chancen“ nur als Lockangebote, um die neue teure Ware an den Verbraucher zu bringen. Merken Sie sich zu den vermeintlichen Schnäppchen nur einen Satz:

Wer nicht kauft, spart 100 %.

Sinnvoll Shoppen ist in Zukunft die Devise für Dich!

Wir befinden uns in der heißen Phase vor Weihnachten. Auf Dich warten sicher viele Erledigungen und Termine. Gönne Dir trotzdem immer wieder eine kleine adventliche Auszeit nach Deinem Geschmack. Das tut gut.
Ich freu mich auf Dich in ein paar Tagen. Bis dann.

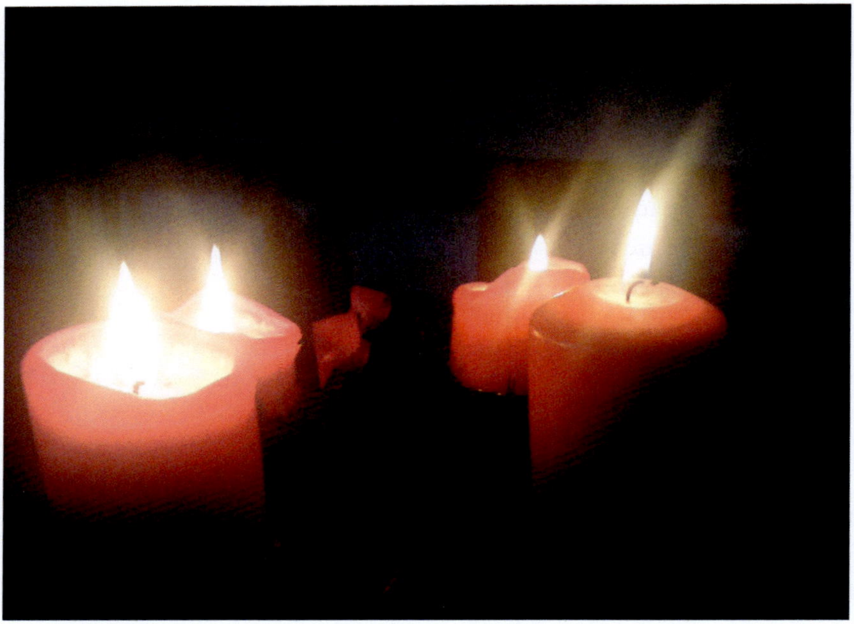

Gemütliche Stimmung

Was ist mir wichtig?

Weihnachten steht vor der Tür. Alles für das Fest! Sind Sie schon platt? Entspannen Sie. In der nächsten halben Stunde entführe ich Sie aus dem Hier und Jetzt auf eine höhere Ebene. Lenken Sie den Blick auf Ihr großes Ganzes, auf den roten Faden Ihres Lebens. Er beeinflusst den Weg zu Ihrer finanziellen Souveränität und zu mehr „Wohl + Fühlen" deutlich. In der nächsten **Übung** heben Sie in eine neue Dimension ab:

◊ Wollen Sie mit? Dann beantworten Sie die zwei Fragen:

* Was ist mir wichtig?
* Was sind meine Lebensziele?

Die beiden Fragen lesen sich so locker flockig – doch sie beinhalten enormes Potential für Dein Wohlbefinden. Hol Dir ein warmes Getränk und mach's Dir gemütlich, das weitet Deine Gedanken. Halte die Antworten auf jeden Fall schriftlich fest und pflege dieses persönliche Dokument sorgsam. Lass Dir viel Zeit. Bitte lese erst weiter, wenn Du Deine Leitlinie gezeichnet hast. Danke.

Sicher sind Ihnen die beiden Lebensfragen nicht neu. Die Jahreswende ist ein günstiger Zeitpunkt, Ihre aktuelle Gesamtsituation einzuordnen. Wo stehen Sie auf Ihrer Leitlinie? Die finanzielle Einstellung spielt eine der Hauptrollen. Leben Sie an den Grundbedürfnissen angelehnt oder legen Sie Wert auf einen gehobenen Lebensstil? Luxus sehe ich als abgehoben. Doch Vorsicht, wir befinden uns in einem persönlichen Bereich. Hier gibt es kein richtig oder falsch. Wer allerdings mit einem bescheidenen Leben zufrieden ist, wird schneller finanzielle Sicherheit erreichen als andere, die Luxusniveau anstreben. Bitte so, wie jeder mag, jedoch ohne anderen zu schaden. Für die Grundbedürfnisse reicht es bei den meisten Menschen in unserer Gesellschaft. Warum sind viele Privathaushalte überschuldet? Sind die Erwartungen zu hoch?

Immer mehr

Natascha Wegelin gibt in ihrem Buch eine schlüssige Antwort:
„Mit den Einnahmen steigen auch die Ausgaben. Je mehr Geld man verdient, desto mehr Geld gibt man aus. Wir verdienen mehr, gönnen uns mehr, müssen nach außen zeigen, dass wir mehr haben."

Wow, knallharte Worte mit einem „Spiegel", der sagt: Warum brauchst Du das größere Auto, die besseren Klamotten und bei den Möbeln schaust Du auch nicht mehr auf den Preis? Hand aufs Herz, willst Du Tante Helga oder Freundin Ute zeigen, wie erfolgreich Du bist? Steigert der ausschweifende Konsum wirklich Dein Wohlbefinden?

Sollte jedoch Dein sehnlichster Wunsch ein Leben in Saus und Braus sein, dann versuche Dein Ziel für DICH zu verwirklichen. Achte auf den Punkt, an dem Dein Wunsch erfüllt ist und Dich ein höher, weiter, schneller sinnentleert in einen Teufelskreis bringen würde.
(Auch Lottomillionäre verarmen.)

Damit Sie sich vor diesem Schreckensszenario bewahren, sorgen Sie für eine finanzielle Struktur. Legen Sie Ihre finanziellen Ziele fest und entwickeln Sie Ihre Leitlinie weiter. Überprüfen Sie dazu, wie bereits oben erwähnt, wo Sie sich gerade befinden. Leben Sie so, wie Sie das wollen und geplant haben oder laufen manche Dinge aus der Spur? Die nächste **Übung** zeigt Ihnen einen Trend:

◊ Stufen Sie mit dem Schnelltest Ihre Zufriedenheit ein.
Null bedeutet überhaupt nicht zufrieden – zehn, super gut.

0 1 2 3 4 5 6 7 8 9 10

Schätze Dich bitte nach Deinem Bauchgefühl spontan ein.

Falls Sie sich unter fünf befinden, bleiben Sie trotzdem gelassen. Mit den Anregungen in diesem Kapitel kommen Sie einen großen Schritt voran. Freuen Sie sich, wenn Sie über fünf liegen. Da ist bisher einiges gut gelaufen. Bei allem gilt, immer mehr führt nicht automatisch zu mehr Wohlbehagen und einem höheren Wert. Nehmen Sie deshalb Ihre aktuelle finanzielle Lage an und schauen Sie in Ruhe nach vorne. Möglicherweise ist der Geschenke-Hype an Weihnachten ein Störenfried für Ihre Finanzen. Mit „sinnvoll Shoppen“ hat das häufig nichts zu tun. Der Einzelhandel wartet sehnsüchtig auf die umsatzstärkste Zeit und jubelt, wenn die Verbraucher zweistellige Steigerungsraten bescheren.

Ich will Sie sicher nicht zu Geschenke-Asketen machen – auch ich freue mich riesig über Geschenke. Versuchen Sie dennoch im Interesse Ihres Wohlbefindens, Maß und Ziel einzuhalten. Ob Sie dem Gedanken der britischen Schriftstellerin Ester de Waal folgen, überlasse ich Ihnen. Sie meint: „Reichtum besteht nicht darin, viel zu besitzen, sondern sich wenig zu wünschen.“ Stellen Sie Ihre bisherige Vorgehensweise auf den Prüfstand und passen Sie diese, falls erforderlich, entsprechend an.

Übrigens, Weihnachtsgeschenke dienen nicht dazu, Versäumnisse des Jahres auszugleichen. Dabei denke ich an fehlende Zeit für die Belange der Kinder, des Partners oder der Eltern. Mit einem überzogenen Weihnachtsgeschenk Streit zu schlichten, halte ich für einen Irrweg.

Und wenn das Geschenk ein riesiges Loch in die Kasse reißt, ist neuer Ärger im Anrollen. Lass es unterm Jahr nicht soweit kommen, dann bleibt das Fest unter einem guten Stern.

Schau auf Dich

Ihre finanzielle Souveränität gelingt trotz Struktur und Zielen nur, wenn Sie Ihr Vorhaben konsequent verfolgen. Sicher werden Sie ab und zu abweichen. Solange Sie Ihre Ziele im Auge behalten, ist alles gut. Geht die gesunde Balance von Einnahmen und Ausgaben verloren, sollten Sie umgehend gegensteuern. Schielen Sie auch nicht auf andere, das ist gefährlich. Ute kann sich mehr leisten – solche Zeitgenossen kommen vor. Manchmal verbirgt sich hinter einer glamourösen Fassade ein hoffnungslos verschuldetes Schicksal. Da wird nur noch der Schein gewahrt, bis alles zusammenbricht *(nicht bei Ute)*.

Vergleichen ist eine üble Sucht, die misslaunig macht. Sich davon zu befreien, ist eine gigantische Herausforderung im Leben, nicht nur im finanziellen Bereich. Das Kopfkino spielt in Dauerschleife diese Filme ab: Bessere Figur, attraktivere Partnerin, schnelleres Auto, lukrativeren Job, intelligentere Kinder und als Krönung, beliebter bei der Chefin. Schluss damit! Schauen Sie auf sich, gerade auch im finanziellen Bereich. Freuen Sie sich über alles, was Sie haben und gut läuft.

Quassle nicht so viel Michael. Hast Du einen praktischen Tipp?

Sicher doch: Gestalten Sie **„vergleichen streichen“** bildhaft auf einem Kärtchen. Hängen Sie diese Erinnerung für eine Woche an Ihren PC – heute noch. Dann wechseln Sie den Ort, zum Beispiel Wohnungstür, Kleiderschrank oder Küchenschrank. Sie sollen täglich über diesen Auftrag stolpern. Belassen Sie den „Trainer“ immer nur für eine Woche dort, damit sie ihn noch bewusst wahrnehmen.

Wenn Sie nicht alleine leben, beziehen Sie Ihre Lieben in Ihr Mega-Vorhaben mit ein. Coachen Sie sich gegenseitig und verbannen Sie gemeinsam diese Sucht aus Ihrem Leben. Das macht Sie frei und bringt Sie auf dem Weg zu finanzieller Souveränität erfreulich voran.

Hier ein schlichtes Muster:

~~**vergleichen**~~

Sehr schlicht – aber wirkungsvoll.
Mach Dich kreativ ans Werk. Wir warten gerne …

Haben Sie Ihre Erinnerung gestaltet und aufgehängt? Dann lade ich Sie zu einer passenden **Übung** ein:

◊ Gehen Sie in den nächsten Tagen auf Menschen und Situationen zu, ohne sofort zu vergleichen. Ja, das ist heftig. Sie tun sich leichter, wenn Sie nicht bewerten, sondern neutral bleiben. Das macht Sie offener und freier für Ihren Alltag.

◊ Am Abend freuen Sie sich über die winzigen Fortschritte und ermuntern sich für den nächsten Tag.

Erwarte bitte keine Wunder. Dieses Laster steckt tief drin. Übrigens, falls Dir das Thema bekannt vorkommt, mein Autor hat das bewusst nochmal aufgegriffen, weil dieses Verhalten die eigene Zufriedenheit in allen Lebensbereichen lähmt – gerade auch im Finanziellen.

Verliere nicht den Mut. Üben, üben, üben bringt Dir allmählich den Erfolg. Parallel dazu, schau auf Dich und Deine Vorstellungen. Befreie Dich von der Meinung anderer. Sie ist hilfreich, wenn Du eine gefestigte Leitlinie für Deine Finanzen und Dein Leben hast. Lass sie einfließen, wenn sie für Dich Sinn macht. Du bist die Chefin im Ring.

Leg mich für einen Tag zur Seite und fange sofort mit der Übung an. Ja, jetzt sofort. Die Übung geht immer und überall. Morgen Abend sehen wir uns wieder und plaudern über Deine Erfahrungen. Toi, toi, toi für Deine ersten Erfolge. Bis morgen.

Einen Tag später …
Schön, Du hast an mich gedacht. Was macht Deine Herkules-Aufgabe? Noch ist kein Meister im „Vergleichen-Streichen" vom Himmel gefallen. Bleib auf jeden Fall am Ball. Du wirst das befreite Gefühl spüren, wenn Du nicht mehr vergleichst, sondern auf Dich schaust. Dein geändertes Verhalten schleift sich im Alltag ein und hebt Deine Stimmung enorm.

Leben statt gelebt zu werden

Welche Gefühle spüren Sie, wenn Sie das Wort „Verzicht" lesen?

Bei mir hat dieser Begriff früher keinen Jubel ausgelöst. Mittlerweile sehe ich im „Verzicht" eine Bereicherung – eine gewagte These, von der ich Sie hoffentlich überzeugen werde.

Der Weg zu stabilen Finanzen führt zwangsläufig zu Einschränkungen. Sie kennen Ihre Etatübersicht und Ihre materiellen Grenzen. Die maßgebliche Frage ist, wie Sie damit umgehen. Vergnügen Sie sich im Rahmen Ihrer Möglichkeiten oder hadern Sie ständig mit dem Mangel?

Urlaub im fernen Land ist sicher reizvoll, der Erholungswert an einem See in der Heimat mindestens ähnlich ergiebig und kostengünstiger. Wenn Sie Ihre wirtschaftliche Lage annehmen und auf die teure, womöglich noch auf Pump finanzierte Fernreise verzichten, bewahrt Sie Ihr Handeln vor wirtschaftlicher Enge. Das bereichert Ihr Leben.

Lass mir auch ein Beispiel: Wenn Du einmal in der Woche auf Cocktail-Tour bist, verzichte auf das letzte Getränk. Der Abend wird genauso stimmungsvoll bleiben. Lege den Cocktail-Preis in ein Sparschwein. Nach maximal einem Jahr hast Du den finanziellen Spielraum für nicht erfüllte Wünsche oder um den Notgroschen zu pampern. Das steigert Dein Wohlbefinden mehr, als der dritte oder vierte Cocktail an einem Abend, der seinen Zenit klar überschritten hat und sich dem Ende neigt. Kleiner Schritt – große Wirkung.

Sie können dieses Beispiel auf viele andere Ausgaben übertragen. Hier beim Cocktail dürfte Verzichten leicht umsetzbar sein. Das wird nicht immer der Fall sein. Dennoch stecken in jedem Verzicht positive Effekte, die Sie entdecken werden. Der bekannte Benediktinermönch Anselm Grün umschreibt das so: „Das Verzichten ist dazu da, selbst zu leben, anstatt von den Bedürfnissen gelebt zu werden."

Souverän und frei, das macht Laune …

Erleben Sie das befreiende Gefühl in der nächsten **Übung**:

◊ Version leicht: Wenn Sie gerne Plätzchen oder Lebkuchen essen, verzichten Sie zwei Tage auf diese Freude. Genießen Sie Ihre Köstlichkeit danach bewusst – schmeckt noch besser.

◊ Version mittel: Verzichten Sie in den nächsten Tagen zum Beispiel auf ein Kleidungsstück, das Sie gerne gekauft hätten oder einen Kinobesuch. Im ersten Moment werden Sie hadern, doch diese Gefühle werden sich ins Positive wandeln und das Kleidungsstück oder der versäumte Film bald vergessen sein. *(Sollte Dir das schicke Shirt nach einer Woche immer noch nachhängen, dann hat es Dich verdient, dann hol es Dir.)*

◊ Version schwer: Kürzen Sie Ihren Monatsetat ein Jahr lang um zehn Prozent. Legen Sie fünf Prozent davon in Ihren Notgroschen und spenden Sie die andere Hälfte an eine gemeinnützige Organisation. *(Wow, Hut ab, wenn Du das schaffst.)*

Einsparpotential

In jedem noch so kleinen Budget, finden sich Optionen, das Wohlbefinden zu steigern. „Sinnvoll Shoppen" in Reinkultur:

I. Checkliste vor dem Shoppen

Hier übernehme ich. Bitte überlege Dir, ob der Kauf sinnvoll ist. Du wirst Dich wundern, welches Einsparvermögen in der Liste steckt:

1. Nutze, was Du hast.

2. Repariere, was Du hast.

3. Mach es selber.

4. Leihe aus.

5. Tausche.

6. Kaufe gebraucht.

7. Kaufe neu, wenn 1-6 nicht möglich ist oder Du Dir eine echte Freude bereiten willst.

Selbstverständlich ist diese Übersicht kein Allheilmittel für angespannte Finanzen. Es wird möglicherweise Situationen geben, in denen Du verzweifelst, weil Dein Geld hinten und vorne nicht reicht. Überraschende Preissteigerungen oder ein Arbeitsplatzverlust machen einen dicken Strich durch finanzielle Planungen. Trotzdem ist die Checkliste ein hilfreicher Baustein in Deinem Finanzkonstrukt. Auch in „üppigen" Zeiten ist sie ein probates Mittel, finanzielle Souveränität zu stärken und dauerhaft zu erhalten. Also, egal in welcher Lage Du Dich befindest, beherzige meine Empfehlung. Es lohnt sich, so oder so.

II. Alternative Freizeitgestaltung

Das Leben besteht nicht nur aus Arbeit – Arbeit im weiten Sinne, also gegen Bezahlung und das Kümmern um Familie, Heim und Garten. Wenn Sie Tag ein Tag aus schuften, wollen Sie sich hin und wieder etwas leisten. Die Wochenenden mit Restaurant, Cocktails und Konzert gehen jedoch schwer in die Kohle. Wer über einen dicken Geldbeutel verfügt, ist fein raus. Doch auch diesen Zeitgenossen sind oft Grenzen gesetzt. Ob jedes Wochenende Spektakel sein muss, steht auf einem anderen Blatt. Mir ist hier ein anderer Aspekt wichtig:
Welche kostengünstigen Alternativen sorgen für den nötigen Ausgleich zum Alltag? Sie sind auch für kleinere Budgets vorteilhaft. Finden Sie Antworten in der knackigen Aufgabe der nächsten **Übung**:

- ◊ Stellen Sie sich vor, Sie müssen Ihre Ausgaben für den Bereich radikal um drei Viertel kürzen. Wie gestalten Sie Ihre Freizeit? Überlegen Sie kostengünstige und kostenfreie Optionen. Sie dürfen gerne Hilfe aus Ihrem persönlichen Umfeld einbinden. Notieren Sie Ihre Ergebnisse und testen Sie in der nächsten Zeit, wie diese Aktivitäten auf Ihr Wohlbefinden wirken.

Lese bitte erst weiter, wenn Deine Liste gut gefüllt ist.

Falls bei Ihnen durch das geänderte Freizeitverhalten Geld übrigbleibt, was halten Sie davon, den Notgroschen zu befüllen, weiteres Vermögen aufzubauen oder Schulden zu tilgen? Alles trägt zu stabilen Finanzen und Ihrer materiellen Souveränität bei. Oder hegen Sie einen Traum, der bisher utopisch erschien? Rückt er womöglich doch in greifbare Nähe? Kosten senken, kann in anderen Bereichen Freiräume schaffen.

Während Sie in der Übung den Rotstift ansetzten, waren wir auch fleißig. Wir präsentieren Ihnen unser kostengünstiges Verwöhnprogramm für Sie und Ihr Wohlergehen:

Verwöhnprogramm

- ◊ *Setzen Sie sich für mindesten 20 Minuten an einen See oder Fluss.*
- ◊ *Machen Sie ein Picknick im Garten oder Park und nehmen Sie ein gutes Buch mit.*
- ◊ *Besuchen Sie ein Museum und lassen Sie sich von den Kunstwerken inspirieren.*
- ◊ *Gehen Sie in eine Gärtnerei und genießen Sie den Duft der Blumen (mit dem Vorsatz: Nichts zu kaufen).*
- ◊ *Leihen Sie sich Bücher aus der Bücherei.*
- ◊ *Betrachten Sie den Sternenhimmel.*
- ◊ *Pflanzen Sie Blumen, Kräuter oder Gemüse in Ihrem Garten, auf dem Balkon oder Fensterbrett.*
- ◊ *Schauen Sie sich mit einer Freundin oder einem Freund den Sonnenuntergang an und trinken Sie dazu ein Glas Sekt oder Holunderschorle.*
- ◊ *Genießen Sie ganz bewusst eine Tasse Tee.*
- ◊ *Besuchen Sie Plätze und Orte in Ihrer Stadt, die Sie noch nicht kennen.*

Viel Vergnügen!

Am Ziel

Nach allen mühevollen Maßnahmen überblicken Sie Ihr monatliches und jährliches Budget. Ihr engmaschiges Abrechnungssystem unterstützt Sie dabei. Sie behalten konsequent Ihre materiellen Ziele im Auge und passen nach und nach Ihr Konsumverhalten sinnvoll an. So erreichen Sie in einem überschaubaren Zeitraum stabile Finanzen. Zusätzlich gestalten Sie Ihre Freizeit kostengünstig aus einer Fülle interessanter Ideen. Sie handeln souverän, weil Sie Ihren Laden im Griff haben und genau wissen, wohin Ihr Geld fließt. Das gibt Ihnen finanzielle Sicherheit. Sie sind mit dem Niveau zufrieden und halten es. Dieser Zieleinlauf bringt Sie auf Ihrem Weg zu mehr „Wohl + Fühlen" einen großen Schritt weiter.

Wenn Sie das Gefühl haben, ja wunderbar, ich bin am Ziel, stehen Sie vor der nächsten Frage: Was mache ich mit der neuen Souveränität?
Genießen oder gestalten, am besten beides. Eines ist sicher, sie bringt Ihnen mehr Spielraum und Freiheit für weitere Ideen.

Ich gehe vom Positiven aus, Du wirst diese Souveränität bald erlangen oder hast sie bereits. Lass Dich von meinen Ideen begeistern:

- *Genieße Lebensfreude, Notfälle und mehr sind abgesichert.*
- *Schaffe im Rahmen Deiner Möglichkeiten bleibende Werte.*
- *Erfülle Träume und Wünsche gezielt. Du weißt, was Dir wirklich wichtig ist und auf was Du verzichten kannst.*
- *Denke über Teilzeit nach – mit einer Reduzierung Deiner Arbeitszeit um vier Stunden hast Du einen Nachmittag mehr Freiraum. Das steigert Deine Lebensqualität.*

Was empfinden Sie beim Lesen der Ideen? Kommen Sie ins Träumen? Diese Gedanken dürfen Sie in der nächsten **Übung** weiterspinnen und wer weiß, womöglich werden sie zur Antriebsfeder, die finanzielle Souveränität schnell zu erreichen:

◊ Überlegen Sie, was Sie mit Ihrer neuen Souveränität machen würden. Halten Sie Ihre Ergebnisse schriftlich fest. Dafür haben Sie Ihr Leben lang Zeit und können immer wieder neu justieren. Ein herrliches Gefühl.

Fünf Sinne shoppen mit

Bevor Sie mir jetzt zu vernünftig werden, ändere ich die Richtung mit einem völlig anderen Gedanken. Sinnvoll Shoppen bedeutet auch, seine fünf Sinne beim Konsum einzusetzen. Alle Kaufentscheidungen werden vorwiegend von den Emotionen beeinflusst. Gehen Sie nicht zu streng mit sich um. Lassen Sie es ab und zu richtig krachen.

Mit stabilen Finanzen ist das locker drin. Setzen Sie jedoch Ihre Sinne ein. Finden Sie heraus, was für Sie stimmig ist und Ihr Wohlbefinden steigert, sonst macht der gelegentliche Pomp keinen Sinn. Das Kleid mit Ute hat das Ziel weit verfehlt.

Genießen Sie die einfachen und kostengünstigen Erlebnisse. Entspannt im nahen Wald mit einer leckeren Verpflegung spazieren gehen, bringt ähnlich viel, wie ein Wellnesswochenende. Maßgeblich ist immer die Einstellung zum jeweiligen Vergnügen. Albert Einstein ist der Ansicht: „Die besten Dinge im Leben sind nicht die, die man für Geld bekommt."

In diesem Sinne wünsche ich Ihnen Frohe Weihnachten, gemütliche Feiertage und für das neue Jahr beste Gesundheit und viel Frohsinn.

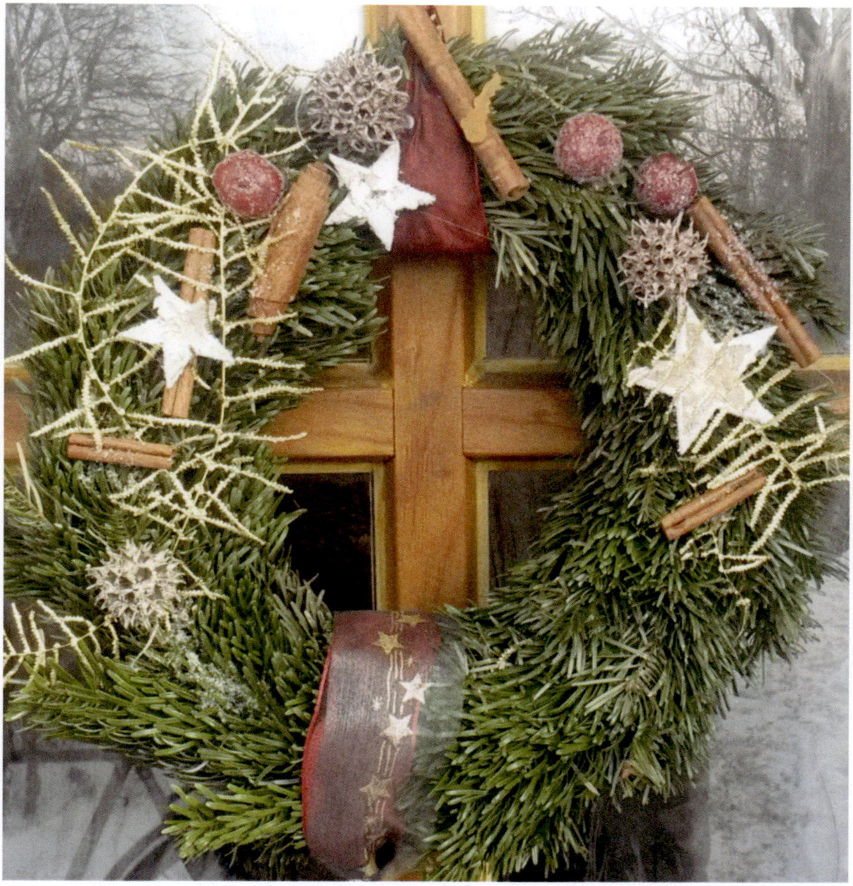

... und von mir einen guten Rutsch!

Puh, der Dezember war gehaltvoll für Dich:

- *Du meisterst täglich ein enormes Pensum.*
- *Nimm den Mehraufwand im Dezember positiv an.*
- *Ein gesundes Maß im Advent.*
- *Die Vorweihnachtszeit duftet wunderbar.*
- *Ein finanzieller Überblick und ein Notgroschen sind wertvoll.*
- *Kaufmotive beeinflussen Dein Konsumverhalten.*
- *Erliege den Schnäppchen, wenn sie für DICH Sinn machen.*
- *100 Prozent, wenn Du nicht kaufst.*
- *Dein roter Lebensfaden hilft Dir, materielle Ziele zu finden.*
- *Vergleichen streichen – schau auf Dich.*
- *Nutze, was Du hast.*
- *Ein kostengünstiges Verwöhnprogramm schafft Spielraum.*
- *Gestalte Deine finanzielle Souveränität sinnvoll.*

Mit einer verrückten Idee schließe ich das Kapitel: Mach im nächsten Jahr eine Finanzdiät. Versuche einen Monat, so wenig wie möglich auszugeben. Du wirst Dich über den pralleren Geldbeutel freuen, wenn am Ende des Monats mehr übrigbleibt als eingeplant. Viel Vergnügen!

Ausblick

… es geht weiter, Jahr für Jahr …

Erinnern Sie sich, ich kündigte Ihnen das Buch als ein besonderes an. Eine beindruckende Tournee durch Ihr Jahr zum Schauen und Staunen, Ihr Weg zu mehr „Wohl + Fühlen“. Wie gut das bisher gelungen ist, können nur Sie einschätzen. Seinen speziellen Charakter entfaltet das Buch auch jetzt am vermeintlichen Ende. Ich vermute, Sie haben unterjährig begonnen, so dürfen Sie sich auf allerlei Etappen freuen.

Sollten Sie im Januar gestartet sein, sind Sie einmal komplett durch. Für Sie stehen im neuen Jahr wieder zwölf Kapitel bereit. Das ist wie in Ihrem Leben. Silvester beschließt das Jahr und von einer Sekunde auf die andere öffnet sich das nächste. Im neuen Jahr erwartet Sie hoffentlich Vertrautes und doch gleicht keines dem Vorgänger.

Sie halten gerade einen wahren Schatz in Ihren Händen, der Sie Jahr für Jahr begleiten will. Sie entwickeln mit ihm neue Ideen, probieren aus und verändern sich. Ob Sie 30, 50 oder 70 Jahre alt sind, macht bei den einzelnen Übungen einen erheblichen Unterschied. Ihr Reichtum an Erfahrungen wächst mit jedem Lebensjahr. Ihre Vorstellungen und Ansichten wandeln sich, manchmal heimlich, still und leise, im Laufe der Zeit. Das beeinflusst Ihren Weg zu mehr „Wohl + Fühlen“ spürbar – gut so.

„Der Weg ist das Ziel“ passt hier perfekt.

Nach allen Kapiteln werden Sie deutlich vorangekommen sein. Dennoch ist Ihr Wohlbefinden nicht völlig ausgereizt. In der Kultserie „Monaco Franze“ heißt ein legendärer Spruch nicht umsonst: „A bisserl was geht immer“. Das gilt auch für Ihr Wohlergehen. Ihr Buch ist flexibel. Beginnen Sie von vorne oder vergnügen Sie sich mit einzelnen Kapiteln zum jeweiligen Zeitpunkt. Machen Sie nach Ihrem Gusto weiter und freuen Sie sich auf neue Erlebnisse. Ich wünsche Ihnen auf Ihrem Weg jede Menge Frohsinn und Humor. Geben Sie Ihren Gefühlen einen sinnvollen Raum. Genießen Sie stets bewusst. Bleiben Sie locker, wenn es mal nicht nach Ihrem Kopf läuft. Denn Sie wissen, auch das geht vorbei.

Es ist zwar alles gesagt, aber noch nicht von jedem. Deshalb auch von mir ein Wort für die Zukunft: Behalt mich im Auge und besuch mich immer wieder. Such Dir die Zeit aus – 24 Stunden am Tag und nachts sowieso. Ich bin hoffentlich ein Freund und liebenswerter Wegbegleiter für Dich geworden. Schön, wenn das so bliebe.

Übrigens mein Autor ist gerne bereit, einzelne Themen mit Dir individuell zu besprechen. Auch für Vorträge lässt er sich begeistern. Sende bitte alle Anfragen und Buchbestellungen an: wohlplusfuehlen@gmx.de

Literaturhinweise

Bauman, Zygmunt: Wir Lebenskünstler, Suhrkamp Verlag 2010

Die Bibel: Lutherübersetzung, Deutsche Bibelgesellschaft 2017

Dogs, Dr. med. Christian Peter, Poelchau Nina:
Gefühle sind keine Krankheit, 7. Auflage, Ullstein Buchverlage 2018

Don Miguel Ruiz: Die vier Versprechen, Ullstein Buchverlage 2006

Geissler, Karlheinz A., Geissler, Jonas: Time is honey, 2. Auflage,
oekom Verlag 2018

Grün, Pater Anselm: Die Kunst das rechte Maß zu finden,
Deutscher Taschenbuch Verlag 2014

Helden, Dr. med. Raimund von: Gesund in sieben Tagen, 30. Auflage,
Hygeia-Verlag 2019

Hirschhausen, Dr. Eckhart, Esch, Prof. Dr. Tobias: Die bessere Hälfte,
Rowohlt Verlag 2018

Kast, Bas: Der Ernährungskompass, 25. Auflage,
C. Bertelsmann Verlag 2018

Miedaner, Talane: Coach Dich selbst, sonst coacht Dich keiner,
18. Auflage, mvg Verlag 2019

Otto, Thorsten: Die richtigen Worte finden, 2.Auflage,
mvg Verlag 2016

Pinzler, Petra, Wessel, Günter: Vier fürs Klima, Droemer Verlag 2018

Safranski, Rüdiger: Zeit, Carl Hanser Verlag 2015

Scheurl-Defersdorf, Mechthild R. von: In der Sprache liegt die Kraft, Verlag Herder 2008

Schneider, Wolf: Deutsch, 7. Auflage, Rowohlt Verlag 2019

Seiwert, Lothar J.: Wenn Du es eilig hast, gehe langsam, Limitierte Jubiläumsausgabe 2000, Campus Verlag

Stahl, Stefanie: Das Kind in Dir muss Heimat finden, 19. Auflage, Kailash Verlag 2015

Szeliga, Dr. med. Roman F.: Erst der Spaß, dann das Vergnügen, Kösel-Verlag 2011

Thich Nhat Hanh: Ich pflanze ein Lächeln, 13.Auflage, Goldmann Verlag 2007

Verra, Stefan: Leithammel sind auch nur Menschen, Ariston Verlag 2019

Wegelin, Natascha: Madame Moneypenny, 9. Auflage, Rowohlt Verlag 2020

Noch eine Anmerkung: Trotz gewissenhafter Recherchen kann es sein, dass es uns nicht in allen Fällen gelungen ist, Autor oder Fundstelle von Quellen ausfindig zu machen. Bitte benachrichtige uns gegebenenfalls, damit wir bei meiner Neuausgabe (das hoffe ich doch sehr) den Hinweis ergänzen können. Vielen Dank.

Danke

Sie lesen auch diese Seite. Das freut mich riesig, denn sie würdigt alle Beteiligten am Ende der rund 300 „Wohl + Fühlen“ Seiten.

Als erstes danke ich sehr herzlich meinen liebevollen und fürsorglichen Eltern und meiner lieben Schwester. Alle drei folgen, leider seit langem, aus himmlischen Sphären meinem Leben und schauen auf mich.

Aus ganzem Herzen danke ich meiner lieben Frau Katharina, die mich durch Höhen und Tiefen unseres Lebens umsichtig, wohlwollend, und warmherzig begleitet. Besonders herzlich danke ich meinen fabelhaften Kindern, meiner Tochter Franziska und meinen Söhnen Maximilian und Alexander. Meine Familie ist eine wunderbare Kraftquelle für mich. Darüber hinaus unterstützte mich Franziska als fachkundige und kritische Lektorin. Sie ermunterte mich geduldig und beharrlich zu mehr Beispielen und „Überflüssiges“ gnadenlos wegzustreichen. Lieben Dank dafür!

Ich bedanke mich ganz herzlich bei Renate, die mir künstlerisch zur Seite stand und das Titelmotiv wirkungsvoll in Szene setzte.

Sehr herzlichen Dank allen Verwandten, Freunden und Bekannten, den Belegschaften mehrerer Firmen, meinen medizinischen Experten, kurzum allen, die mich persönlich kennen. Auch sie prägen das Buch.

Ein herzliches Dankeschön an die Druckerei winterwork. Mike Winter und sein exzellentes Team betreuen mein Projekt kompetent und zuverlässig und erfüllen mir zudem alle Sonderwünsche.

Ganz innigen Dank, Ihnen, liebe Leserinnen und liebe Leser. Sie machen wunderbar mit. Melden Sie sich über die E-Mail-Adresse, wenn Sie kritische, kreative oder lobende Worte loswerden wollen. Ich freue mich auf den Austausch. Führen Sie Ihren Weg fort. Das Buch lebt durch Sie!

Wohl + Fühlen geht weiter …

… wo, das weißt Du am besten!